医療系のための
入門統計

勝野 恵子
伊藤 真吾
米山 泰祐

著

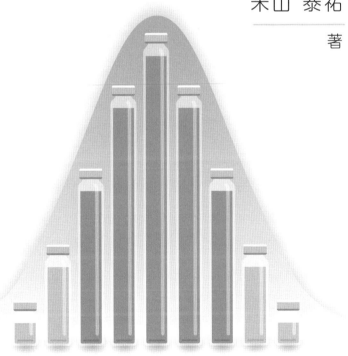

共立出版

まえがき

　本書は，主に医学，薬学，看護学などの医療系の学生を対象とした統計学の入門書である。これらの分野を専攻する学生が，将来よく用いるであろう統計手法を身につけてもらうことを念頭に，統計学の初歩から丁寧に解説することを心がけて書かれている。通年科目のテキストとして，前期に統計学の基礎理論（第 1 章～第 4 章）を学び，後期に推定や検定（第 5 章～第 9 章）を学習することを想定しているが，半期科目で使用される場合は，各章での主要な部分を抜粋して学習することも可能である。

　現代社会において，統計学の基礎知識は様々な分野で必要であり，理系・文系を問わず，データ解析の方法論としての統計学は非常に重要な役割を占めている。医療系の分野においても，膨大な検査データ，薬物の作用や効果を調べる実験データ，保健所における調査データなど，統計学が適用される場面は非常に多い。したがって，医療系の学生にとって，統計学の知識を身につけ，それを運用する力は不可欠と言っても良いであろう。それに伴い，医療系の分野においても，理論的な側面に重点をおいたもの，数学的な記述を避け具体的なデータの扱い方のみを述べたもの，概略を理解することを念頭に置いた読み物など統計学に関する教科書・参考書が数多く出版されている。ここで，本書の特徴を列挙しておこう。

(1) 医学教育モデル・コア・カリキュラムの準備教育を意識した上で，統計学に関する基礎事項およびその手法を一通り網羅した。

(2) 数学的な側面も省略せず，各統計的事実（定理）の紹介が天下り的にならないよう，理論的な根拠を丁寧に述べることを心がけた。

(3) 理解度を深めるための例題を豊富に用意し，ほぼ全ての例題に演習用の
　　類題を付け加え，無理なくステップアップできるよう配慮した。

　特に，(2) は本書の大きな特徴であると言える。実際にデータ処理をする際
は，コンピュータを利用することがほとんどであろう。それならば，使用する
統計ソフトのマニュアルさえきちんと理解できていれば当面は事足りるという
意見もあることは承知している。しかしながら，正しく運用するためには，や
はり統計学の理論的な理解の枠組みが不可欠である。それゆえ，高等学校にお
ける数学 III および大学教養課程で学ぶ微分積分学の知識で説明の付くものに
関しては，積極的に記述してある（これにより，統計学と微分積分学の有機的
なつながりを意識してもらえることを期待している）。ただし，数学が苦手な
読者もいることを想定し，各定理の証明を読み飛ばせば無理なく読み進めるこ
とができるよう配慮して書いてある。本書は入門書を謳ってはいるが，執筆方
針は「入門 = 統計学の土台」であり，「入門 = 易しい」ではない。したがって，
初読の際は理解することが難しい部分もあるかもしれない。その場合は，細部
の数学的な理解に拘らずに難しそうな部分は一度読み飛ばして，例題や演習問
題の理解を優先させ，必要に応じて数学的な詳細に取り組めば十分である。

　執筆にあたっては著者間でできる限りの注意を払ったつもりではあるが，不
備な点もあるかと思われる。本書を読まれた方々からのご意見やご叱正をお寄
せいただければ幸いである。

　本書は長年にわたり，著者たちが北里大学の学生達に統計学の講義を行なっ
てきた経験をもとに執筆したものである。講義に参加してくれた学生達，同僚
の先生方，特に本書の原稿を通読し多くの助言を賜った北里大学の宮﨑直准教
授に深く感謝する。また，本書の刊行に際し，ご尽力いただいた共立出版編集
部の皆様にも深く感謝の意を表したい。

　2023 年 1 月   著者一同

目次

1

資料の整理

　統計学とは，ある集団に対する調査・観察・実験などにより得られたデータを数値で表現し，数学的な手法を通して，その集団の特徴を見出そうとする学問であり，「**記述統計**」と「**推測統計**」の二つに大別される。記述統計はデータから度数分布表やヒストグラムを描いたり，平均・分散などを計算したりして，データを整理・要約することによって，集団の性質や傾向を把握する方法である。一方，推測統計は，適当な確率モデルを基にして，一部のデータからもとの集団全体の特徴や性質を推測する方法で，推定と検定が主な内容である。本章では，記述統計の方法を紹介する。

1.1　変数の分類

　ある都市で健康に関するアンケート調査を行うとする。その都市に住んでいる 40 歳以上の人を調査対象とし，調査項目は性別，年齢，身長，体重，世帯人数，1 日あたりの睡眠時間，健康保険の種類，喫煙の有無，現在の健康状態などとする。このような調査によって得られる統計資料を**データ**という。また，調査される個々の対象を**個体**，調査される項目を**変数**という。

　変数の種類は，性別，健康保険の種類，喫煙の有無，現在の健康状態のように，カテゴリで示される**質的変数**と年齢，身長，体重，世帯人数，1 日あたりの睡眠時間のように数量（観測値）で表される**量的変数**に大別される。

　質的変数は名義尺度と順序尺度の 2 つに分類される。例えば，喫煙の有無の調査では「1. 有，2. 無」のように，2 つのカテゴリーを選択させることで質的データを得るが，ここで選択する番号に本質的意味はない。このように，異な

る質のデータを便宜上数値で表した変数を**名義尺度**という。また，現在の健康
状態の調査では「1. 良い，2. まあ良い，3. 普通，4. あまり良くない，5. 良く
ない」のようなカテゴリーを作成し，いずれかを選択させることで質的データ
を得る。ここで選択する番号は，その数値の順に内容が徐々に変化する。この
ように，数値の大小に意味がある変数を**順序尺度**という。

　量的変数は間隔尺度と比率尺度の 2 つに分類される。例えば，得られるデー
タが温度（℃）であるとき，30 ℃と 10 ℃の差を考えることに意味はあるが，
30 ℃は 10 ℃の 3 倍であるとは表現しない。これは温度の基準点をどこにす
るかによって異なるためである（0 ℃は相対的な意味しかもたない）。このよう
に，データの差のみが意味をもつ変数を**間隔尺度**という。一方，身長や体重
はデータの差が意味をもつと同時に，1.3 倍大きいとか 2 倍重いという表現が
できる。これは 0 が絶対的な意味をもつからである。このような変数を**比率尺
度**という。また，量的変数には尺度と別の分類法として，離散型と連続型とい
う分類法がある。身長や体重のように，ある区間内の全ての実数値をとり得る
変数を**連続変数**といい，年齢，世帯人数のように，1, 2, 3, ⋯ といったとびと
びの値をとる変数を**離散変数**という。

1.2　度数分布表とヒストグラム

1.2.1　度数分布表

　調査や実験等によって得られた n 個の観測値からなるデータ $x_1, x_2, \cdots, x_n$
を考える。このとき，観測値の個数 n を**データの大きさ**という。データの大
きさ n が十分大きい場合，漠然と眺めているだけではデータの分布状況がわ
かりにくい。そこで，データを見やすくしたり，データの傾向をつかみやすく
したりする作業が必要となる。そのために，データの可視化や数値化を行う。
本節では度数分布表やヒストグラムを作成し，データを可視化する方法を紹介
する。

　ここでは，量的変数の場合に度数分布表の作成法を述べよう。量的変数の
データ $x_1, x_2, \cdots, x_n$ について，その最大値と最小値が含まれる範囲をいくつ
かの区間に分割し，各区間に含まれる観測値の個数を数え上げる。この分割さ

れた小区間を**階級**といい，各階級に含まれる観測値の個数を**度数**という。また，

各階級の両端の値を足して 2 で割った値を
階級値という。これらの値をまとめた表を
度数分布表という（表 1.1）。度数分布表を
作成する際は，次の手順を参考にするとよ
いだろう。

表 1.1: 度数分布表

階級	階級値	度数
$a_0 \sim a_1$	c_1	f_1
$a_1 \sim a_2$	c_2	f_2
$\vdots$	$\vdots$	$\vdots$
$a_{k-1} \sim a_k$	c_k	f_k
計	$-$	n

手順 1. 階級の数 k を決め，データの最
小値を a_0，最大値を a_k とおく。

手順 2. a_0 から a_k までの範囲を k 等分
し，小さい順に分点を $a_0, a_1, \cdots, a_k$ とおく（このとき，$a_i - a_{i-1}$ $(i = 1, 2, \cdots, k)$ を**階級の幅**という）。

手順 3. 度数を数え上げ，表を作成する。

階級の数 k は自由に決めて構わないが，大きすぎても小さすぎても，データ
本来の意味を損なうことが多い。厳密な決め方は無いが，データの大きさ n に
対して，階級の数 k を

$$k = 1 + \log_2 n \tag{1.1}$$

を目安に設定するとデータが見やすくなると言われている。これを**スター
ジェスの公式**という。この公式を用いると，例えば $n = 50$ のときは $k = 7$，
$n = 100$ のときは $k = 8$，$n = 1000$ のときは $k = 11$ が階級の数の目安とな
る。また，上の手順では，$a_0 = $ (データの最小値)，$a_k = $ (データの最大値) と
したが，a_0, a_k の値を必ずしも最小値，最大値とする必要はない。k の値を加
味しながら区切りの良い値で階級分けがなされるよう，適宜工夫するとよい。

例題 1.2.1. 次のデータはある大学の学生 20 人について，1 年間に読んだ本
の冊数を調べた結果である。これをもとに度数分布表を作成せよ。

38　41　19　46　3　22　26　1　24　48

27　29　49　27　13　27　39　21　6　32

[解答]　データの大きさ 20 に対してスタージェス
の公式 (1.1)を適用すると，$1 + \log_2 20 = 5.32\cdots$
であるから階級数 $k = 5$ とする．また，データの
最大値は 49，最小値は 1 であることから，0 から
50 までの範囲を 5 等分（階級の幅を 10 と設定）
する．データより，0 以上 10 未満の値は 1 と 3 と
6 の 3 つであるから，この階級の度数は 3 である．
これを各階級で行い，右の度数分布表を得る[*1]。

階級 以上　未満	階級値	度数
$0 \sim 10$	5	3
$10 \sim 20$	15	2
$20 \sim 30$	25	8
$30 \sim 40$	35	3
$40 \sim 50$	45	4
計	$-$	20

　度数分布表を作成する際，表 1.2 のように相対度数，累積度数，累積相対度
数などを追加する場合もある．**相対度数**は各階級の度数を度数の合計で割った
値，**累積度数**はその階級までの度数の和，**累積相対度数**はその階級までの相対
度数の和である．度数の合計はデータの大きさ n，相対度数の合計は 1 になる
ので，累積度数，累積相対度数の最終行はそれぞれ $n, 1$ となることに注意し
ておこう．

表 1.2: 度数分布表（相対度数付き）

階級	階級値	度数	累積度数	相対度数	累積相対度数
$a_0 \sim a_1$	c_1	f_1	f_1	r_1	r_1
$a_1 \sim a_2$	c_2	f_2	$f_1 + f_2$	r_2	$r_1 + r_2$
$\vdots$	$\vdots$	$\vdots$	$\vdots$	$\vdots$	$\vdots$
$a_{k-1} \sim a_k$	c_k	f_k	$f_1 + \cdots + f_k = n$	r_k	$r_1 + \cdots + r_k = 1$
計	$-$	n	$-$	1	$-$

　例題 1.2.2. 例題 1.2.1 のデータについて，相対度数，累積度数，累積相対
度数を含めた度数分布表を作成せよ．

[*1] これはあくまでも一例であるので，これ以外の度数分布表を作成しても間違いではない。

解答	階級 以上　未満	階級値	度数	累積度数	相対度数	累積相対度数
	$0 \sim 10$	5	3	3	0.15	0.15
	$10 \sim 20$	15	2	5	0.10	0.25
	$20 \sim 30$	25	8	13	0.40	0.65
	$30 \sim 40$	35	3	16	0.15	0.80
	$40 \sim 50$	45	4	20	0.20	1.00
	計	−	20	−	1.00	−

1.2.2　ヒストグラム・折れ線

　度数分布表でまとめたデータをグラフ化すると，データの性質をより直感的に理解しやすくなる。度数分布をグラフ化する方法の一つに**ヒストグラム**がある。ヒストグラムは，横軸に階級，縦軸に度数をとり，各階級の区間上に面積が度数と比例するような長方形を描いたグラフである。また，i 番目 $(i = 1, 2, \cdots, k)$ の階級の度数を f_i，階級値を c_i とするとき，ヒストグラム上の各点 (c_i, f_i) を c_i の小さい方から順に結んで得られるグラフを**度数分布多角形**または**度数折れ線**という。ここで，プロットする点の y 座標を度数 f_i の代わりに累積度数 $f_1 + \cdots + f_i$ としたものを**累積度数折れ線**という。また，縦軸を相対度数とし，y 座標を相対度数や累積相対度数にした折れ線をそれぞれ**相対度数折れ線**，**累積相対度数折れ線**という。度数の合計が異なるデータを比較する場合などは，相対度数折れ線や累積相対度数折れ線を用いると傾向を読み取りやすい。次の図 1.1〜図 1.4 は例題 1.2.1 で得られた度数分布表から作成したものである。

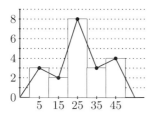

図 1.1: ヒストグラムと度数折れ線

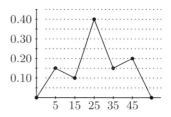

図 1.2: 相対度数折れ線

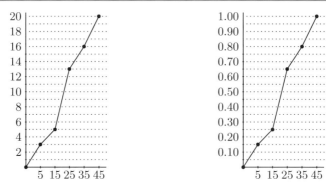

図 1.3: 累積度数折れ線　　　　図 1.4: 累積相対度数折れ線

　図形的な性質から，ヒストグラム全体の面積（長方形の面積の合計）と度数折れ線が囲む面積は等しくなる。また，度数折れ線と相対度数折れ線は縦軸を度数から相対度数に変更しただけなので，同じ形状の折れ線となる。したがって，相対度数折れ線と横軸で囲まれる面積は 1 となる。これにより，割合と面積の対応付けがしやすくなる利点がある。

　例題 1.2.3. 次のデータは成人男性 50 人の LDL コレステロール値を測定したものである（単位は mg/dl）。これをもとに，度数分布表を作成せよ。また，ヒストグラムおよび度数折れ線を描け。

163	137	165	159	181	105	128	182	140	126
135	146	173	134	165	138	144	163	159	131
133	178	118	123	128	168	119	129	152	155
84	152	136	103	90	98	139	161	188	148
131	128	136	144	96	114	127	150	143	160

[解答] データの大きさ $n = 50$ に対し $1 + \log_2 50 = 6.64\cdots$ であるから，スタージェスの公式 (1.1) を適用して，階級数を $k = 7$ とする。また，データの最大値は 188，最小値は 84 であるから，83.5 から 188.5 までの範囲[*2]を 7 等分（階級の幅を 15 と設定）

[*2] このようなデータの観測値は，四捨五入によって丸められた値である可能性が高く，最小値は 84 だが，実際は 83.5 以上 84.5 未満の値であったことが予想される。また，最大値は 188 であるが，これも同様に 187.5 以上 188.5 未満の可能性があるだろう。これを考慮に入れ，本問では 83.5 から 188.5 までの範囲で階級を設定した。

し，次の度数分布表，ヒストグラム，度数折れ線を得る。

階級 以上　　未満	階級値	度数	累積度数	相対度数	累積相対度数
83.5 〜 98.5	91	4	4	0.08	0.08
98.5 〜 113.5	106	2	6	0.04	0.12
113.5 〜 128.5	121	9	15	0.18	0.30
128.5 〜 143.5	136	13	28	0.26	0.56
143.5 〜 158.5	151	8	36	0.16	0.72
158.5 〜 173.5	166	10	46	0.20	0.92
173.5 〜 188.5	181	4	50	0.08	1.00
計	–	50	–	1.00	–

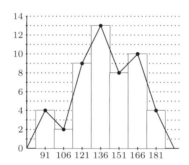

問題 **1.2.1**　次のデータは 30 代男性 30 人の血糖値 (FPG)(mg/dL) である。階級数を 6 として度数分布表を作成し，ヒストグラムを描け。

90	56	116	69	51	87	45	134	102	113
87	89	108	91	71	79	61	95	96	102
128	94	99	65	89	86	94	96	105	81

1.3　代表値と散布度

　前節では，度数分布表やヒストグラムによるデータの可視化を行なった。これらは分布の全体を見渡す際には便利であるが，2 つのデータを比較して優劣

をつける場合には，データの分布によほど違いがないと利用しにくい。そこで，データの特徴を数値で表すことを考えよう。このような数値を**特性値**といい，特性値はデータの中心的な特徴を表す**代表値**と，データのばらつきの程度を表す**散布度**に大別される。主な代表値として，平均，中央値，最頻値などがあり，主な散布度として，分散，標準偏差，範囲，四分位範囲などがある。

1.3.1 平均

量的変数 x に関するデータ $x_1, x_2, \cdots, x_n$ に対し，その総和をデータの大きさで割ったものを**平均**といい，$\overline{x}$ で表す。すなわち，

$$\overline{x} = \frac{1}{n}(x_1 + x_2 + \cdots + x_n) = \frac{1}{n}\sum_{i=1}^{n} x_i \tag{1.2}$$

と定める[*3]。また，量的変数 x に関するデータが度数分布表（表 1.1）で与えられている場合は，各階級に属するデータの値が未知であるため，全て階級値であると仮定して平均を求める。すなわち，平均を

$$\overline{x} = \frac{1}{n}(c_1 f_1 + c_2 f_2 + \cdots + c_k f_k) = \frac{1}{n}\sum_{i=1}^{k} c_i f_i \tag{1.3}$$

と定める[*4]。

例題 1.3.1. (1) ある 5 人の年収が 4, 5, 6, 7, 8（単位は百万円）であるとき，年収の平均を求めよ。

(2) 例題 1.2.1 で得た度数分布表をもとにして，本の冊数の平均を求めよ。

[解答] (1) (1.2)より，$\overline{x} = \dfrac{4+5+6+7+8}{5} = 6$（百万円）

(2) (1.3)より $\overline{x} = \dfrac{5 \times 3 + 15 \times 2 + 25 \times 8 + 35 \times 3 + 45 \times 4}{20} = 26.5$（冊）

[*3] (1.2)で定めた平均のことを相加平均ということもある。相加平均以外にも相乗平均（幾何平均）や調和平均などがあるが，本書では扱わない。

[*4] もちろん，(1.3)は近似値であるため，元のデータがわかっているときは (1.2)を用いたほうが正確である。

※ もとのデータを利用して (1.2)を用いると，$\overline{x} = 26.9$ である。

1.3.2 中央値・最頻値

データを小さい（大きい）順に並べたとき，真ん中に位置する値を**中央値**または**メディアン**といい，M_e で表す。具体的には，小さい（大きい）順に並べられた，大きさが n のデータ $x_1, x_2, \cdots, x_n$ について，

$$M_e = \begin{cases} x_{\frac{n+1}{2}} & （n \text{ が奇数のとき}） \\ \dfrac{x_{\frac{n}{2}} + x_{\frac{n}{2}+1}}{2} & （n \text{ が偶数のとき}） \end{cases} \tag{1.4}$$

である。例えば，$n = 5$ の場合 $M_e = x_3$，$n = 6$ の場合，$M_e = (x_3 + x_4)/2$ となる（図 1.5）。

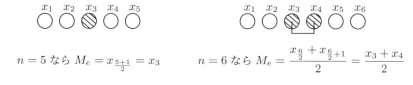

$$n = 5 \text{ なら } M_e = x_{\frac{5+1}{2}} = x_3 \qquad n = 6 \text{ なら } M_e = \frac{x_{\frac{6}{2}} + x_{\frac{6}{2}+1}}{2} = \frac{x_3 + x_4}{2}$$

図 1.5: 中央値

例題 1.3.2. (1) 次のデータは 7 人の成人男性に関して，1 分あたりの脈拍数を測定した結果である。このデータの中央値を求めよ。

$$64, \ 65, \ 58, \ 68, \ 70, \ 62, \ 59$$

(2) 次のデータは 8 人の成人女性の最高血圧に関するデータである。このデータの中央値を求めよ。

$$121, \ 108, \ 116, \ 111, \ 101, \ 98, \ 113, \ 117 \ （単位は \text{mmHg}）$$

[解答] (1) データを小さい順に並べると 58, 59, 62, 64, 65, 68, 70 となる。したがって，中央値は 64 である。

(2) データを小さい順に並べると，98, 101, 108, 111, 113, 116, 117, 121 となる。し

たがって，中央値は $(111 + 113)/2 = 112$ である。

　データのうち，最も現れる回数が多い値を**最頻値**または**モード**といい，M_o で表す。度数分布表の場合は最も度数が大きい階級の階級値を最頻値と定める。離散変数や質的変数[*5] の場合，最頻値の定義は明確であるが，連続変数の場合は同じ値をとることは少ないため，度数分布表にしてから最頻値を求める。観測値の個数が少ない場合など，最頻値はデータによって複数存在することがあり，このような場合は代表値として適切とは言えないので注意が必要である。例題 1.2.1 の度数分布表を用いると最頻値は 25，例題 1.2.3 の度数分布表を用いると最頻値は 136 である。

　一般にヒストグラムや度数折れ線について，山が一つ[*6]で左右対称な場合は $\bar{x} \fallingdotseq M_e \fallingdotseq M_o$ となり（図 1.6），山が一つでその頂上が左に寄っている場合は $M_o < M_e < \bar{x}$（図 1.7），逆に頂上が右に寄っている場合は $\bar{x} < M_e < M_o$ となる（図 1.8）。

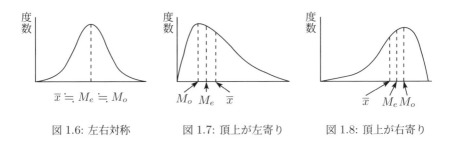

図 1.6: 左右対称　　　　図 1.7: 頂上が左寄り　　　図 1.8: 頂上が右寄り

　注意 1.3.1. 平均 $\bar{x}$，中央値 M_e，最頻値 M_o はいずれもデータの "真ん中" を考える上で重要な値であるが，上で述べたヒストグラムの概形や，以下に挙げるようなそれぞれの短所を把握して適切に使い分けることが大事である。

　(1) 平均は外れ値の影響を受けやすい。

[*5] 質的変数はその性質上，平均を求めることができない。さらに，質的変数のうち，名義尺度は中央値を考えることもできない（順序尺度は中央値を求められる）。そのため，名義尺度の代表値を考える際には，この最頻値を利用する。

[*6] これを単峰性という。

A 社の 1 年目社員の年収：1, 2, 3, 4, 30（単位は百万円）

このデータの平均は 8 となるが，極端な値「30」の影響を大きく受けたものであり，8 という平均がデータの特徴を表しているとは言い難い。このように，他の数値から見て極端にずれた値を**外れ値**という。

(2) 中央値はデータの変化を読み取りにくい。

A 社の 2 年目社員の年収：2, 2, 3, 40, 50（単位は百万円）

(1) のデータと比べて大きく変化しているが（平均 19.4），(1) と (2) いずれのデータも中央値は 3 である。中央値は真ん中のデータのみに依存する量であるため，データ全体の変化を見るには不向きである。

(3) 最頻値はデータの大きさが小さい場合は使えない。

(1) のデータは，全ての数が 1 回ずつしか現れないので意味をなさない。また，(2) のデータでは最頻値 2 となるが，これもデータの真ん中を表す量としては不適切であることは明らかである。

1.3.3 分散・標準偏差

量的変数 x に関するデータ $x_1, x_2, \cdots, x_n$ と，その平均 $\overline{x}$ に対して，各観測値と平均との差 $x_1 - \overline{x}, x_2 - \overline{x}, \cdots, x_n - \overline{x}$ を**偏差**という。これは，各観測値が平均からどの程度離れているかを表す数値であるが，正負入り混じっていて扱いづらい。そこで，それぞれを 2 乗したものの平均を考え，これを σ^2 と表す。すなわち，

$$\sigma^2 = \frac{1}{n}\{(x_1 - \overline{x})^2 + (x_2 - \overline{x})^2 + \cdots + (x_n - \overline{x})^2\} = \frac{1}{n}\sum_{i=1}^{n}(x_i - \overline{x})^2 \quad (1.5)$$

と定め，この値を**分散**という。分散は文字通り「データがどの程度散らばっているか」を表す 1 つの指標となる数値であるが，観測値を 2 乗しているので，もとのデータと単位（スケール）が変わってしまうなどの不具合も存在する。そこで，元のデータと単位が同じになる量として分散の 0 以上の平方根を考える。これを**標準偏差**[*7]といい σ で表す。すなわち，$\sigma = \sqrt{\sigma^2}$ と定める。

[*7] 定理 3.2.5（チェビシェフの不等式）を用いると，データの 75% 以上が $\overline{x} \pm 2\sigma$ の範囲にあり，88% 以上が $\overline{x} \pm 3\sigma$ の範囲にあることなどがわかる。

例題 1.3.3. (1) ある 5 人の年収が 4, 5, 6, 7, 8（単位は百万円）であるとき，このデータの平均，分散，標準偏差を求めよ。

(2) ある 5 人の年収が 1, 2, 3, 4, 20（単位は百万円）であるとき，このデータの平均，分散，標準偏差を求めよ。

$\boxed{\text{解答}}$ (1) 平均を $\overline{x}$，分散を σ^2 とすると，$\overline{x} = \dfrac{1}{5}(4+5+6+7+8) = 6$,

$$\sigma^2 = \frac{(4-6)^2 + (5-6)^2 + (6-6)^2 + (7-6)^2 + (8-6)^2}{5} = 2$$

であり，標準偏差は $\sigma = \sqrt{2} = 1.41$ である。

(2) 平均を $\overline{x}$，分散を σ^2 とすると，$\overline{y} = \dfrac{1}{5}(1+2+3+4+20) = 6$,

$$\sigma^2 = \frac{(1-6)^2 + (2-6)^2 + (3-6)^2 + (4-6)^2 + (20-6)^2}{5} = 50$$

であり，標準偏差は $\sigma = \sqrt{50} = 7.07$ である。

分散を計算する際は，次の定理を用いて求めることもできる。

定理 1.3.1. $x_1, x_2, \cdots, x_n$ を大きさ n のデータ，その平均，分散をそれぞれ $\overline{x}, \sigma^2$ とするとき，次が成り立つ。

$$\sigma^2 = \frac{1}{n} \sum_{i=1}^{n} x_i^2 - \overline{x}^2 \tag{1.6}$$

証明. (1.2) より $\displaystyle\sum_{i=1}^{n} x_i = n\overline{x}$，$\sum$ 記号の性質より $\displaystyle\sum_{i=1}^{n} \overline{x}^2 = n\overline{x}^2$ であるから

$$\sigma^2 = \frac{1}{n} \sum_{i=1}^{n} (x_i - \overline{x})^2 = \frac{1}{n} \sum_{i=1}^{n} (x_i^2 - 2x_i\overline{x} + \overline{x}^2)$$

$$= \frac{1}{n} \left(\sum_{i=1}^{n} x_i^2 - 2\overline{x} \sum_{i=1}^{n} x_i + n\overline{x}^2 \right) = \frac{1}{n} \sum_{i=1}^{n} x_i^2 - \overline{x}^2$$

が得られる。　　　　　　　　　　　　　　　　　　　　　　　　　□

データが度数分布表（表 1.1）で与えられている場合は，分散 σ^2 を

$$\sigma^2 = \frac{1}{n}\sum_{i=1}^{k}(c_i - \overline{x})^2 f_i = \frac{1}{n}\sum_{i=1}^{k}c_i^2 f_i - \overline{x}^2 \tag{1.7}$$

と定める。

例題 1.3.4. (1) ある病院における新生児 8 人の出生体重のデータ

2786　　2691　　2764　　2864　　2853　　2845　　2778　　1899　　（単位は g）

について，平均 $\overline{x}$，分散 σ^2，標準偏差 σ を求めよ。

(2) 例題 1.2.3 で得られた度数分布表を用いて，平均 $\overline{x}$，分散 σ^2，標準偏差 σ を求めよ。

解答 (1) 与えられた順に $x_1, x_2, \cdots, x_8$ とおくと，(1.2), (1.6)より

$$\overline{x} = \frac{1}{8}\sum_{i=1}^{8}x_i = \frac{1}{8}(x_1 + x_2 + \cdots + x_8) = 2685,$$

$$\sigma^2 = \frac{1}{8}\sum_{i=1}^{8}x_i^2 - \overline{x}^2 = \frac{58402588}{8} - 2685^2 = 91098.5, \quad \sigma = \sqrt{\sigma^2} = 301.83$$

となる。

(2) 表の上段から順に，階級値を $c_1, c_2, \cdots, c_7$，度数を $f_1, f_2, \cdots, f_7$ とおくと，(1.3), (1.7)より，

$$\overline{x} = \frac{1}{50}\sum_{i=1}^{7}c_i f_i = \frac{7025}{50} = 140.5,$$

$$\sigma^2 = \frac{1}{50}\sum_{i=1}^{7}(c_i - \overline{x})^2 f_i = \frac{29812.5}{50} = 596.25, \quad \sigma = 24.42$$

となる。

1.3.4 範囲・四分位範囲

データの最大値から最小値を引いた値を**範囲**といい R で表す。これは最も簡単な散布度の指標である。例えば，高低差 500m のマラソンコースと言われ

れば，標高の分布のばらつきが大きいことが想像できるし，昼と夜の気温差が
25 ℃と言われれば一日の温度分布のばらつきが大きいことが容易に想像でき
るだろう。ただし，範囲は外れ値の影響を大きく受けるため，外れ値の影響を
避けるために四分位範囲を用いることも多い。データを小さい方から順に並べ
たとき，25%, 50%, 75% の位置にある値をそれぞれ第 1 四分位数，第 2 四分
位数，第 3 四分位数といい，それぞれ Q_{25}, Q_{50}, Q_{75} で表す。このとき，第
3 四分位数と第 1 四分位数の差 $Q_{75} - Q_{25}$ を**四分位範囲**といい，Q_R で表す。
四分位数は次の手順で求める（図 1.9，図 1.10）。

手順 1. データを小さい順に並べ，中央値 M_e を求める。このとき $Q_{50} = M_e$
である。

手順 2. Q_{50} を境にデータを二つに分ける。ただし，データの大きさが奇数の場
合，Q_{50} はどちらにも含めないこととする。

手順 3. 分けられた二つの部分のうち，最小値を含む方の中央値が Q_{25}，最大値
を含む方の中央値が Q_{75} である。

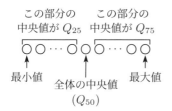

図 1.9: データの大きさが奇数のとき　　図 1.10: データの大きさが偶数のとき

　例題 1.3.5. 次のデータは成人 14 人のある感染症に対する中和抗体の量（単
位: AU/mL）である。

$$1544 \quad 2589 \quad 1851 \quad 2196 \quad 2793 \quad 887 \quad 2978$$
$$1890 \quad 2753 \quad 2645 \quad 3094 \quad 2793 \quad 3235 \quad 952$$

(1) 平均 $\overline{x}$, 分散 σ^2, 標準偏差 σ を求めよ。

(2) 中央値 M_e を求めよ。

(3) 範囲 R, 四分位範囲 Q_R を求めよ。

解答 データを小さい順に並べると

| 887 | 952 | 1544 | 1851 | 1890 | 2196 | 2589 |
| 2645 | 2753 | 2793 | 2793 | 2978 | 3094 | 3235 |

であり, この順に $x_1, x_2, \cdots, x_{14}$ とおく。

(1) $\overline{x} = \dfrac{1}{14}\sum_{i=1}^{n} x_i = 2300,\ \sigma^2 = \dfrac{1}{14}\sum_{i=1}^{n}(x_i - \overline{x})^2 = 544566,\ \sigma = \sqrt{\sigma^2} = 737.95.$

(2) $M_e = (x_7 + x_8)/2 = (2589 + 2645)/2 = 2617.$

(3) $R = x_{14} - x_1 = 3235 - 887 = 2348,$

$\quad Q_R = Q_{75} - Q_{25} = x_{11} - x_4 = 2793 - 1851 = 942.$

問題 1.3.1 次のデータは 20 代から 50 代の女性 20 人のヘモグロビンの量 (万個/μL) を調べた結果である。

| 17 | 18 | 10 | 19 | 9 | 15 | 19 | 12 | 17 | 16 |
| 13 | 18 | 14 | 12 | 15 | 18 | 9 | 12 | 19 | 16 |

(1) 平均 $\overline{x}$, 分散 σ^2, 標準偏差 σ を求めよ。

(2) 中央値 M_e, 範囲 R を求めよ。

(3) 第 1 四分位数 Q_{25}, 第 3 四分位数 Q_{75}, 四分位範囲 Q_R を求めよ。

問題 1.3.2 次のデータは成人 16 人の血液中の γ-GTP の量 (IU/L) を調べた結果である。

| 44 | 25 | 102 | 87 | 32 | 221 | 51 | 33 |
| 19 | 341 | 41 | 30 | 26 | 176 | 11 | 89 |

(1) 平均 $\overline{x}$, 分散 σ^2, 標準偏差 σ を求めよ。

(2) 中央値 M_e, 範囲 R を求めよ。

(3) 第 1 四分位数 Q_{25}, 第 3 四分位数 Q_{75}, 四分位範囲 Q_R を求めよ。

1.4　2 次元データ

1.4.1　相関係数

　本節では「身長と体重」,「年齢と血圧」,「統計学と英語の試験の得点」のような 2 つの変数 x と y のデータについて，その 2 変数間の関係の強さを表す方法を学ぶ。2 つの変数 x, y について，これらを組にして得られるデータ

$$(x_1, y_1),\ (x_2, y_2),\ \cdots,\ (x_n, y_n) \tag{1.8}$$

を **2 次元データ**といい，2 つの変数の相互関係のことを**相関**という。(1.8)を xy 平面上の n 個の点と見て図示したものを**散布図**という（図 1.11）。相関の代表例として次の 3 つが挙げられる。

(1)　x が増加すると，y も増加する傾向にある場合。このとき，x と y には**正の相関**があるといい，散布図は図 1.11（左側）のようになる。

(2)　x が増加すると，y は減少する傾向にある場合。このとき，x と y には**負の相関**があるといい，散布図は図 1.11（中央）のようになる。

(3)　x と y に正負の相関が無い場合。このとき，x と y は**無相関**であるといい，散布図は図 1.11（右側）のようになる。

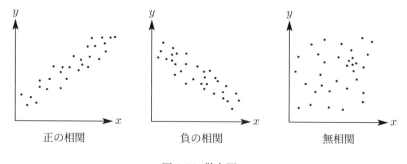

正の相関　　　　　　　　負の相関　　　　　　　　無相関

図 1.11: 散布図

　2 変数の相関を考える場合，相関の程度を知ることは重要な課題となる。散布図において，点の分布の形状が直線に近いほど相関が強くなることは明らかであるが，2 つの散布図を比較して相関の強さを判断することはなかなか難し

い。そこで，2つの変数の相関の強さを数値化することを考えよう。(1.8)で与えられた2次元データについて，$x_1, x_2, \cdots, x_n$ および $y_1, y_2, \cdots, y_n$ の平均をそれぞれ $\overline{x}$, $\overline{y}$ とする。このとき，それぞれの偏差の積の和をデータの大きさ n で割った値を**共分散**といい，σ_{xy} で表す。すなわち，

$$\sigma_{xy} = \frac{1}{n} \sum_{i=1}^{n} (x_i - \overline{x})(y_i - \overline{y}) \tag{1.9}$$

と定める。共分散を用いると，「$\sigma_{xy} > 0 \iff$ 正の相関がある」，「$\sigma_{xy} < 0 \iff$ 負の相関がある」であると判断できる。このことは次のように考えるとわかる。図1.12のように，点 $(\overline{x}, \overline{y})$ を通り，軸に平行な2直線を引いて，xy 平面を4分割する。

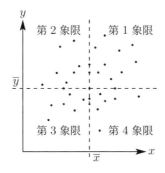

図 1.12: 偏差の符号

このとき，データ (x_i, y_i) が第1象限または第3象限にあるならば，偏差の積 $(x_i - \overline{x})(y_i - \overline{y})$ は正であり，データが第2象限または第4象限にあるならば，偏差の積 $(x_i - \overline{x})(y_i - \overline{y})$ は負である。一方，正の相関があるとき，データは第1象限と第3象限に多く分布するため，偏差の積が正となるデータが多い。したがって，正の相関がある場合は，偏差の積の和である共分散は正の値をとる。逆に負の相関があるとき，データは第2象限と第4象限に多く分布するため，偏差の積が負となるデータが多く，偏差の積の和である共分散は負の値をとる。ただし，共分散はたとえ同じデータであっても単位のとり方に依存して値が大きく変動するため，相関の強さの判定には向いていない。そこで，デー

タの単位への依存性を無くすために，共分散 σ_{xy} を x の標準偏差 σ_x と y の標準偏差 σ_y で割った値を考える。この値を**相関係数**といい，r で表す。すなわち，

$$r = \frac{\sigma_{xy}}{\sigma_x \sigma_y} = \frac{\displaystyle\sum_{i=1}^{n}(x_i - \overline{x})(y_i - \overline{y})}{\sqrt{\displaystyle\sum_{i=1}^{n}(x_i - \overline{x})^2}\sqrt{\displaystyle\sum_{i=1}^{n}(y_i - \overline{y})^2}} \tag{1.10}$$

と定める。相関係数はデータの単位とは無関係に定まり，次の事実が成り立つ。

> **定理 1.4.1.** 2 変数 x と y の相関係数 r について，
>
> $$-1 \leqq r \leqq 1 \tag{1.11}$$
>
> が成り立つ。

証明．任意の実数 t について，$\dfrac{1}{n}\displaystyle\sum_{i=1}^{n}\{(x_i - \overline{x})t + (y_i - \overline{y})\}^2 \geqq 0$ の成立は明らかである。一方，この不等式の左辺を展開すると

$$\frac{t^2}{n}\sum_{i=1}^{n}(x_i - \overline{x})^2 + \frac{2t}{n}\sum_{i=1}^{n}(x_i - \overline{x})(y_i - \overline{y}) + \frac{1}{n}\sum_{i=1}^{n}(y_i - \overline{y})^2 = \sigma_x^2 t^2 + 2\sigma_{xy}t + \sigma_y^2$$

であるから，$\sigma_x^2 t^2 + 2\sigma_{xy}t + \sigma_y^2 \geqq 0$ がわかる。これが任意の実数 t について成り立つので，判別式を D とすると

$$\frac{D}{4} = \sigma_{xy}^2 - \sigma_x^2 \sigma_y^2 \leqq 0 \iff \frac{\sigma_{xy}^2}{\sigma_x^2 \sigma_y^2} = r^2 \leqq 1 \iff -1 \leqq r \leqq 1 \tag{1.12}$$

を得る。 □

相関係数について，$r > 0$ のときは正の相関があり，値が大きくなるほど相関は強く，特に $r = 1$ のときは全ての観測値が 1 本の右上がりの直線上に乗る（これを正の完全相関という）。逆に，$r < 0$ のときは負の相関があり，r の絶対値が大きくなるほど相関は強く，特に $r = -1$ のときは全ての観測値が 1 本の右下がりの直線上に乗る（これを負の完全相関という）。また，$r = 0$ のと

きは無相関である。ただし，相関係数は2変数の直線的な関係を測るものであるため，相関係数だけを用いて相関を判断するのは危険である。データがある程度直線的かどうかを見るために，散布図と併用しながら利用することが望ましい。

例題 1.4.1. ある病気に関して開発された新薬 A を，その病気にかかっている 10 匹のモルモットに投与し，体重 x (mg) と生存日数 y (日) を調べたところ次の表を得た。散布図を描き，相関係数 r を求めよ。

x	370	600	420	550	500	520	730	1100	820	680
y	20	30	34	40	17	42	55	76	56	40

解答 散布図は次のようになる。

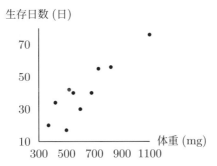

相関係数を手計算で求める場合は，次のような表を作成すると便利である。

番号	x_i	y_i	$x_i - \overline{x}$	$(x_i - \overline{x})^2$	$y_i - \overline{y}$	$(y_i - \overline{y})^2$	$(x_i - \overline{x})(y_i - \overline{y})$
1	370	20	-259	67081	-21	441	5439
2	600	30	-29	841	-11	121	319
3	420	34	-209	43681	-7	49	1463
4	550	40	-79	6241	-1	1	79
5	500	17	-129	16641	-24	576	3096
6	520	42	-109	11881	1	1	-109
7	730	55	101	10201	14	196	1414
8	1100	76	471	221841	35	1225	16485
9	820	56	191	36481	15	225	2865
10	680	40	51	2601	-1	1	-51
合計	6290	410		417490		2836	31000

標準偏差は $\sigma_x = \sqrt{\dfrac{417490}{10}} = 204.326,\ \sigma_y = \sqrt{\dfrac{2836}{10}} = 16.840$ であり，共分散は $\sigma_{xy} = \dfrac{31000}{10} = 3100$ となる。よって，相関係数は $r = \dfrac{3100}{204.326 \times 16.84} = 0.901$ である。

$\boxed{\text{問題 1.4.1}}$　次の表は，ある 7 つの県における病院の数 x と薬局の数 y のデータである。散布図を描き，相関係数を求めよ。

x	183	109	132	347	278	641	345
y	1204	823	805	2596	2266	6298	3610

1.4.2　回帰直線

2 つの変数 x と y にある程度の相関がある場合，それらの関係を "うまく" 表す関数 $y = f(x)$ が得られれば，変数 y を変数 x で予測するのに役立つであろう。このとき，x を**説明変数**または**原因変数**といい，y を**目的変数**または**結果変数**という。また，この $y = f(x)$ を**回帰モデル**という[*8]。ここでは，回帰モデルが 1 次関数 $y = a + bx$ である場合を考える（図 1.13）。

2 つの変数 x, y に関する，2 次元データ $(x_1, y_1), (x_2, y_2), \cdots, (x_n, y_n)$ が与えられたとき，このデータに最適な直線 $y = a + bx$ をあてはめる方法の一つとして，**最小 2 乗法**が知られている。これは，

$$g(a, b) = \sum_{i=1}^{n} \{y_i - (a + bx_i)\}^2 \tag{1.13}$$

が最小となるように直線をあてはめる方法である。(1.13)の右辺に現れる $y_i - (a + bx_i)$ は散布図上の点 (x_i, y_i) の y 座標 y_i と，$x = x_i$ に対応する直線上の点の y 座標 $a + bx_i$ との差であり，これを**残差**という（図 1.14）。各点における残差をできるだけ小さくするような a と b を求めることが望ましいであろう。そこで，残差の 2 乗和（平方和）が最小となるように a と b を決定する方法が最小 2 乗法である。

[*8] 1 つの説明変数 x によって，目的変数 y を予測することを**単回帰分析**という。また，2 個以上の説明変数 $x_1, x_2, \cdots, x_n$ によって，目的変数 y を予測することを**重回帰分析**という。

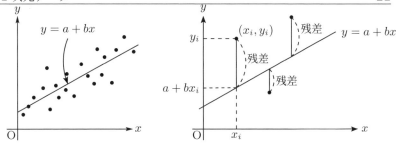

図 1.13: 散布図と回帰直線　　　　　図 1.14: 直線と残差

(1.13)を最小とする a, b は

$$b = \frac{\sigma_{xy}}{\sigma_x^2}, \qquad a = \overline{y} - b\overline{x} \tag{1.14}$$

であることが知られている[*9]。(1.14)の b を**回帰係数**といい，回帰係数による1次関数 $y = a + bx$ で与えられる回帰モデルを y の x への**回帰直線**または**線形回帰モデル**という。すなわち，回帰直線は

$$y = \frac{\sigma_{xy}}{\sigma_x^2}(x - \overline{x}) + \overline{y} \tag{1.15}$$

であるから，点 $(\overline{x}, \overline{y})$ を通り，傾きが σ_{xy}/σ_x^2 の直線のことである。

例題 1.4.2. 例題 1.4.1 で与えられたデータについて，y の x への回帰直線 $y = a + bx$ を求めよ。ただし，b は小数第 5 位を四捨五入して小数第 4 位まで，a は小数第 4 位を四捨五入して小数第 3 位まで求めよ。

[解答] $\sigma_{xy} = 3100$, $\sigma_x^2 = 41749$, $\overline{x} = 629$, $\overline{y} = 41$ であるから，

$$b = \frac{\sigma_{xy}}{\sigma_x^2} = \frac{3100}{41749} = 0.07425327\cdots = 0.0743,$$

$$a = \overline{y} - b\overline{x} = 41 - 0.074253 \times 629 = -5.70513\cdots = -5.705$$

である。よって，求める回帰直線は $y = -5.705 + 0.0743x$ である。

[*9] この事実を証明するためには，2 変数関数の微分（偏微分）に関する知識が必要である。詳細は付録 A.1.1 を参照せよ。

$\boxed{\text{問題 } 1.4.2}$ 　問題 1.4.1 で与えられたデータについて，y の x への回帰直線 $y = a + bx$ を求めよ。ただし，b は小数第 4 位を四捨五入して小数第 3 位まで，a は小数第 3 位を四捨五入して小数第 2 位まで求めよ。

2

確率

　本章では確率の基礎を学ぶ。天気予報における降水確率，宝くじの当選確率，双子が産まれる確率，交通事故に遭う確率など，確率は我々の日常に深く関わっている概念である。統計学においては，本書の後半で学ぶ推測統計学の分野で，調査対象とする集団について何らかの結論を導く際に，その理論的な根拠として確率が用いられる。ここでは，確率の基本事項を系統的に述べる。

2.1 確率の定義

2.1.1 標本空間と事象

　調査・実験・観察などを**試行**という。試行の結果として起こり得るものの全体，すなわち試行の結果を要素とする集合*1 を**標本空間**とよび，U で表す。標本空間 U の部分集合を**事象**という。標本空間 U 自身も U の部分集合であり，これを特に**全事象**という。要素が 1 つもない事象も U の部分集合である。これを**空事象**とよび，$\emptyset$ と表す。また，1 つの要素のみからなる事象を**根元事象**という。例えば，さいころを 1 回投げて出る目を調べる試行を行う場合，標本空間は $U = \{1, 2, 3, 4, 5, 6\}$ であり，$\{1, 2\}$，$\{1, 3, 5\}$，$\{3, 4\}$ などは事象である。また，$\{1\}$，$\{4\}$，$\{6\}$ などは根元事象であり，$\{\ \}$ は空事象である。

　事象に対して，和や積などの演算を定義しよう。2 つの事象 A，B に対し，事象 A，B のうち少なくとも一方が起こる事象を A と B の**和事象**といい，$A \cup B$

---

*1 構成がはっきりとしたものの集まりを**集合**といい，集合を構成する個々のものを集合の**要素**という。また，2 つの集合 A と B について，A の全ての要素が B の要素であるとき，A を B の**部分集合**という。

と表す（図2.1）。また，A と B がともに起こる事象を A と B の**積事象**といい，$A \cap B$ と表す（図2.2）。事象 A が起こらないことも1つの事象である。これを A の**余事象**といい，$\overline{A}$ と表す（図2.3）。事象 A と B が $A \cap B = \emptyset$ を満たすとき，A と B は**互いに排反**であるという（図2.4）。これは A と B が同時に起こり得ないことを表している。

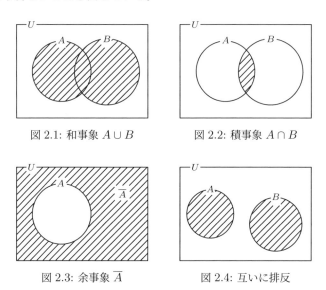

図 2.1: 和事象 $A \cup B$　　　図 2.2: 積事象 $A \cap B$

図 2.3: 余事象 $\overline{A}$　　　図 2.4: 互いに排反

　事象が3つ以上の場合も同様に定義する。n 個の事象 $A_1, A_2, \cdots, A_n$ に対し，事象 $A_1, A_2, \cdots, A_n$ のうち少なくとも1つが起こる事象を**和事象**といい，

$$A_1 \cup A_2 \cup \cdots \cup A_n \quad \text{または} \quad \bigcup_{i=1}^{n} A_i \tag{2.1}$$

と表す。事象 $A_1, A_2, \cdots, A_n$ が全て起こる事象を**積事象**といい，

$$A_1 \cap A_2 \cap \cdots \cap A_n \quad \text{または} \quad \bigcap_{i=1}^{n} A_i \tag{2.2}$$

と表す。また，どんな i と j $(i \neq j)$ に対しても $A_i \cap A_j = \emptyset$ であるとき，n 個の事象 $A_1, A_2, \cdots, A_n$ は**互いに排反**であるという。

例題 2.1.1. 大小 2 つのさいころを振る試行において，出る目の和が 7 にな
る事象を A, 出る目の積が奇数になる事象を B, 大きいさいころの目が 4 にな
る事象を C とする。

(1) 全事象 U を求めよ。

(2) 事象 A, B, C を求めよ。

(3) 和事象 $A \cup C$ を求めよ。

(4) 事象 A, B, C のうち互いに排反となる組を全て求めよ。

解答 大小 2 つのさいころを振った結果，大きいさいころの目が X, 小さいさいころ
の目が Y であることを (X, Y) のように表すこととする。

(1) 大小 2 つのさいころを振る試行で起こり得る結果を全て考えて，

$$U = \left\{ \begin{array}{cccccc}
(1,1), & (1,2), & (1,3), & (1,4), & (1,5), & (1,6), \\
(2,1), & (2,2), & (2,3), & (2,4), & (2,5), & (2,6), \\
(3,1), & (3,2), & (3,3), & (3,4), & (3,5), & (3,6), \\
(4,1), & (4,2), & (4,3), & (4,4), & (4,5), & (4,6), \\
(5,1), & (5,2), & (5,3), & (5,4), & (5,5), & (5,6), \\
(6,1), & (6,2), & (6,3), & (6,4), & (6,5), & (6,6)
\end{array} \right\}$$

が得られる。

(2) 出る目の和が 7 になる場合を全て考えて

$$A = \{(1,6), (2,5), (3,4), (4,3), (5,2), (6,1)\},$$

出る目の積が奇数となるのは，大小いずれのさいころの目も奇数のときだから

$$B = \{(1,1), (1,3), (1,5), (3,1), (3,3), (3,5), (5,1), (5,3), (5,5)\},$$

大きいさいころの目が 4 である場合を全て考えて

$$C = \{(4,1), (4,2), (4,3), (4,4), (4,5), (4,6)\}$$

となる。

(3) (2) より

$$A \cup C = \left\{ \begin{array}{cccccc}
(1,6), & (2,5), & (3,4), & (4,1), & (4,2), & (4,3), \\
(4,4), & (4,5), & (4,6), & (5,2), & (6,1)
\end{array} \right\}$$

となる。

(4) $A \cap B = \emptyset$, $B \cap C = \emptyset$, $C \cap A = \{(4, 3)\}$ であるから，A と B は互いに排反
であり，B と C も互いに排反である。

問題 2.1.1　1 から 5 までの番号をつけた 5 枚のカードから，無作為に 2 枚

のカードを同時に取り出す試行を考える．番号の和が 5 である事象を A，番号
の積が奇数である事象を B，いずれの番号も 4 以下である事象を C とする．

(1)　全事象 U を求めよ．

(2)　事象 A, B, C を求めよ．

(3)　和事象 $B \cup C$ を求めよ．

(4)　事象 A, B, C のうち互いに排反となる組を全て求めよ．

2.1.2　確率の公理と確率の具体例

　事象の起こりやすさの度合いを知るための量として，確率の概念を導入す
る．事象 A が起きる可能性の大きさを表す量を $P(A)$ とおく．この $P(A)$ が
次の 3 つの条件を満たすとき，$P(A)$ を事象 A の**確率**という．

$\boxed{\text{確率の公理}}$ [*2]　(1)　任意の事象 A に対して $0 \leqq P(A) \leqq 1$ である．

(2)　$P(U) = 1, P(\emptyset) = 0$ である．

(3)　事象 $A_1, A_2, \cdots$ が互いに排反ならば

$$P(A_1 \cup A_2 \cup \cdots) = P(A_1) + P(A_2) + \cdots$$

である．

　確率の公理を満たす具体例を紹介しよう．例えば，さいころを 1 つ投げたと
き，偶数の目が出る確率が $1/2$ になることは直感的に明らかであろう．この
ことは，さいころの目の出方が $1, 2, 3, 4, 5, 6$ の 6 種類であることと，そのう
ち偶数である目の出方が $2, 4, 6$ の 3 種類であることから，その割合を考えて
$3/6 = 1/2$ と計算するのであった．これを一般化したものが次の数学的確率で
ある．以下では，事象 A に対し A に含まれる要素の個数を $\#A$ で表すことと
する．

数学的確率　全事象 U について，$\#U$ が有限であり，どの根元事象が起こるこ

[*2] 公理とは議論の出発点となる約束事のことであり，無条件に認める前提のことである．し
　　たがって，証明するような類のものではない．この確率の公理を認めた上で，確率の性質を
　　調べていくわけである．

とも同程度に期待できるとき，事象 A が起きる確率 $P(A)$ を

$$P(A) = \frac{\#A}{\#U} \tag{2.3}$$

で定める。これによって定まる確率を**数学的確率**という。

　数学的確率を考える際は，「どの根元事象が起こることも同程度に期待できる」ことを仮定できる状況下でなければならない。例えば，トランプや宝くじなどのゲームやギャンブルは，全事象 U が明確にわかっており，根元事象の起きる確率も同程度に確からしいと考えることができるので，数学的確率で求めることができる。一方，ある人が交通事故に遭う確率，天気予報における降水確率，ある病気に関する死亡率などには数学的確率を適用することができない。このような場合には，次の経験的確率が用いられる。

<u>経験的確率</u>　試行を n 回繰り返したとき，事象 A が起きた回数を r とおく。n を大きくするとき r/n の値が一定の値 p に近づくならば，事象 A が起きる確率 $P(A)$ を $P(A) = p$ と定める。これによって定まる確率を**経験的確率**という。

　数学的確率，経験的確率のどちらも「確率の公理」を満たすので，確率の計算は同様に行うことができる。例えば，余事象の確率を求める場合は

$$1 = P(U) = P(A \cup \overline{A}) = P(A) + P(\overline{A}) \tag{2.4}$$

となるので，$P(\overline{A}) = 1 - P(A)$ である。

　例題 2.1.2. 1 枚のコインを 3 回投げる試行について，1 回目に表が出る事象を A，少なくとも 1 回は表が出る事象を B，表が 2 回以上出る事象を C とする。
(1) 全事象 U を求めよ。
(2) 確率 $P(A)$ を求めよ。
(3) B の余事象 $\overline{B}$ および確率 $P(B)$ を求めよ。
(4) 確率 $P(C)$ および $P(A \cap C)$ を求めよ。

解答　表を H (head)，裏を T (tail) で表すこととし，コインを 3 回投げる試行において，1 回目に表，2 回目に裏，3 回目に裏が出ることを順に (H, T, T) のように表すこととする。

(1) コインを 3 回投げる試行で起こり得る結果を全て考えて

$$U = \left\{ \begin{array}{llll} (H, H, H), & (H, H, T), & (H, T, H), & (H, T, T), \\ (T, H, H), & (T, H, T), & (T, T, H), & (T, T, T) \end{array} \right\}$$

となる。

(2) 1 回目に表が出る場合を全て考えると

$$A = \{(H, H, H), (H, H, T), (H, T, H), (H, T, T)\}$$

であるから，求める確率は $P(A) = \dfrac{\#A}{\#U} = \dfrac{4}{8} = \dfrac{1}{2}$ となる。

(3) 1 回も表が出ないのは (T, T, T) の場合のみなので，$\overline{B} = \{(T, T, T)\}$ である。

したがって $P(\overline{B}) = \dfrac{\#\overline{B}}{\#U} = \dfrac{1}{8}$ となり，余事象の確率から $P(B) = 1 - P(\overline{B}) = \dfrac{7}{8}$ となる。

(4) 表が 2 回以上出る場合を全て考えると

$$C = \{(H, H, H), (H, H, T), (H, T, H), (T, H, H)\}$$

であるから，求める確率は $P(C) = \dfrac{\#C}{\#U} = \dfrac{4}{8} = \dfrac{1}{2}$ となる。また，C のうち，1 回目に表が出る場合を考えると，

$$A \cap C = \{(H, H, H), (H, H, T), (H, T, H)\}$$

であるから，求める確率は $P(A \cap C) = \dfrac{\#(A \cap C)}{\#U} = \dfrac{3}{8}$ となる。

問題 2.1.2　大小 2 つのさいころを振るとき，出る目の和が 7 である事象を A，出る目の積が偶数である事象を B，出る目の差の絶対値が 4 以上である事象を C とする。

(1) 確率 $P(A)$ を求めよ。

(2) B の余事象 $\overline{B}$ および確率 $P(B)$ を求めよ。

(3) 確率 $P(C)$ を求めよ。

例題 2.1.3. 次の表は，東京都の 2015 年から 2020 年における男女別の出生児数（人）を示したものである。男児の出生する（経験的）確率を求めよ。

年次	2016	2017	2018	2019	2020
男児	57361	55818	55052	52032	51169
女児	54603	53172	52098	49786	48492

解答 2016 年から 2020 年までの全出生児数は 529583 人である。そのうち，男児の数は 271432 人である。よって，求める確率は $\dfrac{271432}{529583} = 0.5125\cdots$ となるので，およそ 0.51 となる。

問題 2.1.3   次の表は，ある町で交通事故が起きた日数を曜日ごとに集計したものである。このとき，次の（経験的）確率を求めよ。ただし，この年の土曜日と日曜日は，365 日中 104 日であったとする。

曜日	日	月	火	水	木	金	土
日数	8	17	13	9	8	21	5

(1)　この町で，土曜日か日曜日に事故が起きる確率

(2)　この町で，土日以外に事故が起きる確率

2.2　条件付き確率と事象の独立性

　2 つの事象 A と B に対し，事象 A が起きたことがわかっているという条件のもとで事象 B が起こる確率を，A が起こったときの B の**条件付き確率**という。これを $P(B|A)$ と表し，

$$P(B|A) = \frac{P(A \cap B)}{P(A)} \tag{2.5}$$

と定義する（ただし，$P(A) > 0$ とする）。(2.5)は，事象 A の中に占める事象 B の割合と捉えることができる（図 2.5）。実際，事象 A が起きたことがわかっている条件下では，A を全事象とみなすことができ，このとき，B が起こることと $A \cap B$ は同じことなので，(2.5)のように定義することは自然で

あろう。$P(B|A)$ を A の結果を知った後の確率なので**事後確率**，$P(B)$ を A の結果を知る前の確率なので**事前確率**ということもある。(2.5)の両辺に $P(A)$ を掛けると

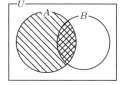

$$P(A \cap B) = P(A)P(B|A) \qquad (2.6)$$

図 2.5: 条件付き確率

が得られる。これを確率の**乗法定理**という。

　例題 2.2.1. 500 円玉，100 円玉，10 円玉を 1 枚ずつ同時に投げ，硬貨の表裏の出方を見ずに上から布を被せて，表裏の出方をわからないようにする。

(1) 布の下の硬貨について，1 枚が表，2 枚が裏である確率を求めよ。

(2) 友人が布の下を確認し，「少なくとも 1 枚は裏の硬貨がある」と教えてくれた。このとき，1 枚が表，2 枚が裏になっている確率を求めよ。

解答 表を H (head)，裏を T (tail) で表すこととし，硬貨の表裏を 500 円玉，100 円玉，10 円玉の順に (H, H, H) のように書くこととする。全事象を U，1 枚が表で 2 枚が裏になっている事象を A，少なくとも 1 枚は裏である事象を B とおくと，

$$U = \left\{ \begin{array}{llll} (H, H, H), & (H, H, T), & (H, T, H), & (H, T, T), \\ (T, H, H), & (T, H, T), & (T, T, H), & (T, T, T) \end{array} \right\},$$

$$A = \{ (H, T, T), (T, H, T), (T, T, H) \},$$

$$B = \left\{ \begin{array}{llll} (H, H, T), & (H, T, H), & (H, T, T), & (T, H, H), \\ (T, H, T), & (T, T, H), & (T, T, T) \end{array} \right\},$$

である。

(1) 確率 $P(A)$ を求めればよいので $P(A) = \dfrac{3}{8}$ となる。

(2) 条件付き確率 $P(A|B)$ を求めればよい。

$$A \cap B = \{(H, T, T), (T, H, T), (T, T, H)\}$$

であるから

$$P(A|B) = \frac{P(A \cap B)}{P(B)} = \frac{3/8}{7/8} = \frac{3}{7}$$

である。

問題 2.2.1 K さんには 2 人の子供がいる。次の条件のもとで，K さんに娘がいる確率を求めよ。ただし，男女の生まれる確率は各々 1/2 であるとする。

(1) 1 人目が男の子であることがわかっている場合。

(2) 少なくとも 1 人は男の子がいることがわかっている場合。

　2 つの事象 A と B について，

$$P(A \cap B) = P(A)P(B) \tag{2.7}$$

が成り立つとき，A と B は**独立**であるという。また，A と B が独立でないとき，A と B は**従属**であるという。$P(A) > 0$ であるとき，(2.7) の両辺を $P(A)$ で割ると

$$P(B) = \frac{P(A \cap B)}{P(A)} = P(B|A) \tag{2.8}$$

が得られる。ここで，条件付き確率 $P(B|A)$ は A が起こったときに B が起こる確率を意味していたから，(2.8) は事象 A が起きることが事象 B の生起に影響を及ぼさないことを示している。例えば，さいころを 2 回振るとき，1 回目に 6 が出たからといって，2 回目に 6 が出にくくなることはない。6 が出る確率はいつでも 1/6 である。したがって，「1 回目に 6 が出る事象」と「2 回目に6 が出る事象」は独立であると言える。

　例題 2.2.2. 1, 2, 3 の数字が書かれたカードを用意し，その中からランダムに 1 枚のカードを引く試行を 2 回行う。1 回目に引いたカードに書かれた数字が 1 である事象を A，2 回目に引いたカードに書かれた数字が 1 である事象を B とする。

(1) 1 回目に引いたカードを元に戻してから 2 回目のカードを引くとき，$P(A)$ および $P(B)$ を求めよ。

(2) 1 回目に引いたカードを元に戻してから 2 回目のカードを引くとき，$P(A \cap B)$ を求め，A と B が独立かどうかを調べよ。

(3) 1 回目に引いたカードを元に戻さずに 2 回目のカードを引くとき，$P(A)$ および $P(B)$ を求めよ。

(4) 1回目に引いたカードを元に戻さずに 2 回目のカードを引くとき, $P(A \cap B)$ を求め, A と B が独立かどうかを調べよ。

解答 1回目に引いたカードに書かれた数字が X, 2 回目に引いたカードに書かれた数字が Y であることを (X, Y) のように表すこととする。

(1) 1回目に引いたカードを元に戻す場合, 全事象 U は

$$U = \{(1,1), (1,2), (1,3), (2,1), (2,2), (2,3), (3,1), (3,2), (3,3)\}$$

であり, $A = \{(1,1), (1,2), (1,3)\}$, $B = \{(1,1), (2,1), (3,1)\}$ であるから, $P(A) = P(B) = 1/3$ となる。

(2) (1) より $P(A)P(B) = 1/9$ である。一方, $A \cap B = \{(1,1)\}$ より $P(A \cap B) = 1/9$ となる。$P(A)P(B) = P(A \cap B)$ となるので, A と B は独立である。

(3) 1回目に引いたカードを元に戻さない場合, 全事象 U は

$$U = \{(1,2), (1,3), (2,1), (2,3), (3,1), (3,2)\}$$

である。したがって, $A = \{(1,2), (1,3)\}$, $B = \{(2,1), (3,1)\}$ であるから $P(A) = P(B) = 1/3$ となる。

(4) (3) より, $P(A)P(B) = 1/9$ である。一方, $A \cap B = \emptyset$ より, $P(A \cap B) = 0$ となる。$P(A)P(B) \neq P(A \cap B)$ となるので, A と B は従属である。

問題 2.2.2 ジョーカー 2 枚を含む 1 組 54 枚のトランプから 1 枚カードをとり出す試行を行なう。引いたカードがスペードである事象を A, 絵札 (J,Q,K) である事象を B とする。A と B が独立であるかどうかを調べよ。

2.3 ベイズの定理

本節では, 条件付き確率の応用として知られ, 得られた結果から原因を推定する際に用いられるベイズの定理を紹介する。その準備として, まず全確率の公式を紹介しよう。

2.3.1 全確率の公式

ある事象 A について $0 < P(A) < 1$ とする。A と $\overline{A}$ は互いに排反であり, $A \cup \overline{A} = U$ である。このとき, 任意の事象 B について $B = (B \cap A) \cup (B \cap \overline{A})$ であるから,

$$P(B) = P(B \cap A) + P(B \cap \overline{A})$$

$$= P(B|A)P(A) + P(B|\overline{A})P(\overline{A}) \tag{2.9}$$

が成り立つ。これを一般化して，次の定理が得られる。

定理 2.3.1. U を全事象とする。n 個の事象 $A_1, A_2, \cdots, A_n$ が互いに排反で，

$$U = \bigcup_{i=1}^{n} A_i \quad かつ \quad P(A_i) > 0 \quad (i = 1, 2, \cdots, n) \tag{2.10}$$

を満たすとする。このとき，任意の事象 B に対し

$$P(B) = \sum_{i=1}^{n} P(A_i)P(B|A_i) \tag{2.11}$$

が成り立つ（これを**全確率の公式**という）。

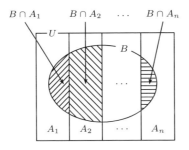

図 2.6: 事象 B の分割

証明. $B_i = B \cap A_i$ $(i = 1, 2, \cdots, n)$ とおく。$B = U \cap B$ と表せるので，

$$B = (A_1 \cup A_2 \cup \cdots \cup A_n) \cap B = (A_1 \cap B) \cup (A_2 \cap B) \cup \cdots \cup (A_n \cap B)$$

と書ける（図 2.6）。$A_1, A_2, \cdots, A_n$ は互いに排反であるから $A_1 \cap B, A_2 \cap B, \cdots, A_n \cap B$ も互いに排反である。したがって確率の公理と (2.6) より

$$P(B) = \sum_{i=1}^{n} P(A_i \cap B) = \sum_{i=1}^{n} P(A_i)P(B|A_i)$$

が得られる。 □

2.3.2 ベイズの定理

定理 2.3.2（ベイズの定理）. U を全事象とする。n 個の事象 $A_1, A_2,$ $\cdots, A_n$ が互いに排反で，

$$U = \bigcup_{i=1}^{n} A_i \ \text{かつ} \ \ P(A_i) > 0 \ \ (i = 1, 2, \cdots, n) \tag{2.12}$$

を満たすとする。このとき，事象 B について $P(B) > 0$ ならば

$$P(A_j|B) = \frac{P(A_j)P(B|A_j)}{\displaystyle\sum_{i=1}^{n} P(A_i)P(B|A_i)} \ \ (j = 1, 2, \cdots, n) \tag{2.13}$$

が成り立つ。

証明. $1 \leqq j \leqq n$ を満たす j に対し，(2.6) から

$$P(B)P(A_j|B) = P(A_j \cap B) = P(A_j)P(B|A_j)$$

が得られる。この両辺を $P(B)$ で割り，定理 2.3.1 を用いると

$$P(A_j|B) = \frac{P(A_j)P(B|A_j)}{P(B)} = \frac{P(A_j)P(B|A_j)}{\displaystyle\sum_{i=1}^{n} P(A_i)P(B|A_i)}$$

が得られる。 □

注意 2.3.1. ベイズの定理は，$n = 2$ として用いることが多い。$n = 2$ の場合，$U = A_1 \cup A_2$ であるから，改めて記号を $A_1 = A$, $A_2 = \overline{A}$ と置き換えると，(2.13)は

$$P(A|B) = \frac{P(A)P(B|A)}{P(A)P(B|A) + P(\overline{A})P(B|\overline{A})}$$

と書くことができる。

例題 2.3.1. ある都市では，住民の 0.5% がウイルス X に感染している。このウイルス X に関する PCR 検査では偽陰性が 0.1% ほど起きる（つまり，ウイルスに感染している人は 99.9% 陽性となる）。また，偽陽性は 3% ほど起きる（つまり，ウイルスに感染していなくても 3% は陽性となる）。この都市の住民 1 人を無作為に選ぶとき，その住民がウイルス X に感染している事象を A，その住民が PCR 検査で陽性と診断される事象を B とする。

(1) $P(A)$, $P(\overline{A})$ を求めよ。

(2) $P(B|A)$, $P(B|\overline{A})$ を求めよ。

(3) 検査で陽性と診断された人が，ウイルス X に感染している確率を求めよ。

[解答] (1) 住民の 0.5% がウイルスに感染しているので，

$$P(A) = 0.005, \quad P(\overline{A}) = 0.995$$

である。

(2) 偽陰性，偽陽性の確率はそれぞれ 0.1%，3% なので

$$P(B|A) = 1 - 0.001 = 0.999, \quad P(B|\overline{A}) = 0.03$$

である。

(3) 求める確率は $P(A|B)$ であるから，ベイズの定理より

$$P(A|B) = \frac{P(A)P(B|A)}{P(A)P(B|A) + P(\overline{A})P(B|\overline{A})}$$

$$= \frac{0.005 \times 0.999}{0.005 \times 0.999 + 0.995 \times 0.03} = 0.143$$

である。

[問題 2.3.1] 例題 2.3.1 において以下のような変更を行なった結果，検査で陽性と診断された人が，ウイルス X に感染している確率を求めよ。

(1) 検査精度が向上し，偽陽性率が 3% から 2% になった。

(2) この都市の住民全体から無作為に選ぶのではなく，風邪症状が出ている住民から，無作為に選んだ場合。ただし，風邪症状の者がウイルスに感染している確率は 60% とする。

2.4 ベルヌーイ試行

2.4.1 組合せと二項係数

相異なる n 個のものの中から r 個を取り出して，並べ方や順序を考えずに組にしたものを n 個のものから r 個取った**組合せ**といい，その総数を $_n\mathrm{C}_r$ または $\begin{pmatrix} n \\ r \end{pmatrix}$ と表す。$_n\mathrm{C}_r$ を**二項係数**といい，その値は

$$_n\mathrm{C}_r = \frac{n!}{r!(n-r)!} \tag{2.14}$$

で得られる。$0! = 1$ であるから $_n\mathrm{C}_0 = 1$ となることに注意しておく。また，n 個から r 個取り出すことは，取り出さない $n-r$ 個を選ぶことと同じことであるから，$_n\mathrm{C}_r = {}_n\mathrm{C}_{n-r}$ が成り立つ。

> **定理 2.4.1 (二項定理).** n を自然数とするとき，
>
> $$(a+b)^n = \sum_{i=0}^{n} {}_n\mathrm{C}_i \, a^{n-i} \, b^i \tag{2.15}$$
>
> が成立する。

証明. $(a+b)^n = \underbrace{(a+b)(a+b)\cdots(a+b)}_{n \text{ 個}}$ を展開したときの $a^{n-i} b^i$ の係数を考える。これは，n 個の $(a+b)$ のうちから，a または b を取り出す際に，b を i 個取り出すときの組合せの総数である。したがって，$a^{n-i} b^i$ の係数は $_n\mathrm{C}_i$ であるから，i について和をとって，結論を得る。 □

2.4.2 ベルヌーイ試行

ある試行を 1 回行うとき，事象 A が起こるか起こらないかのいずれかの場合しか無く，この試行を繰り返し行なっても A が起こる確率が常に一定値であるような試行を**ベルヌーイ試行**という。例えば，コインを 1 枚投げる試行において，結果は表が出るか裏が出るかのいずれかであり，この試行を繰り返しても表が出る確率は常に一定値 1/2 であるから，この試行はベルヌーイ試行である。また，例題 2.2.2 の試行においては，(1),(2) のように引いたカードを元

に戻す場合，各回の確率は一定値なので，ベルヌーイ試行とみなすことができる。ベルヌーイ試行について，次の定理が成り立つ。

定理 2.4.2 (ベルヌーイ試行の確率). 1 回のベルヌーイ試行で，事象 A の起こる確率が p であるとする。この試行を n 回繰り返すとき，事象 A がちょうど r 回起こる確率は

$$ {}_n\mathrm{C}_r \, p^r (1-p)^{n-r} \tag{2.16} $$

で与えられる。

証明. n 回の試行で事象 A がちょうど r 回起こる場合の数は ${}_n\mathrm{C}_r$ 通りある。この各場合について，n 回の試行中，確率 p で生じる事象 A が r 回，確率 $1-p$ で生じる $\overline{A}$ が $n-r$ 回起こり，各回の試行は独立であるから，(2.7) より，その確率は $p^r (1-p)^{n-r}$ である。また，${}_n\mathrm{C}_r$ 通りのいずれの場合も，互いに排反であるから，${}_n\mathrm{C}_r p^r (1-p)^{n-r}$ が求める確率となる。 □

例題 2.4.1. 1 枚のコインを 10 回投げるとき，以下の問いに答えよ。

(1) 10 回とも全て表が出る確率を求めよ。

(2) 少なくとも 1 回は表が出る確率を求めよ。

(3) 表の出る回数が 2 回以下である確率を求めよ。

解答 コインを 1 枚投げたときに表が出る事象を A とすると，$P(A) = 1/2$ であり，この試行はベルヌーイ試行である。

(1) ベルヌーイ試行の回数が 10，事象 A が起きる回数も 10 であるから，求める確率は

$$ {}_{10}\mathrm{C}_{10} \left(\frac{1}{2}\right)^{10} \times \left(1 - \frac{1}{2}\right)^{0} = \frac{1}{1024} $$

である。

(2) 事象 A が起きる回数が 0 の場合の余事象の確率なので，

$$ 1 - {}_{10}\mathrm{C}_{0} \left(\frac{1}{2}\right)^{0} \times \left(1 - \frac{1}{2}\right)^{10} = \frac{1023}{1024} $$

である。

(3) 表が出る回数が 0 回の場合の確率は $\dfrac{1}{1024}$ であり，表が出る回数が 1 回，2 回の場合の確率はそれぞれ

$$_{10}\mathrm{C}_1\left(\frac{1}{2}\right)^1 \times \left(1-\frac{1}{2}\right)^9 = \frac{10}{1024}, \qquad _{10}\mathrm{C}_2\left(\frac{1}{2}\right)^2 \times \left(1-\frac{1}{2}\right)^8 = \frac{45}{1024}$$

である。また，これらの場合は互いに排反であるので，求める確率は

$$\frac{1}{1024} + \frac{10}{1024} + \frac{45}{1024} = \frac{7}{128}$$

である。

問題 2.4.1　A 病院では内科，皮膚科，小児科の 3 つの科がある。今年から 5 年間，毎年 3 科合同の忘年会を行うことになった。その際，くじ引き（3 本のくじの中に 1 本だけ「幹事」と書いてある）で幹事を決めることになった。

(1)　内科が 5 年間で 3 回幹事になる確率を求めよ。

(2)　皮膚科が 5 年間で一度も幹事にならない確率を求めよ。

(3)　小児科が 5 年間で幹事になる回数が 2 回以下である確率を求めよ。

3

確率分布

　いろいろな調査・実験・観察について，全ての場合を取り上げ，それらの起こる確率を総括的に考える。偶然性に支配される変量 X に対して，X のとる値が調査・実験・観察の結果によって決まり，各値をとる確率が定まるとき，X を確率変数という。このとき，確率変数と確率の対応関係を確率分布という。これらは，推測統計学の土台をなすものであり，非常に重要な概念である。本章では，確率変数，確率分布を定義し，確率密度関数，分布関数，同時確率分布などの基本性質を述べる。また，代表的な確率分布である二項分布，正規分布，ポアソン分布の定義と性質およびそれらの関係について説明する。

3.1　確率変数と確率分布

3.1.1　確率変数

　一般に，ある範囲を動くことが想定されている数のことを変数という。変数のうち，どのような値をどのような確率でとるかが一定の法則によって定まっている変数を**確率変数**という。確率変数は X, Y, Z（大文字）などで表すことが多い。確率変数 X が値 a をとる確率を $P(X = a)$，X が a 以上 b 以下の値をとる確率を $P(a \leqq X \leqq b)$ のように書く。例えば，さいころを 1 回投げるとき，さいころの目 X は確率変数であり，$P(X = 1) = 1/6$，$P(1 \leqq X \leqq 4) = 2/3$ である。確率変数は標本空間で定義された実数値関数と見ることができ，X が確率変数ならば $aX + b$（a, b は定数），X^2，連続関数 $f(X)$ なども，X と等しい確率をもつ同じ標本空間の確率変数である。また，X と Y が確率変数ならば $aX + bY$ なども確率変数である。

確率変数 X のとり得る値が有限個，もしくは無限個でも可算個の値 $x_1, x_2, \cdots, x_n, \cdots$ であるとき，X を**離散型確率変数**という。それに対して X のとり得る値が連続的に変化するとき，X を**連続型確率変数**という。例えば，1枚の硬貨を2回投げる試行について，表が出る回数を X とすると，X のとり得る値は0か1か2なので，X は離散型確率変数である。また，ある集団から任意に1人を選び身長を測定するとき，その身長 X は連続型確率変数である。確率変数 X に対して，X のとり得る値とそれらの確率との対応関係を**確率分布**という。

3.1.2 離散型確率分布

離散型確率変数 X のとり得る値を $x_1, x_2, \cdots, x_n$ とし，

$$p_i = P(X = x_i) \qquad (i = 1, 2, \cdots, n), \tag{3.1}$$

$$p_i \geqq 0 \ (i = 1, 2, \cdots, n), \qquad \sum_{i=1}^{n} p_i = 1 \tag{3.2}$$

であるとする。このとき，X は**離散型確率分布**に従うという。ここで，$X = x$ に対応する確率を表す関数 $f(x) = P(X = x)$ を定め，これを X の**確率関数**という。また，X と $f(x)$ の対応をまとめた表 3.1 を**確率分布表**という。この表を図 3.1 のようなグラフにすると，分布の様子を直感的に把握しやすい。

表 3.1: 確率分布表

X の値	x_1	x_2	$\cdots$	x_n
$P(X = x_i)$	$f(x_1)$	$f(x_2)$	$\cdots$	$f(x_n)$

確率変数 X のとる値が x 以下である確率を表す関数 $F(x)$ を

$$F(x) = P(X \leqq x) = \sum_{x_i \leqq x} f(x_i) \tag{3.3}$$

と定め，X の**分布関数**という[*1]。確率変数 X が離散型の場合，分布関数 $F(x)$

[*1] $\displaystyle\sum_{x_i \leqq x}$ は不等式 $x_i \leqq x$ を満たすような x_i についての総和を表す。

は図 3.2 のような右連続の階段関数になり，次の性質をもつ。

(1) $F(x)$ は増加関数（すなわち $x_i \leq x_j$ ならば $F(x_i) \leq F(x_j)$ ） $\qquad$ (3.4)

(2) $0 \leq F(x) \leq 1, \quad \lim_{x \to -\infty} F(x) = 0, \quad \lim_{x \to \infty} F(x) = 1$ $\qquad$ (3.5)

(3) $P(a < X \leq b) = F(b) - F(a)$ $\qquad$ (3.6)

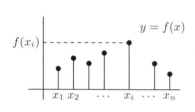

図 3.1: 確率関数 　　　図 3.2: 離散型確率変数の分布関数

確率変数 X のとり得る値が可算無限個の場合も上と同様に定義する。以下では，必要なとき以外は有限個の場合を考えることにする。

例題 3.1.1. 1 枚の硬貨を 4 回投げるとき，表の出る回数を X とする。
(1) X の確率関数 $f(x)$ および確率分布表を求め，そのグラフを描け。
(2) X の分布関数 $F(x)$ を求め，そのグラフを描け。
(3) 確率 $P(1 < X \leq 3)$ を求めよ。

解答 (1) この試行はベルヌーイ試行で，1 回の試行で表の出る確率は 0.5 なので，この試行を 4 回繰り返すとき，表が x 回出る確率は ${}_4\mathrm{C}_x (0.5)^x (1-0.5)^{4-x} = {}_4\mathrm{C}_x (0.5)^4$ である。よって，確率関数は

$$f(x) = P(X = x) = {}_4\mathrm{C}_x (0.5)^4 \qquad (x = 0, 1, 2, 3, 4)$$

であり，次の確率分布表が得られる。また，グラフは次の図（左側）のようになる。

X	0	1	2	3	4
$P(X = x_i)$	0.0625	0.25	0.375	0.25	0.0625

(2) 分布関数 $F(x) = P(X \leqq x)$ は

$$F(x) = \begin{cases} 0 & (x < 0 \text{ のとき}) \\ 0.0625 & (0 \leqq x < 1 \text{ のとき}) \\ 0.0625 + 0.25 = 0.3125 & (1 \leqq x < 2 \text{ のとき}) \\ 0.3125 + 0.375 = 0.6875 & (2 \leqq x < 3 \text{ のとき}) \\ 0.6875 + 0.25 = 0.9375 & (3 \leqq x < 4 \text{ のとき}) \\ 1 & (4 \leqq x \text{ のとき}) \end{cases}$$

であり，グラフは次の図（右側）のようになる。

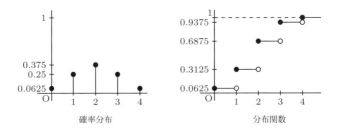

確率分布　　　　　　　　　　分布関数

(3) 確率関数を用いて，

$$P(1 < X \leqq 3) = P(X = 2) + P(X = 3) = 0.375 + 0.25 = 0.625$$

を得る。

【別解】分布関数を用いて，

$$P(1 < X \leqq 3) = F(3) - F(1) = 0.9375 - 0.3125 = 0.625$$

を得る。

問題 3.1.1　1 枚の硬貨を 2 回投げたとき，表が出たら $+1$，裏が出たら -1 を対応させる。1 回目の対応を i，2 回目の対応を j とし，確率変数 X を $X = i + j$ と定める。

(1) X の確率関数 $f(x)$ を求め，確率分布表を作成せよ。

(2) X の分布関数 $F(x)$ を求め，そのグラフを描け。

問題 **3.1.2**   自然数 n に対して，離散型確率変数 X の確率分布が

$$P(X = k) = \frac{1}{n} \quad (k = 1, 2, \cdots, n)$$

であるとき，X は**離散一様分布**に従うという。$n = 6$ のとき[*2]の確率関数 $f(x)$ と分布関数 $F(x)$ のグラフを描け。

3.1.3 連続型確率分布

連続型確率変数 X に対して，条件

$$f(x) \geqq 0, \qquad \int_{-\infty}^{\infty} f(x)\,dx = 1, \tag{3.7}$$

$$P(a \leqq X \leqq b) = \int_{a}^{b} f(x)dx \tag{3.8}$$

を満たす関数 $f(x)$ が存在するとき[*3]，X は**連続型確率分布**に従うという。この関数 $f(x)$ を X の**確率密度関数**という。(3.8)の積分は，確率密度関数 $y = f(x)$ のグラフと x 軸および $x = a$, $x = b$ で囲まれた部分の面積を表している[*4]（図 3.3）。定積分の性質より，

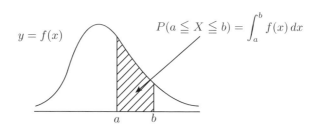

図 3.3: 確率密度関数

[*2] $n = 6$ の場合，さいころを 1 個投げたときに出た目を確率変数とすることに対応している。

[*3] (3.7)の積分は広義積分といい $\int_{-\infty}^{\infty} f(x)\,dx = \lim_{L \to \infty} \int_{-L}^{0} f(x)\,dx + \lim_{L' \to \infty} \int_{0}^{L'} f(x)\,dx$ で定義される。加藤・勝野・谷口 [2, 4.71 節] などの微分積分学の教科書を参照せよ。

[*4] すなわち，連続型確率変数において，確率 $P(a \leqq X \leqq b)$ を求めることは確率密度関数 $y = f(x)$ のグラフと直線 $x = a$, $x = b$, x 軸で囲まれた面積を求めることに等しい。

$$P(X = a) = P(a \leqq X \leqq a) = \int_a^a f(x)dx = 0 \tag{3.9}$$

であるから，連続型確率分布においては区間の端の等号に関係なく

$$P(a < X < b) = P(a \leqq X < b) = P(a < X \leqq b) = P(a \leqq X \leqq b) \tag{3.10}$$

などが成り立つ。 また，離散型確率変数のときと同様に，連続型確率変数 X のとる値が x 以下である確率 $P(X \leqq x)$ を考え，

$$F(x) = P(X \leqq x) = \int_{-\infty}^x f(t)\,dt$$

を X の**分布関数**と定める。連続型確率変数の場合，分布関数 $F(x)$ は図 3.4 のように連続な増加関数であり，離散型のときと同様に性質 (3.4), (3.5), (3.6) が成り立つ。また，微分積分学の基本定理より $f(x)$ が連続な点では

$$F'(x) = f(x) \tag{3.11}$$

が成り立つ。

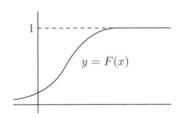

図 3.4: 連続型確率変数の分布関数

例題 3.1.2. 確率変数 X の確率密度関数 $f(x)$ が次式で与えられている。

$$f(x) = \begin{cases} 2x & (0 < x < 1) \\ 0 & (x \leqq 0,\ x \geqq 1) \end{cases}$$

(1) $f(x)$ のグラフを描き，$f(x)$ が (3.7)を満たすことを確かめよ。

(2) X の分布関数 $F(x)$ を求め，そのグラフを描け。

(3) $P(-1 < X \leqq 2/3)$ を求めよ。

（解答）　(1) 区間 $0 < x < 1$ で $f(x) = 2x$, それ以外では $f(x) = 0$ であるから，$y = f(x)$ のグラフは次の図（左側）のようになる。また，$f(x) \geqq 0$ は明らかであり，

$$\int_{-\infty}^{\infty} f(x)dx = \int_0^1 2x\,dx = \Big[x^2\Big]_0^1 = 1$$

となるので，$f(x)$ は確率密度関数の性質 (3.7)を満たす。

(2) x の値に応じて場合分けをして

$$F(x) = P(X \leqq x) = \int_{-\infty}^x f(t)\,dt$$

$$= \begin{cases} \displaystyle\int_{-\infty}^x 0\,dt = 0 & (x \leqq 0 \text{ のとき}) \\[2mm] \displaystyle\int_{-\infty}^0 0\,dt + \int_0^x 2t\,dt = x^2 & (0 < x < 1 \text{ のとき}) \\[2mm] \displaystyle\int_{-\infty}^0 0\,dt + \int_0^1 2t\,dt + \int_1^x 0\,dt = 1 & (1 \leqq x \text{ のとき}) \end{cases}$$

となる。よって，求める分布関数は

$$F(x) = \begin{cases} 0 & (x \leqq 0 \text{ のとき}) \\ x^2 & (0 < x < 1 \text{ のとき}) \\ 1 & (1 \leqq x \text{ のとき}) \end{cases}$$

であり，グラフは次の図（右側）のようになる。

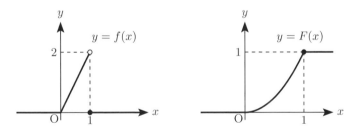

(3) 確率密度関数 $f(x)$ を -1 から $2/3$ まで積分して，

$$P\Big(-1 < X \leqq \frac{2}{3}\Big) = \int_{-1}^{2/3} f(x)\,dx = \int_0^{2/3} 2x\,dx = \Big[x^2\Big]_0^{2/3} = \frac{4}{9}.$$

【別解】分布関数より，$P\Big(-1 < X \leqq \dfrac{2}{3}\Big) = F\Big(\dfrac{2}{3}\Big) - F(-1) = \Big(\dfrac{2}{3}\Big)^2 - 0 = \dfrac{4}{9}.$

問題 3.1.3 連続型確率変数 X の確率密度関数が

$$f(x) = \begin{cases} \dfrac{1}{b-a} & (a < x < b) \\ 0 & (x \leqq a,\ x \geqq b) \end{cases}$$

であるとき, X は**連続一様分布**に従うという。

(1) $a > 0$ のとき, $f(x)$ のグラフを描け。また, $f(x)$ が (3.7) を満たすことを確かめよ。

(2) $a > 0$ のとき, X の分布関数 $F(x)$ を求め, そのグラフを描け。

問題 3.1.4 確率変数 X の確率密度関数 $f(x)$ が次式で与えられている。

$$f(x) = \begin{cases} \alpha(2-x) & (0 < x < 2) \\ 0 & (x \leqq 0,\ x \geqq 2) \end{cases}$$

(1) 定数 α の値を求め, $f(x)$ のグラフを描け。

(2) X の分布関数 $F(x)$ を求め, そのグラフを描け。

3.1.4　同時確率分布

2 つの確率変数 X, Y の組 (X, Y) を **2 次元確率変数**といい, (X, Y) の確率分布を**同時確率分布**という。(X, Y) に対して, $X = a$ かつ $Y = b$ に対応する確率を $P(X = a, Y = b)$ と書き, $a \leqq X \leqq b$ かつ $c \leqq Y \leqq d$ に対応する確率を $P(a \leqq X \leqq b, c \leqq Y \leqq d)$ のように書く。

2 つの離散型確率変数 X, Y について, X のとり得る値を $x_1, x_2, \cdots, x_n$ とし, Y のとり得る値を $y_1, y_2, \cdots, y_m$ とする。ここで,

$$p_{ij} = P(X = x_i, Y = y_j) \qquad (i = 1, 2, \cdots, n;\ j = 1, 2, \cdots, m),$$

$$0 \leqq p_{ij} \leqq 1, \quad \sum_{i=1}^{n} \sum_{j=1}^{m} p_{ij} = 1 \tag{3.12}$$

であるとき, (X, Y) は離散型同時確率分布に従うといい, $X = x, Y = y$ に対応する関数

$$f(x,y) = P(X = x, Y = y) \tag{3.13}$$

を (X, Y) の**同時確率関数**という。同時確率分布に対して，X または Y のいずれか一方に着目した確率分布 $P(X = x_i), P(Y = y_j)$ をそれぞれ X，Y の**周辺確率分布**という。周辺確率分布は，(X, Y) の確率関数 $f(x, y)$ を用いて

$$p_{i\cdot} = P(X = x_i) = \sum_{j=1}^{m} f(x_i, y_j), \ p_{\cdot j} = P(Y = y_j) = \sum_{i=1}^{n} f(x_i, y_j) \tag{3.14}$$

と表せる。実際，$\{X = x_i\}$ という事象は，互いに排反な事象の和集合

$$\{X = x_i, Y = y_1\} \cup \{X = x_i, Y = y_2\} \cup \cdots \cup \{X = x_i, Y = y_m\}$$

と同等であるから

$$P(X = x_i) = f(x_i, y_1) + f(x_i, y_2) + \cdots + f(x_i, y_m) = \sum_{j=1}^{m} f(x_i, y_j)$$

を得る（他方も同様）。このとき，$P\,(X = x)$ を X の**周辺確率関数**といい，$f_X(x)$ と表す。同様に，$P\,(Y = y)$ を Y の周辺確率関数といい，$f_Y(y)$ と表す。(X, Y) と $f(x, y)$ の対応をまとめた表 3.2 を**同時確率分布表**という。

表 3.2: 同時確率分布表

X ＼ Y	y_1	y_2	$\cdots$	y_j	$\cdots$	y_m	X の周辺分布
x_1	p_{11}	p_{12}	$\cdots$	p_{1j}	$\cdots$	p_{1m}	$p_{1\cdot}$
x_2	p_{21}	p_{22}	$\cdots$	p_{2j}	$\cdots$	p_{2m}	$p_{2\cdot}$
$\vdots$	$\vdots$	$\vdots$	$\ddots$	$\vdots$	$\ddots$	$\vdots$	$\vdots$
x_i	p_{i1}	p_{i2}	$\cdots$	p_{ij}	$\cdots$	p_{im}	$p_{i\cdot}$
$\vdots$	$\vdots$	$\vdots$	$\ddots$	$\vdots$	$\ddots$	$\vdots$	$\vdots$
x_n	p_{n1}	p_{n2}	$\cdots$	p_{nj}	$\cdots$	p_{nm}	$p_{n\cdot}$
Y の周辺分布	$p_{\cdot 1}$	$p_{\cdot 2}$	$\cdots$	$p_{\cdot j}$	$\cdots$	$p_{\cdot m}$	1

次に，連続型の場合を考える。2 つの連続型確率変数 X, Y に対して，

$$f(x,y) \geqq 0, \qquad \int_{-\infty}^{\infty} \int_{-\infty}^{\infty} f(x,y)\,dy dx = 1$$

$$P(a \leqq x \leqq b,\ c \leqq y \leqq d) = \int_{a}^{b} \int_{c}^{d} f(x,y)\,dy dx$$

(3.15)

を満たす関数 $f(x,y)$ が存在するとき，(X,Y) は連続型同時確率分布に従うという。この関数 $f(x,y)$ を**同時確率密度関数**という。ここで，関数 f_X, f_Y を

$$f_X(x) = \int_{-\infty}^{\infty} f(x,y)\,dy, \qquad f_Y(y) = \int_{-\infty}^{\infty} f(x,y)\,dx$$

と定めると，それぞれ X, Y の周辺確率分布（X, Y のいずれか一方に着目した確率分布）の確率密度関数となる。これらを**周辺確率密度関数**という。実際，事象 $\{a \leqq X \leqq b\}$ は事象 $\{a \leqq X \leqq b,\ -\infty < Y < \infty\}$ と同等であるから，

$$P(a \leqq X \leqq b) = P(a \leqq X \leqq b,\ -\infty < Y < \infty)$$

$$= \int_{a}^{b} \int_{-\infty}^{\infty} f(x,y)\,dy dx = \int_{a}^{b} f_X(x)\,dx$$

となるので，$f_X(x)$ は X の確率密度関数であることがわかる（他方も同様）。

2 次元確率変数 (X,Y) に対して，(X,Y) が離散型ならば $f(x,y)$, $f_X(x)$, $f_Y(y)$ は確率関数を表し，連続型ならば確率密度関数を表すとする。このとき，

$$f(x,y) = f_X(x)f_Y(y)$$

(3.16)

が成り立つならば，X, Y は**独立**であるという[*5]。

　例題 3.1.3. 大小 2 つのさいころがあり，それぞれ 6 の目の部分を 1 の目に書き換えてあるとする。これらのさいころを 1 回投げるとき，大きいさいころの目を X，小さいさいころの目を Y として，(X,Y) の同時確率分布表を描け。また，X と Y が独立であることを確かめよ。

[*5] X と Y が独立であることは，X, Y それぞれが他方に確率的な影響を与えないということを意味している。また，n 次元 $(n \geqq 3)$ の場合も 2 次元の場合と同様に f, f_X, f_Y を定めることで，n 個の確率変数 $X_1, X_2, \cdots, X_n$ の独立が定義される。

解答 同時確率分布表は次のようになる。

X \ Y	1	2	3	4	5	X の周辺分布
1	4/36	2/36	2/36	2/36	2/36	12/36
2	2/36	1/36	1/36	1/36	1/36	6/36
3	2/36	1/36	1/36	1/36	1/36	6/36
4	2/36	1/36	1/36	1/36	1/36	6/36
5	2/36	1/36	1/36	1/36	1/36	6/36
Y の周辺分布	12/36	6/36	6/36	6/36	6/36	1

各確率について，

$$P(X=1)P(Y=1)=\frac{12}{36}\times\frac{12}{36}=\frac{1}{9}=P(X=1,Y=1),$$

$$P(X=1)P(Y=y)=\frac{12}{36}\times\frac{6}{36}=\frac{1}{18}=P(X=1,Y=y)\ \ (y=2,3,4,5),$$

$$P(X=x)P(Y=1)=\frac{6}{36}\times\frac{12}{36}=\frac{1}{18}=P(X=x,Y=1)\ \ (x=2,3,4,5),$$

$$P(X=x)P(Y=y)=\frac{6}{36}\times\frac{6}{36}=\frac{1}{36}=P(X=x,Y=y)\ \ (x,y=2,3,4,5)$$

が成り立つので，X,Y は独立である。

問題 3.1.5 離散型確率変数 X,Y の同時確率分布表が次で与えられているとき，X,Y が独立であるための条件は $p_1 p_4 = p_2 p_3$ であることを示せ。

X \ Y	y_1	y_2	計
x_1	p_1	p_3	p_1+p_3
x_2	p_2	p_4	p_2+p_4
計	p_1+p_2	p_3+p_4	$p_1+p_2+p_3+p_4=1$

3.2 期待値（平均）と分散

3.2.1 期待値（平均）と分散の定義

確率分布の特性値として，期待値と分散を紹介する。本節において，確率変

数 X が離散型ならば, とり得る値は $x_1, x_2, \cdots, x_n$ で $f(x)$ は確率関数を表す
とし, X が連続型ならば $f(x)$ は確率密度関数を表すとする. このとき, 確率
変数 X に対して

$$
E(X) = \begin{cases} \displaystyle\sum_{i=1}^{n} x_i f(x_i) & (X \text{ が離散型のとき}) \\[2em] \displaystyle\int_{-\infty}^{\infty} x f(x)\, dx & (X \text{ が連続型のとき}) \end{cases} \tag{3.17}
$$

と定め, X の**期待値**または**平均**という. 期待値 $E(X)$ を μ と表すこともある.
期待値は分布の中心的位置を表し, 観測される確率変数の値が主としてどのあ
たりに現れやすいかを示す量である. 一方, 確率変数がおおよそどの程度の範
囲にあるかを示す量として,

$$
V(X) = \begin{cases} \displaystyle\sum_{i=1}^{n} (x_i - \mu)^2 f(x_i) & (X \text{ が離散型のとき}) \\[2em] \displaystyle\int_{-\infty}^{\infty} (x - \mu)^2 f(x)\, dx & (X \text{ が連続型のとき}) \end{cases} \tag{3.18}
$$

と定め, X の**分散**という. また, 分散 $V(X)$ の 0 以上の平方根 $\sigma(X) = \sqrt{V(X)}$
を X の**標準偏差**という. $V(X), \sigma(X)$ をそれぞれ σ^2, σ と表すこともある.

確率変数 X の関数 $g(X)$ も確率変数とみなせる. この $g(X)$ の期待値を

$$
E[g(X)] = \begin{cases} \displaystyle\sum_{i=1}^{n} g(x_i) f(x_i) & (X \text{ が離散型のとき}) \\[2em] \displaystyle\int_{-\infty}^{\infty} g(x) f(x)\, dx & (X \text{ が連続型のとき}) \end{cases} \tag{3.19}
$$

と定める.

例題 3.2.1. a, b, c は定数とし, 確率変数 X に対して $\mu = E(X)$ とすると
き, 次の等式を示せ.

$$
E(aX^2 + bX + c) = aE(X^2) + bE(X) + c \tag{3.20}
$$

$$
E(X - \mu) = 0 \tag{3.21}
$$

解答 X が離散型のとき，(3.19)より

$$E(aX^2 + bX + c) = \sum_{i=1}^{n} (ax_i^2 + bx_i + c)f(x_i)$$

$$= a\sum_{i=1}^{n} x_i^2 f(x_i) + b\sum_{i=1}^{n} x_i f(x_i) + c\sum_{i=1}^{n} f(x_i)$$

$$= aE(X^2) + bE(X) + c \qquad \left[\sum_{i=1}^{n} f(x_i) = 1 \text{ に注意} \right]$$

を得る。また，$a = 0$, $b = 1$, $c = -E(X) = -\mu$ とすれば，第 2 式を得る。

X が連続型確率変数のとき，(3.19)より

$$E(aX^2 + bX + c) = \int_{-\infty}^{\infty} (ax^2 + bx + c)f(x)\,dx$$

$$= a\int_{-\infty}^{\infty} x^2 f(x)\,dx + b\int_{-\infty}^{\infty} xf(x)\,dx + c\int_{-\infty}^{\infty} f(x)\,dx$$

$$= aE(X^2) + bE(X) + c \qquad \left[\int_{-\infty}^{\infty} f(x)\,dx = 1 \text{ に注意} \right]$$

を得る。また，$a = 0$, $b = 1$, $c = -E(X) = -\mu$ とすれば，第 2 式を得る。

(3.19)において $g(X) = (X - \mu)^2$ とすると，これは分散の定義式 (3.18)そのものであるから，

$$V(X) = E[(X - \mu)^2] \tag{3.22}$$

と書ける。よって，(3.20)より

$$V(X) = E(X^2 - 2\mu X + \mu^2) = E(X^2) - 2\mu E(X) + \mu^2$$

が成り立つ。ここで，$\mu = E(X)$ であるから，分散 $V(X)$ は $E(X^2)$ と $E(X)$ によって，

$$V(X) = E(X^2) - E(X)^2 \tag{3.23}$$

と表すことができる。

例題 3.2.2. 例題 3.1.1 の確率分布の期待値，分散，標準偏差を求めよ。

解答 例題 3.1.1 の確率関数は $f(x) = P(X = x) = {}_4\mathrm{C}_x(0.5)^4 \ (x = 0, 1, 2, 3, 4)$ であるから，(3.19) より

$$E(X) = \sum_{i=0}^{4} i \, {}_4\mathrm{C}_i(0.5)^4$$

$$= 0 \times 0.0625 + 1 \times 0.25 + 2 \times 0.375 + 3 \times 0.25 + 4 \times 0.0625 = 2,$$

$$E(X^2) = \sum_{i=0}^{4} i^2 \, {}_4\mathrm{C}_i(0.5)^4$$

$$= 0^2 \times 0.0625 + 1^2 \times 0.25 + 2^2 \times 0.375 + 3^2 \times 0.25 + 4^2 \times 0.0625 = 5$$

であり，(3.23) より

$$V(X) = E(X^2) - E(X)^2 = 5 - 2^2 = 1, \qquad \sigma(X) = \sqrt{V(X)} = 1$$

となる。

例題 3.2.3. 例題 3.1.2 の確率分布の期待値，分散，標準偏差を求めよ.

解答 例題 3.1.2 の確率密度関数 $f(x)$ は

$$f(x) = \begin{cases} 2x & (0 < x < 1) \\ 0 & (x \leqq 0, \ x \geqq 1) \end{cases}$$

であるから，(3.17) より

$$E(X) = \int_{-\infty}^{\infty} xf(x)\,dx = 2\int_0^1 x^2\,dx = \frac{2}{3}\Big[x^3\Big]_0^1 = \frac{2}{3}$$

$$E(X^2) = \int_{-\infty}^{\infty} x^2 f(x)dx = 2\int_0^1 x^3\,dx = \frac{1}{2}\Big[x^4\Big]_0^1 = \frac{1}{2}$$

であり，(3.23) より

$$V(X) = E(X^2) - E(X)^2 = \frac{1}{2} - \left(\frac{2}{3}\right)^2 = \frac{1}{18}, \qquad \sigma(X) = \sqrt{V(X)} = \frac{\sqrt{2}}{6}$$

である。

問題 3.2.1 問題 3.1.1 の X について，期待値 $E(X)$，分散 $V(X)$ を求めよ。

問題 3.2.2 問題 3.1.2 の X について，期待値 $E(X)$，分散 $V(X)$ を求めよ。

問題 3.2.3 問題 3.1.3 の X について，期待値 $E(X)$，分散 $V(X)$ を求めよ。

問題 3.2.4 問題 3.1.4 の X について，期待値 $E(X)$，分散 $V(X)$ を求めよ。

2 次元確率変数 (X,Y) と関数 $Z = g(X,Y)$ に対しては，期待値，分散を

$$E(Z) = \begin{cases} \displaystyle\sum_{i=1}^{n}\sum_{j=1}^{m} g(x_i,y_j)f(x_i,y_j) & \text{（離散型）} \\ \displaystyle\int_{-\infty}^{\infty}\int_{-\infty}^{\infty} g(x,y)f(x,y)dxdy & \text{（連続型）} \end{cases} \tag{3.24}$$

$$V(Z) = \begin{cases} \displaystyle\sum_{i=1}^{n}\sum_{j=1}^{m} \{g(x_i,y_j) - E(Z)\}^2 f(x_i,y_j) & \text{（離散型）} \\ \displaystyle\int_{-\infty}^{\infty}\int_{-\infty}^{\infty} \{g(x,y) - E(Z)\}^2 f(x,y)dxdy & \text{（連続型）} \end{cases} \tag{3.25}$$

で定める。ここで f は，(X,Y) が離散型ならば同時確率関数，連続型ならば同時確率密度関数である。

3.2.2 期待値（平均）と分散の性質

代表的な期待値と分散の性質を紹介する。

定理 3.2.1. 確率変数 X の 1 次式 $aX + b$（a, b は定数）の期待値，分散，標準偏差について，次式が成り立つ。

$$E(aX + b) = aE(X) + b, \tag{3.26}$$

$$V(aX + b) = a^2 V(X), \tag{3.27}$$

$$\sigma(aX + b) = |a|\sigma(X). \tag{3.28}$$

証明．(3.20)で，a を 0，b を a，c を b に置き換えれば，直ちに (3.26)を得る。次に，$\mu = E(X)$ とすると，(3.26)より $E(aX+b) = a\mu+b$ であるから，(3.22), (3.26)より

$$V(aX + b) = E[\{(aX + b) - (a\mu + b)\}^2]$$
$$= E[a^2(X - \mu)^2] = a^2 E[(X - \mu)^2] = a^2 V(X)$$

が成立する。また，(3.27)より $\sigma(aX + b) = \sqrt{V(aX + b)} = \sqrt{a^2 V(X)} = |a|\sigma(X)$ を得る。 □

確率変数 X に対し，確率変数 Z を

$$Z = \frac{X - E(X)}{\sigma(X)} \tag{3.29}$$

で定めるとき，Z を X の**標準化**といい，この変換を**標準化変換**という。Z の期待値，標準偏差は (3.26)と (3.28)に $a = 1/\sigma(X)$, $b = -E(X)/\sigma(X)$ を代入することにより $E(Z) = 0$, $\sigma(Z) = 1$ となる。

2つの確率変数 X と Y の和 $X + Y$ や積 XY も確率変数である。これらの期待値 $E(X + Y)$, $E(XY)$ について，次の定理が成り立つ。

定理 3.2.2. 2つの確率変数 X, Y に対して，

$$E(X + Y) = E(X) + E(Y) \tag{3.30}$$

が成り立つ。また，X と Y が独立ならば，

$$E(XY) = E(X)E(Y) \tag{3.31}$$

が成り立つ。

証明．X, Y が離散型の場合のみ示す（連続型の場合も同様に証明できる）。X のとり得る値を $x_1, x_2, \cdots, x_n$, Y のとり得る値を $y_1, y_2, \cdots, y_m$ とする。このとき，(3.24)(3.14)より

$$E(X + Y) = \sum_{i=1}^{n} \sum_{j=1}^{m} (x_i + y_j) f(x_i, y_j)$$

$$= \sum_{i=1}^{n} \sum_{j=1}^{m} x_i f(x_i, y_j) + \sum_{i=1}^{n} \sum_{j=1}^{m} y_j f(x_i, y_j)$$

$$= \sum_{i=1}^{n} x_i \left(\sum_{j=1}^{m} f(x_i, y_j) \right) + \sum_{j=1}^{m} y_j \left(\sum_{i=1}^{n} f(x_i, y_j) \right)$$

$$= \sum_{i=1}^{n} x_i f_X(x_i) + \sum_{j=1}^{m} y_j f_Y(y_j) = E(X) + E(Y)$$

となるので，(3.30)を得る。

X と Y が独立のとき，(3.16)より $f(x_i, y_j) = f_X(x_i) f_Y(y_j)$ であるから

$$E(XY) = \sum_{i=1}^{n} \sum_{j=1}^{m} x_i y_j f(x_i, y_j) = \sum_{i=1}^{n} \sum_{j=1}^{m} x_i y_j f_X(x_i) f_Y(y_j)$$

$$= \left(\sum_{i=1}^{n} x_i f_X(x_i) \right) \left(\sum_{j=1}^{m} y_j f_Y(y_j) \right) = E(X) E(Y)$$

となるので，(3.31)を得る。　　　　　　　　　　　　　　　　　□

2 つの確率変数 X と Y が独立でないとき，それらの関係を知るための尺度として，共分散と相関係数がある。$\mu_X = E(X)$, $\mu_Y = E(Y)$ とするとき，$(X - \mu_X)(Y - \mu_Y)$ の期待値を

$$\mathrm{Cov}(X, Y) = E[(X - \mu_X)(Y - \mu_Y)] \tag{3.32}$$

と書き，X と Y の**共分散**という。分散の定義から，直ちに $\mathrm{Cov}(X, X) = V(X)$ が得られる。また，共分散を標準偏差の積 $\sigma(X)\sigma(Y)$ で割った値を

$$\rho(X, Y) = \frac{\mathrm{Cov}(X, Y)}{\sigma(X)\sigma(Y)} \tag{3.33}$$

と書き，X と Y の**相関係数**という。$\rho(X, Y) > 0$ のとき，X と Y は**正の相関**があるといい，$\rho(X, Y) < 0$ のとき，X と Y は**負の相関**があるという。また，$\rho(X, Y) = 0$ のとき，X と Y は**無相関**であるという。共分散，相関係数の性質を定理としてまとめておく。

定理 3.2.3. 定数 a, b, c, d と確率変数 X, Y について，次が成り立つ。

(1) $\operatorname{Cov}(X, Y) = E(XY) - E(X)E(Y)$ (3.34)

(2) X と Y が独立のとき $\operatorname{Cov}(X, Y) = 0$ (3.35)

(3) $\operatorname{Cov}(aX + b, cY + d) = ac \operatorname{Cov}(X, Y)$ (3.36)

(4) $a > 0,\ c > 0$ のとき，$\rho(aX + b, cY + d) = \rho(X, Y)$ (3.37)

証明.   (1) $E(X) = \mu_X,\ E(Y) = \mu_Y$ として，

$$\begin{aligned}
\operatorname{Cov}(X, Y) &= E[(X - \mu_X)(Y - \mu_Y)] = E(XY - \mu_Y X - \mu_X Y + \mu_X \mu_Y) \\
&= E(XY) - \mu_Y E(X) - \mu_X E(Y) + \mu_X \mu_Y \\
&= E(XY) - E(X)E(Y)
\end{aligned}$$

を得る。

(2) X と Y が独立のとき $E(XY) = E(X)E(Y)$ であるから，(3.34)より，直ちに結論を得る。

(3) $E(aX + b) = a\mu_X + b,\ E(cY + d) = c\mu_Y + d$ より

$$\begin{aligned}
\operatorname{Cov}(aX + b, cY + d) &= E[\{(aX + b) - (a\mu_X + b)\}\{(cY + d) - (c\mu_Y + d)\}] \\
&= E[a(X - \mu_X)c(Y - \mu_Y)] \\
&= ac\, E[(X - \mu_X)(Y - \mu_Y)] \\
&= ac \operatorname{Cov}(X, Y)
\end{aligned}$$

を得る。

(4) $a > 0,\ c > 0$ のとき，$\sigma(aX + b) = a\sigma(X),\ \sigma(cY + d) = c\sigma(Y)$ であるから，(3.33), (3.36)より

$$\begin{aligned}
\rho(aX + b, cY + d) &= \frac{\operatorname{Cov}(aX + b, cY + d)}{\sigma(aX + b)\,\sigma(cY + d)} = \frac{ac \operatorname{Cov}(X, Y)}{a\sigma(X)\,c\sigma(Y)} \\
&= \frac{\operatorname{Cov}(X, Y)}{\sigma(X)\sigma(Y)} = \rho(X, Y)
\end{aligned}$$

を得る。   □

確率変数 X と Y の和 $X + Y$ の分散について，次の定理が知られている。

> **定理 3.2.4.** 2 つの確率変数 X, Y に対して，次が成り立つ．
>
> (1) $V(X + Y) = V(X) + V(Y) + 2\mathrm{Cov}(X, Y)$ (3.38)
>
> (2) X と Y が独立のとき，$V(X + Y) = V(X) + V(Y)$ (3.39)

証明. (1) (3.23), (3.30), (3.34)より

$$
\begin{aligned}
V(X + Y) &= E[(X + Y)^2] - \{E(X + Y)\}^2 \\
&= E(X^2 + 2XY + Y^2) - \{E(X) + E(Y)\}^2 \\
&= E(X^2) + 2E(XY) + E(Y^2) - \{E(X)^2 + 2E(X)E(Y) + E(Y)^2\} \\
&= V(X) + V(Y) + 2\mathrm{Cov}(X, Y)
\end{aligned}
$$

が成立する．

(2) X と Y が独立のとき，(3.35)より $\mathrm{Cov}(X, Y) = 0$ であるから，これと (1) より，ただちに結論を得る．   □

例題 3.2.4. 硬貨を 3 回投げるとき，表が出る回数を X とする．X の期待値 $E(X)$，分散 $V(X)$，標準偏差 $\sigma(X)$ を求めよ．

（解答） k 回目 $(k = 1, 2, 3)$ の硬貨を投げる試行に対し，表が出たなら $X_k = 1$，裏が出たなら $X_k = 0$ と確率変数 X_k を定める．このとき，$P(X_k = 0) = P(X_k = 1) = 1/2$ であるから，$E(X_k) = 0 \cdot 1/2 + 1 \cdot 1/2 = 1/2$ である．ここで，$X = X_1 + X_2 + X_3$ と書けるから，(3.30)より

$$
E(X) = E(X_1 + X_2 + X_3) = E(X_1) + E(X_2) + E(X_3) = \frac{3}{2}
$$

となる．また，(3.23)より

$$
V(X_k) = 0^2 \cdot \frac{1}{2} + 1^2 \cdot \frac{1}{2} - \left(\frac{1}{2}\right)^2 = \frac{1}{4}
$$

であり，X_1, X_2, X_3 は独立であるから，(3.39)より

$$
V(X) = V(X_1 + X_2 + X_3) = V(X_1) + V(X_2) + V(X_3) = \frac{3}{4}
$$

$$
\sigma(X) = \sqrt{V(X)} = \frac{\sqrt{3}}{2}
$$

である．

問題 3.2.5 独立な 2 つの確率変数 X と Y について，$E(X) = \mu$, $V(X) = \sigma^2$, $E(Y) = \mu$, $V(Y) = 2\sigma^2$ であるとする。このとき，$E(X-3)$, $E(X+2Y)$, $V(X-Y)$, $V(2X+3Y)$ をそれぞれ μ と σ^2 を用いて表せ。

3.2.3 チェビシェフの不等式

確率変数 Y は 0 以上の値をとるものとし，$E(Y)$ は有限であるとする。このとき，任意の正の定数 c に対して，

$$P(Y \geq c) \leq \frac{E(Y)}{c} \tag{3.40}$$

が成り立つ。実際，確率変数 Z を，$Y < c$ ならば $Z = 0$, $Y \geq c$ ならば $Z = c$ とすると，常に $Z \leq Y$ であるから $E(Z) \leq E(Y)$ であり，

$$E(Y) \geq E(Z) = 0 \times P(Z = 0) + c \times P(Z = c) = cP(Y \geq c)$$

となるので，両辺を c で割って (3.40) が得られる。これを**マルコフの不等式**という。さらに，確率変数 X について，期待値 $\mu = E(X)$, 分散 $\sigma^2 = V(X)$ が有限であるとするとき，$Y = (X-\mu)^2$ に (3.40) を適用すると

$$P\big((X-\mu)^2 \geq c\big) \leq \frac{E((X-\mu)^2)}{c} \iff P\big(|X-\mu| \geq \sqrt{c}\big) \leq \frac{\sigma^2}{c}$$

が成り立つ。ここで，正の数 k に対して $\sqrt{c} = k\sigma$ とおくことにより，次の定理が得られる。

定理 3.2.5 (チェビシェフの不等式). 確率変数 X の期待値 $E(X)$ を μ, 分散 $V(X)$ を σ^2 とするとき，任意の正の数 k に対して，不等式

$$P(|X-\mu| \geq k\sigma) \leq \frac{1}{k^2} \iff P(|X-\mu| < k\sigma) \geq 1 - \frac{1}{k^2} \tag{3.41}$$

が成り立つ。

チェビシェフの不等式により，標準偏差が分布のばらつきの程度を表す数値であるという基本的な事実が数学的に理解できる。例えば，$k = 2$ とすると

$$P(|X-\mu| < 2\sigma) \geq \frac{3}{4} = 0.75$$

であり，これは $|X - \mu| < 2\sigma$，すなわち $\mu - 2\sigma < X < \mu + 2\sigma$ である確率が 0.75 以上であることを表している。同様に，$k = 3$ とすれば

$$P\big(|X - \mu| < 3\sigma\big) \geqq \frac{8}{9} = 0.888\cdots$$

であり，これは $|X - \mu| < 3\sigma$，すなわち $\mu - 3\sigma < X < \mu + 3\sigma$ である確率が 8/9 以上であることを表している。したがって，どんな確率分布でも，確率変数 X は大体 $\mu \pm 3\sigma$ の範囲内にあることがわかる。

3.2.4 モーメント母関数

確率変数 X について，期待値 $E(X) = \mu$ や分散 $V(X) = E[(X - \mu)^2] = \sigma^2$ を一般化するため，**モーメント**を定義する。X に対して

$$E(X^k) \tag{3.42}$$

を原点まわりの k 次モーメントまたは**積率**という。原点まわりの 1 次モーメントは X の期待値である。また，

$$E[(X - \mu)^k] \tag{3.43}$$

を平均まわりの k 次モーメントという。平均まわりの 2 次モーメントは X の分散である。(3.23)より，平均まわりの 2 次モーメント（分散）は，原点まわりの 2 次モーメントと 1 次モーメントで表されることがわかる。同様に，平均まわりの k 次モーメントは，原点まわりのモーメントを用いて表すことができることが知られている。

確率変数 X に対して，$M(t) = E(e^{tX})$ [*6]を X の**モーメント母関数**または**積率母関数**という。具体的には，X が離散型でとり得る値が $x_1, x_2, \cdots, x_n$ のとき，確率関数 $f(x)$ に対して

$$M(t) = E(e^{tX}) = \sum_{i=1}^{n} e^{tx_i} f(x_i) \tag{3.44}$$

[*6] e はネイピア数と呼ばれる定数で，$e = \lim_{t \to 0}(1 + t)^{1/t}$ で定義される。この値は無理数で，$e = 2.71828182845\cdots$ となることが知られている。

と表され，X が連続型のときは確率密度関数 $f(x)$ に対して

$$M(t) = E(e^{tX}) = \int_{-\infty}^{\infty} e^{tx} f(x) dx \tag{3.45}$$

と表される。$M(t)$ を t で微分してから $t = 0$ を代入すると，

$$M'(0) = E(X), \quad M''(0) = E(X^2), \cdots, M^{(k)}(0) = E(X^k) \tag{3.46}$$

であることがわかる。このように，$M(t)$ の k 次導関数の $t = 0$ のときの値
で，原点まわりの k 次モーメントを決定できることが，$M(t)$ を母関数と呼ぶ
由来である。2 つの確率分布について，それらのモーメント母関数が一致する
とき，確率分布が一致することが知られている。これを，**モーメント母関数の
一意性**という。(3.23)と (3.46)より

$$E(X) = M'(0), \quad V(X) = M''(0) - M'(0)^2 \tag{3.47}$$

が成立する。

例題 3.2.5. 確率変数 X が取りうる値は $0, 1, 2$ の 3 種類で，各確率は

$$P(X = 0) = \frac{1}{2}, \quad P(X = 1) = \frac{3}{10}, \quad P(X = 2) = \frac{1}{5}$$

とする。

(1) X のモーメント母関数 $M(t)$ を求めよ。

(2) $M(t)$ を用いて，$E(X), V(X)$ を求めよ。

〔解答〕 (1) 定義より，

$$M(t) = E(e^{tX}) = e^0 \cdot \frac{1}{2} + e^t \cdot \frac{3}{10} + e^{2t} \cdot \frac{1}{5} = \frac{1}{2} + \frac{3e^t}{10} + \frac{e^{2t}}{5}$$

である。

(2) $M'(t) = \dfrac{3e^t}{10} + \dfrac{2e^{2t}}{5}, M''(t) = \dfrac{3e^t}{10} + \dfrac{4e^{2t}}{5}$ であるから，

$$E(X) = M'(0) = \frac{3}{10} + \frac{2}{5} = \frac{7}{10},$$

$$V(X) = M''(0) - (M'(0))^2 = \frac{11}{10} - \frac{49}{100} = \frac{61}{100}$$

である。

問題 3.2.6 | λ は正の定数とする。確率変数 X の確率密度関数が

$$f(x) = \begin{cases} \lambda e^{-\lambda x} & (x \geqq 0 \text{ のとき}) \\ 0 & (x < 0 \text{ のとき}) \end{cases}$$

であるとき，X は**指数分布**に従うという。このとき，次の問いに答えよ。

(1) $f(x)$ が (3.7) を満たすことを確かめよ。また，$\lambda = 2$ のときの $f(x)$ のグラフを描け。

(2) X の分布関数 $F(x)$ を求め，$\lambda = 2$ のときの $F(x)$ のグラフを描け。

(3) モーメント母関数 $M(t)$ を求め，期待値 $E(X) = \lambda^{-1}$，分散 $V(X) = \lambda^{-2}$ を示せ。

3.3 二項分布

3.3.1 二項分布の定義

離散型確率変数 X のとり得る値が $0, 1, 2, \cdots, n$ で，その確率関数が

$$f(x) = P(X = x) = {}_n\mathrm{C}_x \, p^x q^{n-x} \qquad (0 < p < 1, \quad q = 1 - p) \qquad (3.48)$$

で与えられる確率分布を**二項分布**といい，$B(n, p)$ で表す。このとき，確率変数 X は二項分布 $B(n, p)$ に従うといい，$X \sim B(n, p)$ と書く。特に，$n = 1$ である二項分布 $B(1, p)$ を**ベルヌーイ分布**または 0-1 分布という。ここで，X がとり得る値は $0, 1, 2, \cdots, n$ の $n + 1$ 通りあり，その各々に対応する確率の和を計算すると，二項定理より

$$\sum_{i=0}^{n} {}_n\mathrm{C}_i \, p^i q^{n-i} = {}_n\mathrm{C}_0 \, q^n + {}_n\mathrm{C}_1 \, pq^{n-1} + {}_n\mathrm{C}_2 \, p^2 q^{n-2} + \cdots + {}_n\mathrm{C}_n \, p^n$$

$$= (q + p)^n = 1$$

となるので，(3.2) が確かめられる。二項分布の確率分布表および確率関数のグラフは次のようになる（表 3.3, 図 3.5, 図 3.6）。

表 3.3: 二項分布の確率分布表

X の値	0	1	$\cdots$	x	$\cdots$	n
$P(X=x)$	q^n	$_n\mathrm{C}_1\,pq^{n-1}$	$\cdots$	$_n\mathrm{C}_x\,p^x q^{n-x}$	$\cdots$	p^n

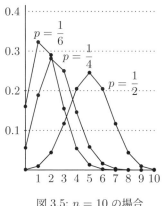

図 3.5: $n=10$ の場合

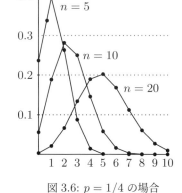

図 3.6: $p=1/4$ の場合

1 回のベルヌーイ試行で事象 A が起こる確率を p とする。この試行を n 回繰り返すとき, n 回のうち A が起こる回数を X とおくと, 定義から $X \sim B(n,p)$ であることがわかる。例えば, コインを 50 回投げるときに表が出る回数を X とすると $X \sim B(50, 1/2)$, さいころを 10 回投げるとき 1 が出る回数を Y とすると $Y \sim B(10, 1/6)$ である。また, 例題 3.1.1 の X は $B(4, 1/2)$ に従う確率変数である。

例題 3.3.1. 結石を外部から砕いて除去する治療において, A 社で製造されている結石破砕装置を用いた場合, 最初の 1 回で治療が終了する確率は 54% である。8 人の患者について, この装置を用いた治療を行なったとき, 1 回で治療が終了する人数を X とおく。

(1) X の確率関数 $f(x)$ を求めよ。

(2) X が従う確率分布を求めよ。

(3) $X=6$ となる確率を求めよ。

解答 (1) (3.48)より $f(x) = {}_8\mathrm{C}_x(0.54)^x(0.46)^{8-x}$ $(x = 0, 1, 2, \cdots, 8)$ である。

(2) X が従う確率分布は二項分布 $B(8, 0.54)$ である。

(3) 求める確率は，$P(X = 6) = {}_8\mathrm{C}_6(0.54)^6(0.46)^2 = 0.147$ である。

問題 3.3.1　ある製薬会社で製造されている薬品 A は 75 ％の人に効果があるという。この薬品 A を 10 人の患者に処方したとき，効果があった人数を X とおく。

(1) X の確率関数を求めよ。

(2) $X \leqq 3$ となる確率を求めよ。

(3) $X \geqq 5$ となる確率を求めよ。

3.3.2　二項分布の期待値（平均）と分散

確率変数 Z がベルヌーイ分布 $B(1, p)$ に従うとするとき，

$$P(Z = 1) = p, \qquad P(Z = 0) = 1 - p$$

であるから，(3.17), (3.18)より，

$$E(Z) = 1 \times p + 0 \times (1 - p) = p,$$
$$V(Z) = (1 - p)^2 \times p + (0 - p)^2 \times (1 - p) = p(1 - p) \tag{3.49}$$

である。この結果を用いると，次の定理が得られる。

> **定理 3.3.1.** 確率変数 X が二項分布 $B(n, p)$ に従うとき，X の期待値 $E(X)$，分散 $V(X)$，標準偏差 $\sigma(X)$ は次式で与えられる。
>
> $$E(X) = np, \tag{3.50}$$
> $$V(X) = np(1 - p), \tag{3.51}$$
> $$\sigma(X) = \sqrt{np(1 - p)}. \tag{3.52}$$

証明. $X_1, X_2, \cdots, X_n$ は独立で，$B(1, p)$ に従う確率変数とすると，

$$X = X_1 + X_2 + \cdots + X_n$$

と表せる。(3.49)より $E(X_i) = p$, $V(X_i) = p(1-p)$ $(i = 1, 2, \cdots, n)$ であるから、(3.30), (3.39)より

$$E(X) = E(X_1) + E(X_2) + \cdots + E(X_n) = p + p + \cdots + p = np,$$

$$V(X) = V(X_1) + V(X_2) + \cdots + V(X_n) = np(1-p),$$

$$\sigma(X) = \sqrt{np(1-p)}$$

を得る。　　　　　　　　　　　　　　　　　　　　　　　　　　　　　　□

例題 3.3.2. 1 個のさいころを 6 回投げるとき、1 が出る回数を X とおく。このとき、X の確率分布表を描け。また、期待値 $E(X)$、分散 $V(X)$、標準偏差 $\sigma(X)$ を求めよ。

解答 確率変数 X は $n = 6$, $p = \dfrac{1}{6}$ の二項分布、すなわち $B(6, 1/6)$ に従うので、X の確率関数は

$$f(x) = P(X = x) = {}_6\mathrm{C}_x \left(\frac{1}{6}\right)^x \left(\frac{5}{6}\right)^{6-x} \quad (x = 0, 1, 2, 3, 4, 5, 6)$$

である。これより、次の確率分布表を得る。

X の値	0	1	2	3	4	5	6
$P(X = x_k)$	0.3349	0.4019	0.2009	0.0536	0.0080	0.0006	0.00002

また、期待値 $E(X)$、分散 $V(X)$、標準偏差 $\sigma(X)$ は

$$E(X) = np = 1, \quad V(X) = np(1-p) = \frac{5}{6}, \quad \sigma(X) = \sqrt{\frac{5}{6}}$$

である。

問題 3.3.2 副作用の確率が 6% である新薬を 30 人の患者に投与したとき 1 人も副作用が出ない確率を求めよ。また、副作用が出た人数を X とするとき、X の期待値、分散、標準偏差をそれぞれ求めよ。

ここで、数学的確率と経験的確率に矛盾が無いことを示しておこう。まず、二項分布の期待値 $\mu = np$、標準偏差 $\sigma = \sqrt{npq}$ をチェビシェフの不等式(定理 3.2.5)に代入すると、次の定理が得られる。

定理 3.3.2 (ベルヌーイの定理). ベルヌーイ試行で事象 A が起こる確率を p とする。この試行を n 回繰り返すとき，事象 A が起こる回数を x とすると，任意の正の数 ε に対して次の不等式が成り立つ。

$$P\left(\left|\frac{x}{n} - p\right| < \varepsilon\right) \geqq 1 - \frac{pq}{n\varepsilon^2} \qquad (ただし\ q = 1 - p) \tag{3.53}$$

証明．この確率分布は二項分布 $B(n,p)$ なので，定理 3.3.1 より，期待値は $\mu = np$，標準偏差は $\sigma = \sqrt{npq}$ である。これらの値をチェビシェフの不等式 (3.41) に代入し，さらに $X = x, k = \sqrt{n}\varepsilon/\sqrt{pq}$ とすれば，(3.53) を得る。 □

ベルヌーイの定理における $pq/(n\varepsilon^2)$ の部分は，（ε がどんなに小さい値であっても）n を十分大きくすれば，いくらでも小さくすることができるので，次の定理が成り立つ。

定理 3.3.3 (大数の法則). ベルヌーイ試行で事象 A が起こる確率を p とする。この試行を n 回繰り返すとき，事象 A が起こる回数を x とすると，任意の正の数 ε に対して次が成り立つ。

$$\lim_{n\to\infty} P\left(\left|\frac{x}{n} - p\right| < \varepsilon\right) = 1 \tag{3.54}$$

この定理より，試行を n 回繰り返したときに A が起きる割合 x/n （経験的確率）は試行回数を増やせば増やすほど（数学的）確率 p に限りなく近づくことがわかる。

3.4 正規分布

3.4.1 正規分布の定義

確率変数 X の確率密度関数 $f(x)$ が

$$f(x) = \frac{1}{\sqrt{2\pi}\sigma} e^{-\frac{(x-\mu)^2}{2\sigma^2}} \quad (\mu, \sigma は定数) \tag{3.55}$$

であるとき，X の確率分布を**正規分布**または**ガウス分布**といい，$N(\mu, \sigma^2)$ と表す。このとき，X は正規分布 $N(\mu, \sigma^2)$ に従うといい，$X \sim N(\mu, \sigma^2)$ と書

く。$N(\mu, \sigma^2)$ の確率密度関数 (3.55)が表す曲線は，**正規曲線**または**ガウス曲線**と呼ばれ，そのグラフは図 3.7 のようになる。曲線 $y = f(x)$ は $x = \mu \pm \sigma$ で変曲点をとり，$x = \mu$ に関して対称な山型の形状で，x 軸を漸近線にもつ。また，変数変換 $y = (x - \mu)/(\sqrt{2}\sigma)$ と，微分積分学でよく知られた公式 $\int_{-\infty}^{\infty} e^{-x^2}\, dx = \sqrt{\pi}$ [*7]により，

$$\int_{-\infty}^{\infty} f(x)\, dx = \int_{-\infty}^{\infty} \frac{1}{\sqrt{2\pi}\sigma} e^{-(x-\mu)^2/2\sigma^2}\, dx = \frac{1}{\sqrt{\pi}} \int_{-\infty}^{\infty} e^{-y^2}\, dy = 1$$

となるので，(3.7)が確かめられる。

　X が正規分布 $N(\mu, \sigma^2)$ に従うとき，X の期待値と分散は

$$E(X) = \mu, \qquad V(X) = \sigma^2 \tag{3.56}$$

で与えられる（問題 3.4.3）。図 3.8 を見るとわかるように，標準偏差 σ が大きいほど山は低くなり，σ が小さいほど山は高くなる。

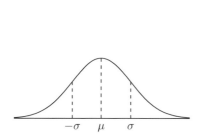

図 3.7: $N(\mu, \sigma^2)$ の確率密度関数

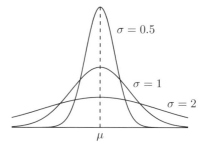

図 3.8: σ の変化と正規分布

3.4.2　標準正規分布

　期待値 $\mu = 0$，分散 $\sigma^2 = 1$ の正規分布 $N(0, 1)$ を**標準正規分布**という。$N(0, 1)$ の確率密度関数は

[*7] 証明は加藤・勝野・谷口 [2, p.160] など，微分積分学の教科書を参照せよ。

$$\phi(x) = \frac{1}{\sqrt{2\pi}}e^{-\frac{x^2}{2}} \tag{3.57}$$

で，グラフは図 3.9 のように y 軸対称な曲線になる。

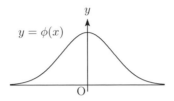

図 3.9: $N(0,1)$ の確率密度関数

$Z \sim N(0,1)$ であるとき，確率密度関数の定義より，確率 $P(a \leqq Z \leqq b)$ は

$$P(a \leqq Z \leqq b) = \int_a^b \frac{1}{\sqrt{2\pi}}e^{-\frac{x^2}{2}} \, dx \tag{3.58}$$

と表されるが，この確率密度関数の原始関数は初等関数では表せない。そこで，この確率を求めるために，巻末の正規分布表（表 A.1，表 A.2）を用いる。表 A.1 は，正の数 z に対する確率

$$I(z) = \int_0^z \phi(x) \, dx = P(0 \leqq Z \leqq z)$$

の値を表にまとめたものである（図 3.10）。このとき，$P(Z \geqq k) = \alpha$ を満たす点を $N(0,1)$ の**上側 100α% 点**といい，z_α で表す（図 3.11）。また，表 A.2 は z_α の値を表にまとめたものである。

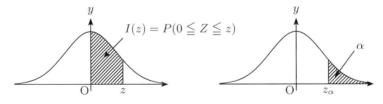

図 3.10: 確率密度関数と確率　　　　図 3.11: 上側 $100\,\alpha$% 点

実際に確率を求める際は，$y = \phi(x)$ のグラフが y 軸対称であることから得られる次の式

$$P(-z \leqq Z \leqq 0) = P(0 \leqq Z \leqq z), \quad P(Z \geqq 0) = P(Z \leqq 0) = 0.5$$

などもよく利用される。

例題 3.4.1. 確率変数 Z が標準正規分布 $N(0,1)$ に従うとき，巻末の正規分布表を用いて次の値を求めよ。

(1) $P(-1 < Z < 2.3)$ (2) $P(Z \leqq -1.3)$

(3) $P(0.5 \leqq Z < 1.52)$ (4) $(0 \leqq Z < k) = 0.352$ を満たす k

解答 (1) 正規分布表（表 A.1）より，次の図を参考に確率を分割して

$$\begin{aligned}
P(-1 < Z < 2.3) &= P(-1 < Z < 0) + P(0 < Z < 2.3) \\
&= P(0 < Z < 1) + P(0 < Z < 2.3) \\
&= 0.3413 + 0.4893 = 0.8306.
\end{aligned}$$

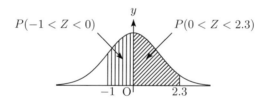

(2) 正規分布表（表 A.1）より，次の図を参考にして

$$\begin{aligned}
P(Z \leqq -1.3) &= P(Z \leqq 0) - P(-1.3 \leqq Z \leqq 0) \\
&= P(Z \leqq 0) - P(0 \leqq Z \leqq 1.3) = 0.5 - 0.4032 = 0.0968.
\end{aligned}$$

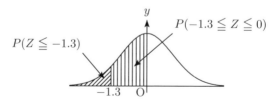

(3) 正規分布表（表 A.1）より，次の図を参考にして

$$\begin{aligned}
P(0.5 \leqq Z < 1.52) &= P(0 \leqq Z < 1.52) - P(0 \leqq Z \leqq 0.5) \\
&= 0.4357 - 0.1915 = 0.2442.
\end{aligned}$$

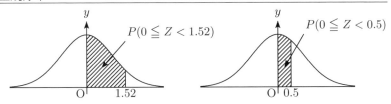

(4) 正規分布表（表 A.2）より，次の図を参考にすると

$P(Z \geqq k) = 0.5 - 0.352 = 0.148$ なので，$k = 1.045$.

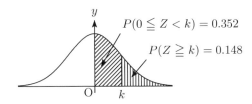

問題 3.4.1 $Z \sim N(0,1)$ のとき，次の値を求めよ。

(1) $P(0.61 \leqq Z \leqq 0.82)$ (2) $P(Z \geqq 1.57)$

(3) $P(Z \leqq -2.06)$ (4) $P(-1 \leqq Z \leqq 2)$

正規分布に従う確率変数は標準化変換 (3.29) によって，標準正規分布に変換できる。

定理 3.4.1. 確率変数 X が正規分布 $N(\mu, \sigma^2)$ に従うとき，$Z = \dfrac{X - \mu}{\sigma}$ は標準正規分布 $N(0,1)$ に従う。

証明. X が $N(\mu, \sigma^2)$ に従うので，確率密度関数を $f(x)$，分布関数を $F(x)$ とすると，(3.55), (3.11)より

$$f(x) = \frac{1}{\sqrt{2\pi}\sigma} e^{-\frac{(x-\mu)^2}{2\sigma^2}}, \quad F'(x) = f(x) \tag{3.59}$$

である。また，$Z = \dfrac{X - \mu}{\sigma}$ の密度関数，分布関数をそれぞれ $g(z), G(z)$ とすると

$$G(z) = P(Z \leqq z) = P\left(\frac{X - \mu}{\sigma} \leqq z\right) = P(X \leqq \sigma z + \mu) = F(\sigma z + \mu)$$

かつ $G'(z) = g(z)$ である。ここで，合成関数の微分公式と (3.59)より

$$g(z) = G'(z) = \sigma F'(\sigma z + \mu) = \sigma f(\sigma z + \mu) = \frac{1}{\sqrt{2\pi}} e^{-\frac{z^2}{2}}$$

となり, これは $N(0,1)$ の確率密度関数そのものである。よって, Z は $N(0,1)$ に従うことがわかる。 $\square$

定理 3.4.1 により, $X \sim N(\mu, \sigma^2)$ に対しても, 確率 $P(a \leqq X \leqq b)$ の値を求めることが可能になる。実際, $Z = (X - \mu)/\sigma$ とおくと

$$P(a \leqq X \leqq b) = P\left(\frac{a-\mu}{\sigma} \leqq \frac{X-\mu}{\sigma} \leqq \frac{b-\mu}{\sigma}\right) = P\left(\frac{a-\mu}{\sigma} \leqq Z \leqq \frac{b-\mu}{\sigma}\right),$$

$$P(X \geqq a) = P\left(\frac{X-\mu}{\sigma} \geqq \frac{a-\mu}{\sigma}\right) = P\left(Z \geqq \frac{a-\mu}{\sigma}\right),$$

$$P(X \leqq b) = P\left(\frac{X-\mu}{\sigma} \leqq \frac{b-\mu}{\sigma}\right) = P\left(Z \leqq \frac{b-\mu}{\sigma}\right)$$

が得られるので, 標準正規分布の場合に帰着される (図 3.12)。

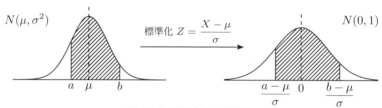

図 3.12: 正規分布の標準化

例題 3.4.2. 確率変数 X が正規分布 $N(6, 2^2)$ に従うとき, 次の値を求めよ。

(1) $P(X \geqq 2)$　　　(2) $P(1 < X \leqq 5)$　　　(3) $P(X \leqq a) = 0.9$ を満たす a

解答 $X \sim N(6, 2^2)$ より, $Z = (X - 6)/2 \sim N(0,1)$ が成立する。

(1) $P(X \geqq 2) = P\left(\frac{X-6}{2} \geqq \frac{2-6}{2}\right) = P(Z \geqq -2) = 0.5 + 0.4772 = 0.9772.$

(2) $P(1 < X \leqq 5) = P\left(\frac{1-6}{2} < \frac{X-6}{2} \leqq \frac{5-6}{2}\right) = P(-2.5 < Z \leqq -0.5)$

$$= 0.4938 - 0.1915 = 0.3023.$$

(3) $P(X \leqq a) = P\left(\frac{X-6}{2} \leqq \frac{a-6}{2}\right) = P\left(Z \leqq \frac{a-6}{2}\right) = 0.9$ より,

$$P\left(Z > \frac{a-6}{2}\right) = 1-0.9 = 0.1 \text{ であり, 正規分布表（表 A.2）より } \frac{a-6}{2} = 1.282$$

となる。よって，$a = 8.564$ である。

$\boxed{\text{問題 3.4.2}}$　$X \sim N(12, 5^2)$ であるとき，次の値を求めよ。

(1) $P(X \geqq 18)$　　(2) $P(8 < X \leqq 10)$　　(3) $P(X \leqq a) = 0.25$ を満たす a

---

$\boxed{\text{問題 3.4.3}}$　X が標準正規分布 $N(0,1)$ に従うとき，モーメント母関数を用いて期待値 $E(X)$ と分散 $V(X)$ を求めよ。

3.5　二項分布の正規近似

3.5.1　正規分布の再生性

正規分布の標準化変換を一般化して，次の定理が成り立つ[*8]。

> **定理 3.5.1.** 確率変数 X が正規分布 $N(\mu, \sigma^2)$ に従うとき，$aX + b$ は正規分布 $N(a\mu + b, a^2\sigma^2)$ に従う。

独立な 2 つの確率変数 X_1, X_2 が同じ種類の確率分布に従っているとき，確率変数 $X_1 + X_2$ もその種類の確率分布に従うならば，その確率分布は**再生性**があるという。定理 3.3.1 の証明で見たように，二項分布 $B(n, p)$ に従う確率変数は，ベルヌーイ分布（二項分布 $B(1, p)$）に従う確率変数の和で表すことができるので再生性は明らかである。次の定理により，正規分布にも再生性があることが示される[*9]（証明は付録 A.1.2 を参照）。

> **定理 3.5.2.** 2 つの確率変数 X_1, X_2 は独立で，それぞれ正規分布 $N(\mu_1, \sigma_1{}^2), N(\mu_2, \sigma_2{}^2)$ に従うとする。このとき，2 つの確率変数の和 $X_1 + X_2$ は正規分布 $N(\mu_1 + \mu_2, \sigma_1{}^2 + \sigma_2{}^2)$ に従う。

確率変数 $X_1, X_2, \cdots, X_n$ が独立で，全て正規分布 $N(\mu, \sigma^2)$ に従うとすると，定理 3.5.2 を繰り返して

[*8] 定理 3.4.1 と同様に示せるので，証明は省略する。

[*9] 二項分布，正規分布の他に，ポアソン分布，カイ二乗分布にも再生性があることが知られている。

$$X = X_1 + X_2 + \cdots + X_n \sim N(n\mu, n\sigma^2) \tag{3.60}$$

が得られる。この事実と定理 3.5.1 を組み合わせると

$$\overline{X} = \frac{1}{n}(X_1 + X_2 + \cdots + X_n) \sim N\left(\mu, \frac{\sigma^2}{n}\right) \tag{3.61}$$

であり，標準化変換をすることで，

$$Z = \frac{\overline{X} - \mu}{\sigma/\sqrt{n}} \sim N(0, 1) \tag{3.62}$$

であることがわかる（詳細は 4.2 節で述べる）。さらに，これらの事実は，$X_1, X_2, \cdots, X_n$ が正規分布に従っていなくても，n が十分大きければ近似的に成立する。これを**中心極限定理**という。

定理 3.5.3（中心極限定理）. 確率変数 $X_1, X_2, \cdots, X_n$ が独立で，平均 μ，分散 σ^2 の同一の確率分布に従うとき，確率変数

$$Z = \frac{\overline{X} - \mu}{\sigma/\sqrt{n}} \quad \left(\text{ただし } \overline{X} = \frac{1}{n}(X_1 + X_2 + \cdots + X_n)\right) \tag{3.63}$$

は $n \to \infty$ のとき，標準正規分布 $N(0, 1)$ に従う。

この定理より，n が十分大きければ $Z = \dfrac{\overline{X} - \mu}{\sigma/\sqrt{n}}$ の分布は $N(0, 1)$ で，平均 $\overline{X}$ の分布は $N(\mu, \sigma^2/n)$ で，変数の和 $X = X_1 + X_2 + \cdots + X_n$ の分布は $N(n\mu, n\sigma^2)$ で近似することができる。この定理の証明は本書の範囲を超えるので省略する[*10]。中心極限定理の重要性は，各 X_i の確率分布が未知の場合でも，同一の分布でありさえすれば，その平均が正規分布に従うとみなせることである。

3.5.2　二項分布の正規近似

中心極限定理の応用として，二項分布を正規分布で近似することを考える。$X_1, X_2, \cdots, X_n$ は独立で，いずれもベルヌーイ分布 $B(1, p)$ に従う確率変数

[*10] 興味のある読者は久保川 [4, p.96]，鈴木，山田 [7, p.59] などを参照せよ。

とすると $E(X_i) = p$, $V(X_i) = p(1-p)$ $(i = 1, 2, \cdots, n)$ である。したがって，定理 3.5.3 より

$$Z = \frac{\dfrac{X_1 + X_2 + \cdots + X_n}{n} - p}{\dfrac{\sqrt{p(1-p)}}{\sqrt{n}}}$$

は $n \to \infty$ のとき，$N(0,1)$ に従う。ここで，X を $B(n,p)$ に従う確率変数とすると $X = X_1 + X_2 + \cdots + X_n$ と書けるので，$Z = (X - np)/\sqrt{np(1-p)}$ と表せる。$E(X) = np$, $V(X) = np(1-p)$ であるから，次の定理が成り立つ。

定理 3.5.4. 確率変数 X が二項分布 $B(n,p)$ に従うとき，X を標準化変換した確率変数

$$Z = \frac{X - np}{\sqrt{np(1-p)}} \tag{3.64}$$

は，$n \to \infty$ のとき，標準正規分布 $N(0,1)$ に従う。

これより，n が十分大きいとき二項分布 $B(n,p)$ に従う確率変数 X は，X と同じ期待値と分散をもつ正規分布 $N(np, np(1-p))$ に近似的に従うことがわかる。この定理は p があまり小さくなく，n が十分大きいときに使われる。この近似を用いる 1 つの目安として，条件

$$np \geqq 5 \quad \text{かつ} \quad n(1-p) \geqq 5$$

が広く知られている。図 3.13 は $p = 1/6$ のときの二項分布の折れ線グラフである。n が大きくなるにつれて，グラフの山が右に移りながら正規分布のグラフの形に近づいていくことが確かめられるだろう。

n が十分大きいとき，二項分布 $B(n,p)$ は正規分布 $N(np, np(1-p))$ で近似できるので，$B(n,p)$ に従う確率変数 X の確率 $P(a \leq X \leq b)$ を求める際，$N(np, np(1-p))$ に従う確率変数 Y を用いて，

$$P(a \leq X \leq b) \fallingdotseq P(a \leq Y \leq b) \tag{3.65}$$

と近似できる。ただし，二項分布は離散型であるのに対して正規分布は連続型

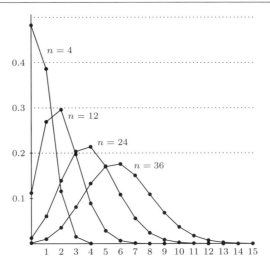

図 3.13: 二項分布の正規近似

であるから，近似する際は Y の範囲を 0.5 ずつ広げて

$$P(a \leqq X \leqq b) \fallingdotseq P(a - 0.5 \leqq Y \leqq b + 0.5) \tag{3.66}$$

と補正した方が精度は高くなる。この補正を**連続補正**または**半整数補正**という（図 3.14）。

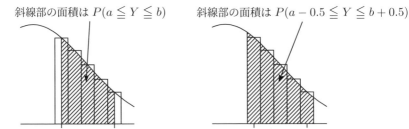

図 3.14: 連続補正

例題 3.5.1. 硬貨を 30 枚投げるとき，表の出る枚数が 10 枚以上 20 枚以下である確率を正規分布による近似を用いて求めよ。

解答 硬貨を 30 枚投げたときに表の出る枚数を確率変数 X とすると，X は $n = 30$, $p = 0.5$ の二項分布 $B(30, 0.5)$ に従う。$np = n(1 - p) = 15 > 5$ であるから正規近似で求める。$E(X) = 30 \times 0.5 = 15$, $V(X) = 7.5$ より，$Y \sim N(15, 7.5)$ とすると，半整数補正して

$$P(10 \leqq X \leqq 20) \fallingdotseq P(10 - 0.5 \leqq Y \leqq 20 + 0.5)$$

である。Y を標準化すると $Z = (Y - 15)/\sqrt{7.5} \sim N(0, 1)$ となるので，求める確率は

$$P(9.5 \leqq Y \leqq 20.5) = P\left(\frac{9.5 - 15}{\sqrt{7.5}} \leqq Z \leqq \frac{20.5 - 15}{\sqrt{7.5}} \right)$$
$$= P(-2.01 \leqq X \leqq 2.01)$$
$$= 2 \times 0.4778 = 0.9556$$

である。

問題 **3.5.1** 1 個のさいころを 180 回投げるとき，1 の目が出る回数を X とおく。このとき，次の確率を正規分布による近似を用いて求めよ。

(1) $P(X \geqq 40)$ (2) $P(X \leqq 15)$ (3) $P(|X - 30| \leqq 3)$

3.6 ポアソン分布

3.6.1 ポアソン分布の定義

離散型確率変数 X のとり得る値が $0, 1, 2, \cdots, n, \cdots$ で，その確率関数が

$$f(x) = P(X = x) = \frac{\lambda^x}{x!} e^{-\lambda} \qquad (\lambda > 0) \tag{3.67}$$

である確率分布を**ポアソン分布**といい，$Po(\lambda)$ で表す。このとき，確率変数 X はポアソン分布 $Po(\lambda)$ に従うといい，$X \sim Po(\lambda)$ と書く。

表 3.4: ポアソン分布の確率分布表

X の値	0	1	2	$\cdots$	x	$\cdots$
$P(X = x)$	$e^{-\lambda}$	$e^{-\lambda}\lambda$	$\dfrac{e^{-\lambda}\lambda^2}{2}$	$\cdots$	$\dfrac{e^{-\lambda}\lambda^x}{x!}$	$\cdots$

(3.67)の確率関数が，(3.2)を満たすことは e^λ のマクローリン展開[*11]

$$e^\lambda = \sum_{x=0}^{\infty} \frac{\lambda^x}{x!} \tag{3.68}$$

を用いて，

$$\sum_{x=0}^{\infty} f(x) = e^{-\lambda} \sum_{x=0}^{\infty} \frac{\lambda^x}{x!} = e^{-\lambda} e^\lambda = 1 \tag{3.69}$$

となることからわかる。ポアソン分布は，試行回数が非常に多いにもかかわらず，1 回の試行では極めてまれにしか起こらない事象，例えば，一定時間内における医療機器の故障数，多くの人に投与された薬剤の副作用発症件数，ある交差点における 1 日あたりの交通事故の件数などにあてはまる分布である。図 3.15 は $\lambda = 1, 3, 5, 7$ のときのポアソン分布の折れ線グラフである。

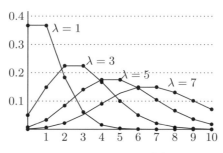

図 3.15: ポアソン分布

3.6.2　ポアソン分布の性質

以下に，ポアソン分布の性質をまとめて紹介しておく（証明は付録 A.1.3 を参照せよ）。

定理 3.6.1. (1) X がポアソン分布 $Po(\lambda)$ に従うとき，期待値，分散ともに $E(X) = V(X) = \lambda$ である。

[*11] 加藤・勝野・谷口 [2, 3.6 節] など，微分積分学の教科書を参照せよ。

(2) 二項分布 $B(n, p)$ において，平均 np を一定値に保ちながら，$n \to \infty$ とするとき（このとき $p \to 0$）二項分布はポアソン分布になる[*12]。

例題 3.6.1. A 病院では，救急患者を毎日 4 人まで受け入れられる。この病院には 1 日平均 2.7 人の救急患者が運ばれてくる。1 日の救急患者の人数 X がポアソン分布に従うとして，次の問いに答えよ。必要なら $e^{2.7} \fallingdotseq 14.88$ を用いてよい。

(1) X の確率関数 $f(x)$ と分布関数 $F(x)$ を求め，それぞれについて 0 から 5 までの値を数表で表せ。

(2) 救急患者が 4 人以上運ばれてくる確率を求めよ。

(3) 受け入れ可能な人数を何人に増やせば，90% 以上の確率でその日の全ての患者を受け入れられるか。

[解答] (1) $X \sim Po(2.7)$ であるから，(3.67) に $\lambda = 2.7$ を代入して

$$f(x) = P(X = x) = \frac{e^{-2.7}2.7^x}{x!}$$

である。これより

$$F(x) = P(X \leqq x) = \sum_{x_i \leqq x} \frac{e^{-2.7}2.7^{x_i}}{x_i!}$$

である。よって，次の表を得る。

X の値	0	1	2	3	4	5
$P(X = x)$	0.0672	0.1815	0.2450	0.2205	0.1488	0.0804
$F(x)$	0.0672	0.2487	0.4937	0.7142	0.8630	0.9434

(2) 4 人以上の患者が運ばれてくる確率は $P(X \geqq 4) = 1 - F(3) = 0.2858$

(3) 受け入れ可能な人数を S とすると $P(X \leqq S) \geqq 0.9 \iff F(S) \geqq 0.9$ である。これを満たす最小の S は (1) より $S = 5$ である。したがって，5 人にすればよい。

[*12] したがって，二項分布 $B(n, p)$ は，n が十分大きく，p が十分小さいとき，ポアソン分布 $Po(\lambda)$ で近似することができる。

| 問題 3.6.1 | A 市では，一日平均 1.6 人が交通事故で死亡しているという。1

日に出る死亡者の数 X がポアソン分布に従うとして，次の問いに答えよ。必要なら $e^{1.6} \fallingdotseq 4.953$ を用いてよい。

(1) 1 日に 4 人以上の死亡者が出る確率を求めよ。

(2) 死亡者が 2 人以下である日が，3 日間続く確率を求めよ。

4

標本分布

　統計調査において，調査対象となる全てのデータを調べることを**全数調査**という。これには，膨大な時間・費用・労力を要するなど困難な場合が多く，調査の方法としてはあまり現実的でない。また，医薬品の臨床試験のように，対象が現在の患者のみならず未来の患者も含む場合など，全数調査自体が不可能な場合もある。一方，全数調査に対し，調査対象の一部のデータだけを調べることを**標本調査**という。この標本調査に基づいた合理的な分析や判断により，調査対象全体の特性を推測することが統計的推測[*1]である。本章では統計的推測を学ぶ準備として，母集団や標本を確率論的に捉える方法を紹介する。

4.1　母集団と標本

4.1.1　標本抽出

　統計調査を行うとき，調査対象の全体を**母集団**といい，母集団に属する個々の要素を**個体**[*2]という。また，母集団に属する個体の総数を**母集団の大きさ**といい，大きさが有限である母集団を**有限母集団**，無限である母集団を**無限母集団**という。調査のために母集団から取り出した個体の集合を**標本**または**サンプル**といい，標本に属する個体の総数を**標本の大きさ**または**サンプルサイズ**という。母集団から標本を取り出すことを標本の**抽出**という。標本の抽出は母集団

[*1] 統計的推測においては，「絶対にこうである」という結果は出てこない。あくまでも理にかなった推測をしようということが基本精神である。

[*2] 母集団に属する個体の何らかの属性（身長，血液型，性別など）を**特性**または**標識**という。特性の集合そのもの（100人の身長データなど）を母集団と呼ぶこともある。

の特性を推測するために行うので，抽出された標本は母集団の良い縮図となっていて，母集団の性質をよく反映していることが望ましい。そのためには母集団から偏りなく標本を抽出する必要がある。例えば，「健康な成人男性」と設定された母集団に対し，「40代の喫煙者」のみからなる標本を考えることは統計的推測においては不適切であり，間違った結論を導くおそれがあるであろう。理想的な抽出方法は，母集団から各個体を等確率で抽出する方法で，これを**無作為抽出**という。また，無作為抽出された標本を**無作為標本**という。数学的に表現すると，$X_1, X_2, \cdots, X_n$ が無作為標本であるとは，$X_1, X_2, \cdots, X_n$ が独立に同一の分布 F に従っているということであり[*3]，このことを

$$X_1, X_2, \cdots, X_n \overset{\text{iid}}{\sim} F \tag{4.1}$$

と表す (independent and identially distribute)。

注意 4.1.1. 医療の現場では，あらかじめ設定した母集団から無作為標本を抽出する作業は難しい。実際，標本を構成する個体（患者）は自らの意思で来院したのであり，受動的に得られた標本である。このような場合は，患者一人ひとりの特性（性別，年齢，既往歴など）を観察し，標本からさかのぼって，その標本と同質の母集団を想定しなければならないので注意が必要である。

標本を抽出するとき，個体を1個取り出すたびに母集団に戻しながら，次の個体を取り出すことを**復元抽出**といい，取り出した個体を母集団に戻さずに続けて取り出すことを**非復元抽出**という。復元抽出においては，標本を構成する各個体は独立であり，この標本は無作為標本となる。一方，非復元抽出においては，各個体は独立ではない。これは1つの個体を取り出した結果が設定や状況を変化させ，次の個体を取り出す際に確率的な影響を与えるからである。ただし，無限母集団の場合や，有限母集団の場合でも標本の大きさに比べて母集団の大きさが十分大きい場合は，この確率的な影響は無視できるほど微小なので，実用上，復元抽出も非復元抽出も同一の結果を与えると考えてよい。医薬

[*3] この「独立に同一の分布に従うこと」が「偏りなく抽出されていること」を表している。このような標本を考えることで，次節以降で紹介する確率理論が適用可能となる。

品の臨床試験などでは，母集団の大きさは数十万〜数百万，標本の大きさは数十〜数百であるため，非復元抽出ではあるが近似的に復元抽出とみなして，確率理論を適用している。

注意 4.1.2. これ以降，特に断りがない場合，母集団は「無限母集団」または「有限母集団であっても標本の大きさに比べて母集団の大きさが十分大きい」場合を考えることとする。

ここで，標本抽出の具体的な方法をいくつか紹介しておこう。

例 4.1.1. (1) **単純無作為抽出法**：最も理想的な方法で，母集団から各個体を等確率で抽出する方法。乱数表やくじびきを用いる。

(2) **系統抽出法**：母集団に属する全ての個体に番号をつけ，そこから1つ目の個体を無作為に抽出し，2つ目以降はあらかじめ設定した抽出間隔によって順次抽出していく方法。例えば，開始番号を7番，抽出間隔を15とすれば，7番，22番，37番，52番，…と続けて抽出する。ただし，最初の番号づけに何らかの周期があると標本に偏りが生じる可能性がある。

(3) **層化無作為抽出法**：母集団を性別，年代別，市町村別などのいくつかのグループ（層）に分け，各層の割合に応じた大きさの標本を無作為に抽出する方法。特定の層からデータが得られない状況を回避できるが，適切なグループ分けが必要となる。

(4) **多段抽出法**：抽出単位を何段階かに分けて，まず，第1次の抽出単位をある確率のもとに抽出し，次に，第1次抽出単位の中から，再びある確率で第2次抽出をする。以下，これを繰り返す。例えば，総務省の家計調査は調査する世帯を3段抽出で選定していて，いくつかの市町村を抽出し，その各市町村から国勢調査区を抽出し，そこから世帯を抽出する。調査の効率性はよいが，推定の精度は低くなる。

(5) **クラスター（集落）抽出法**：母集団をいくつかの小集団（クラスター）に分けてから，いくつかのクラスターを抽出し，選ばれたクラスター内の全ての個体を調べる方法。訪問調査における移動の手間を軽減した

り，クラスターごとの名簿がある場合などに効率がよいが，推定の精度
は低くなる．

4.1.2 母集団分布と標本分布

母集団から大きさ 1 の標本を無作為抽出するとき，その個体の特性 X は一
般に個体ごとに異なる値をとるので確率変数とみなせる．この X が従う確率
分布を**母集団分布**という．統計的推測において，母集団の分布型が事前にわ
かっていて，いくつかの定数（パラメータ）さえわかれば母集団分布が確定す
る場合を**パラメトリック**の場合といい，このパラメータのことを母集団の**母
数**という．特に，母集団の平均を**母平均**，分散を**母分散**，標準偏差を**母標準偏
差**といい，それぞれ μ, σ^2, σ で表す．一方，母集団の分布型が未知であり，い
くつかのパラメータで母集団分布を確定できない場合を**ノンパラメトリック**の
場合という．

> **例 4.1.2.** (1) 母集団の分布型が正規分布とわかっている場合，平均 μ と
> 分散 σ^2 の値さえわかれば，母集団分布は $N(\mu, \sigma^2)$ に確定する．母集
> 団分布が正規分布である母集団を**正規母集団**という．
>
> (2) 母集団の分布型がポアソン分布とわかっている場合，平均 λ の値さえわ
> かれば，母集団分布は $Po(\lambda)$ に確定する．母集団分布がポアソン分布
> である母集団を**ポアソン母集団**という．

母集団の特性値である母数に対して，標本の特性値を**統計量**という．一般
に，大きさ n の標本 $X_1, X_2, \cdots, X_n$ に対し，統計量は $X_1, X_2, \cdots, X_n$ の関
数で，$T(X_1, X_2, \cdots, X_n)$ のように表せる．$T(X_1, X_2, \cdots, X_n)$ は，標本を抽
出するたびごとにその値が変動するため，統計量自体も確率変数であり，統計
量が従う確率分布を**標本分布**という．

> **例 4.1.3.** (1) 大きさ n の標本 $X_1, X_2, \cdots, X_n$ による統計量
>
> $$\overline{X} = \frac{1}{n} \sum_{i=1}^{n} X_i, \qquad S^2 = \frac{1}{n} \sum_{i=1}^{n} (X_i - \overline{X})^2, \qquad S = \sqrt{S^2} \qquad (4.2)$$
>
> をそれぞれ**標本平均**，**標本分散**，**標本標準偏差**という．

(2) (4.2)の標本分散 S^2 に $n/(n-1)$ を掛けて補正した統計量

$$U^2 = \frac{n}{n-1}S^2 = \frac{1}{n-1}\sum_{i=1}^{n}(X_i - \overline{X})^2 \qquad (4.3)$$

を**不偏分散**[*4]という。また，U^2 の 0 以上の平方根を U で表す。

注意 4.1.2 で仮定した母集団を考える限り，母集団から大きさ n の無作為標本 $X_1, X_2, \cdots, X_n$ を取り出す試行は，母集団から大きさ 1 の標本を無作為に抽出する試行を n 回繰り返す反復試行とみなせる。したがって，$X_1, X_2, \cdots, X_n$ は独立で，それぞれが母集団分布 F と同じ分布に従う確率変数，つまり $X_1, X_2, \cdots, X_n \overset{\text{iid}}{\sim} F$ であると考えてよい（図 4.1）。標本 $X_1, X_2, \cdots, X_n$ に対し，実際に調査，測定等によって得られた具体的な値を標本の**実現値**[*5]といい，小文字で $x_1, x_2, \cdots, x_n$ と表す。また，これら n 個の実現値 $x_1, x_2, \cdots, x_n$ による平均，分散，標準偏差，不偏分散が，$\overline{X}, S^2, S, U^2$ の実現値であり，それぞれ小文字で $\overline{x}, s^2, s, u^2$ と表す。

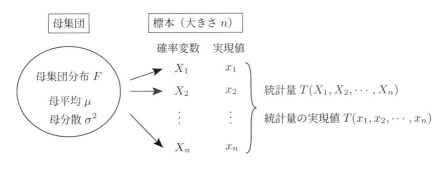

図 4.1: 母集団からの無作為標本

[*4] 標本分散と不偏分散の違いは，偏差の 2 乗和 $\sum_{i=1}^{n}(X_i - \overline{X})^2$ を n で割るか $n-1$ で割るかだけの違いであるが，この補正により不偏分散は「不偏性」と呼ばれる性質をもつ（例 5.1.1 (2) 参照）。

[*5] 母集団から抽出する前の段階では標本の値はわからないので確率"変数"である。一方，抽出した後はその値が定まるので，実現"値"と呼ぶ。

例題 4.1.1. K 中学において，1 年生の男子 5 名を無作為に選んで 50m 走のタイムを測定したところ，記録はそれぞれ

$$7.3, \quad 8.3, \quad 6.8, \quad 8.6, \quad 7.5 \qquad (秒)$$

であった。これらを大きさ 5 の無作為標本の実現値として，標本平均 $\overline{X}$，標本分散 S^2，不偏分散 U^2 の実現値を求めよ。

(解答) 求める実現値 $\overline{x}$, s^2, u^2 はそれぞれ

$$\overline{x} = \frac{7.3 + 8.3 + 6.8 + 8.6 + 7.5}{5} = 7.7,$$

$$s^2 = \frac{(7.3 - 7.7)^2 + (8.3 - 7.7)^2 + (6.8 - 7.7)^2 + (8.6 - 7.7)^2 + (7.5 - 7.7)^2}{5}$$

$$= 0.436,$$

$$u^2 = \frac{(7.3 - 7.7)^2 + (8.3 - 7.7)^2 + (6.8 - 7.7)^2 + (8.6 - 7.7)^2 + (7.5 - 7.7)^2}{4}$$

$$= 0.545 \,^{*6}$$

である。

問題 4.1.1 ある会社の社員 6 名を無作為に選んで，前日の睡眠時間を調べたところ，それぞれ

$$5.0, \quad 6.5, \quad 9.0, \quad 7.5, \quad 8.0, \quad 4.5 \qquad (時間)$$

であった。これらを大きさ 6 の無作為標本の実現値として，標本平均 $\overline{X}$，標本分散 S^2，不偏分散 U^2 の実現値を求めよ。

4.2 標本平均の分布

標本平均 $\overline{X}$ は確率変数なので，その確率分布（標本分布）を考えることができる。ここでは，標本平均の分布の基本性質を述べる。

定理 4.2.1. 母平均 μ，母分散 σ^2 の母集団から抽出された大きさ n の無作為標本 $X_1, X_2, \cdots, X_n$ の標本平均 $\overline{X}$ について，次が成り立つ。

---

^{*6} (4.3)を用いて $\dfrac{5}{4} \times 0.436 = 0.545$ と求めてもよい。

> (1) $E(\overline{X}) = \mu, V(\overline{X}) = \dfrac{\sigma^2}{n}$
>
> (2) 特に，正規母集団 $N(\mu, \sigma^2)$ ならば $\overline{X}$ は正規分布 $N\left(\mu, \dfrac{\sigma^2}{n}\right)$ に従う。

証明. (1) 各 X_i は独立で，母集団分布と同じ確率分布に従うので，期待値は $E(X_i) = \mu$，分散は $V(X_i) = \sigma^2$ $(i = 1, 2, \cdots, n)$ である。したがって，(3.26)と (3.30)および (3.27)と (3.39)から

$$E(\overline{X}) = \frac{1}{n}\sum_{i=1}^{n} E(X_i) = \mu, \quad V(\overline{X}) = \frac{1}{n^2}\sum_{i=1}^{n} V(X_i) = \frac{\sigma^2}{n}$$

を得る。

(2) $X_i \sim N(\mu, \sigma^2)$ $(i = 1, 2, \cdots, n)$ なので，定理 3.5.2 より $\displaystyle\sum_{i=1}^{n} X_i \sim N(n\mu, n\sigma^2)$ である。よって，定理 3.5.1 より $\overline{X} = \dfrac{1}{n}\displaystyle\sum_{i=1}^{n} X_i \sim N\left(\mu, \dfrac{\sigma^2}{n}\right)$ となる。 □

　定理 4.2.1 より，標本平均 $\overline{X}$ の分散は標本の大きさ n が大きくなるにつれて小さくなることがわかる。また，(2) では正規母集団を仮定したが，母集団分布が未知であっても，中心極限定理（定理 3.5.3）より，n が十分大きければ近似的に $\overline{X}$ は $N(\mu, \sigma^2/n)$ に従うことに注意しておこう。

　例題 4.2.1. A 大学の医学部入試において，平均点が 240 点，標準偏差が 50 点であった。受験生全体を母集団とし，母集団から 16 人を無作為抽出したとき，この 16 人の平均点が 220 点以下である確率を求めよ。ただし，入試の得点は正規分布に従うものとする。

[解答] 標本平均 $\overline{X}$ は $N\left(240, \dfrac{50^2}{16}\right)$ に従うので，$Z = \dfrac{\overline{X} - 240}{\sqrt{50^2/16}}$ は $N(0, 1)$ に従う。よって，正規分布表（表 A.1）より

$$P(\overline{X} \leqq 220) = P\left(\frac{\overline{X} - 240}{\sqrt{50^2/16}} \leqq \frac{220 - 240}{\sqrt{50^2/16}}\right)$$

$$= P(Z \leqq -1.6) = P(Z \geqq 1.6) = 0.5 - 0.4452 = 0.0548$$

である。

問題 4.2.1 ある会社の健康診断のデータにおいて，健康な男性 5000 人の血清総コレステロールの平均は 193 mg/dl，標準偏差は 26mg/dl であった。この 5000 人を母集団として，大きさ 100 の無作為標本を抽出するとき，標本平均が 200 以上となる確率を求めよ。

4.3 標本比率の分布

個体の属性によって母集団が 2 つのカテゴリーに分かれているような母集団を**二項母集団**という。これは，ワクチン接種（接種済み・未接種），内閣支持率（支持・不支持），人気映画（観た・観ていない）のような調査で自然に表れる。二項母集団において，一方のカテゴリーを A とするとき，A に属する個体の割合 p を A の**母比率**という。また，二項母集団から抽出した大きさ n の無作為標本において，A に属する個体の割合を**標本比率**といい，$\widehat{P}$ で表す。この標本比率は次のようにして定式化される。

母比率 p の二項母集団から大きさ 1 の標本 X を無作為抽出するとき，A に属するならば $X = 1$，A に属さないならば $X = 0$ を対応させると，

$$P(X = 1) = p, \qquad P(X = 0) = 1 - p \tag{4.4}$$

であることから，二項母集団の母集団分布は二項分布 $B(1, p)$ となる[*7]。また，この母集団から抽出した大きさ n の無作為標本 $X_1, X_2, \cdots, X_n$ について，A に属するならば $X_i = 1$，A に属さないならば $X_i = 0$ を対応させ，$Y = X_1 + X_2 + \cdots + X_n$ とおく。このとき，Y は無作為標本の中で A に属するものの個体数を表すので，Y は二項分布 $B(n, p)$ に従う。したがって，定理 3.5.4 より Y は近似的に正規分布 $N(np, np(1 - p))$ に従うことがわかる。ここで，標本平均

$$\overline{X} = \frac{Y}{n} = \frac{X_1 + X_2 + \cdots + X_n}{n} \tag{4.5}$$

[*7] この X のように，2 つの異なる値のうちいずれか一方の値をとる変数を **2 値変数**という。

を考えると，これは標本において A に属する個体の割合に他ならない。すなわち，$\overline{X}$ が標本比率 $\widehat{P}$ そのものであることがわかる。したがって，定理 3.5.1 より，次の定理が得られる。

> **定理 4.3.1.** 母比率 p の二項母集団から抽出された大きさ n の無作為標本の標本比率 $\widehat{P}$ は n が十分大きいとき，近似的に $N(p, p(1-p)/n)$ に従う。

注意 4.3.1. この近似は，$np \geqq 5$ かつ $n(1-p) \geqq 5$ を満たすときに使用して良いとされている。また，この近似を使う際は，標準化した確率変数

$$Z = \frac{\widehat{P} - p}{\sqrt{p(1-p)/n}} \tag{4.6}$$

が近似的に標準正規分布 $N(0,1)$ に従うという形で用いる。

例題 4.3.1. S 市における，ある感染症のワクチン接種に関して，市民の 60% が接種済み，40% が未接種であるとする。S 市民から 150 人を無作為に選んだとき，その 45% 以上が未接種である確率を求めよ。

[解答] 無作為に選ばれた 150 人のうち，未接種である人の割合を $\widehat{P}$ とすると，統計量

$$Z = \frac{\widehat{P} - 0.4}{\sqrt{0.4 \times (1-0.4)/150}} = \frac{\widehat{P} - 0.4}{0.04}$$

は近似的に標準正規分布 $N(0,1)$ に従う。したがって，正規分布表（表 A.1）より

$$P(\widehat{P} \geqq 0.45) = P\left(\frac{\widehat{P} - 0.4}{0.04} \geqq \frac{0.45 - 0.4}{0.04} \right) = P(Z \geqq 1.25) = 0.1056$$

である。

[問題 4.3.1] ある県の小学生について，虫歯の児童の割合は 45% である。この県の小学生から 20 人を無作為に選んだところ，虫歯のある児童は 14 名であった。このような結果が起きる確率は 2.5% より小さいかどうかを調べよ。

4.4　χ^2 乗分布

4.4.1　定義と性質

n は自然数とする。連続型確率変数 X の確率密度関数 $f(x)$ が

$$f(x) = \begin{cases} \dfrac{1}{2^{\frac{n}{2}}\,\Gamma(n/2)}\, x^{n/2-1} e^{-x/2} & (x > 0) \\[2mm] 0 & (x \le 0) \end{cases} \tag{4.7}$$

で与えられるとき，X の確率分布を自由度 n の**カイ 2 乗分布**（χ^2 分布）といい，$\chi^2(n)$ と表す。このとき，X は自由度 n のカイ 2 乗分布に従うといい，$X \sim \chi^2(n)$ と表す。ここで，$\Gamma(\alpha)$ は正の数 α に対して

$$\Gamma(\alpha) = \int_0^\infty x^{\alpha-1} e^{-x}\, dx \tag{4.8}$$

で定義される関数で，**ガンマ関数**[*8]と呼ばれる。$\chi^2(n)$ の確率密度関数のグラフは図 4.2 のようになる（$n=1, n=2, n \ge 3$ で形状が大きく異なる）。

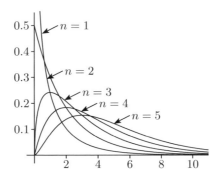

図 4.2: カイ 2 乗分布 $\chi^2(n)$ の確率密度関数

$X \sim \chi^2(n)$ であるとき，$0 \le \alpha \le 1$ を満たす α に対して $P(X \ge k) = \alpha$ で定まる正の数 k を $\chi^2(n)$ の上側 $100\,\alpha$ ％ 点といい，$\chi^2_\alpha(n)$ で表す（図 4.3）。

[*8] 詳細は付録 A.1.4 および三宅 [17, p.70, p.134] などを参照せよ。

$\chi^2_\alpha(n)$ の値は巻末付録の χ^2 分布表（表 A.3）にまとめられている。

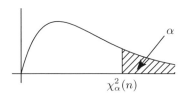

図 4.3: カイ 2 乗分布 $\chi^2(n)$ の上側 $100\alpha\%$ 点

例 4.4.1. (1) $\chi^2(12)$ の上側 5% 点 $\chi^2_{0.05}(12) = 21.026$.
(2) $\chi^2(16)$ の上側 95% 点 $\chi^2_{0.95}(16) = 7.962$.

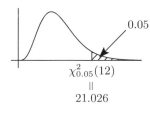
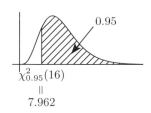

$\boxed{\text{問題 4.4.1}}$　χ^2 分布表（表 A.3）を用いて，次の問いに答えよ。

(1) $X \sim \chi^2(9)$ のとき，$P(X \geqq k) = 0.975$ を満たす k の値を求めよ。

(2) $X \sim \chi^2(8)$ のとき，$P(X \leqq k) = 0.01$ を満たす k の値を求めよ。

(3) $X \sim \chi^2(13)$ のとき，$P(X \geqq 22.362)$ の値を求めよ。

(4) $X \sim \chi^2(25)$ のとき，$P(X \leqq 11.524)$ の値を求めよ。

以下に，χ^2 分布の性質をまとめて紹介しておこう。

定理 4.4.1.　　(1) 確率変数 X が $\chi^2(n)$ に従うとき，期待値は $E(X) = n$，分散は $V(X) = 2n$ である。

(2) 確率変数 X と Y が独立で，$X \sim \chi^2(n_1), Y \sim \chi^2(n_2)$ ならば $X + Y \sim \chi^2(n_1 + n_2)$ が成り立つ（χ^2 分布の**再生性**）。

(3) 標準正規分布 $N(0, 1)$ に従う確率変数 $Z_1, Z_2, \cdots, Z_n$ が独立ならば

$$X_n = \sum_{i=1}^{n} Z_i^2 = Z_1^2 + Z_2^2 + \cdots + Z_n^2 \sim \chi^2(n) \text{ が成り立つ。}$$

証明. 付録 A.1.5 を参照 □

4.4.2 標本分散，不偏分散に関する分布

正規母集団を仮定するとき，統計量 S^2（標本分散）および U^2（不偏分散）に関する標本分布は χ^2 分布で表される。この事実は，次章以降で学ぶ母分散の区間推定，母分散の検定などで重要な役割を果たす。

定理 4.4.2. 確率変数 $X_1, X_2, \cdots, X_n$ を正規母集団 $N(\mu, \sigma^2)$ からの無作為標本とするとき，

(1) $\overline{X}$ と $\displaystyle\sum_{i=1}^{n}(X_i - \overline{X})^2$ は独立

(2) $\displaystyle\frac{nS^2}{\sigma^2} = \frac{(n-1)U^2}{\sigma^2} = \frac{1}{\sigma^2}\sum_{i=1}^{n}(X_i - \overline{X})^2 \sim \chi^2(n-1)$

が成り立つ[*9]。

例題 4.4.1. 正規母集団 $N(3, 16)$ から大きさ 13 の無作為標本を抽出して，不偏分散 U^2 を計算するとき，$U^2 \geqq 5.872$ となる確率を求めよ。

解答 $Y = \dfrac{12U^2}{16}$ とおくと，$Y \sim \chi^2(12)$ であるから，χ^2 分布表（表 A.3）より

$$P(U^2 \geqq 5.872) = P\left(\frac{12}{16}U^2 \geqq 4.404\right) = P(Y \geqq 4.404) = 0.975$$

である。

問題 4.4.2 母分散が 25 である正規母集団から抽出した大きさ 20 の無作為標本について，不偏分散を求めたところ 40 であった。このような結果が起きる確率は 5% より小さいかどうかを調べよ。

[*9] 本定理の証明においては，多次元正規分布の性質を用いるなど，本書の範囲を超えるため省略する。詳細は黒木 [5, 6.3.2 節]，鈴木・山田 [7, 定理 4.4] などを参照せよ。

4.5 t 分布

n は自然数とする。連続型確率変数 X の確率密度関数 $f(x)$ が

$$f(x) = \frac{\Gamma((n+1)/2)}{\sqrt{n\pi}\,\Gamma(n/2)}\left(1 + \frac{x^2}{n}\right)^{-\frac{n+1}{2}} \tag{4.9}$$

で与えられるとき，X の確率分布を自由度 n の **t 分布**といい，$t(n)$ と表す。このとき，X は自由度 n の t 分布に従うといい，$X \sim t(n)$ と表す（$\Gamma(\alpha)$ は (4.8)で定めたガンマ関数である）。$t(n)$ の確率密度関数のグラフは図 4.4 のようになる。

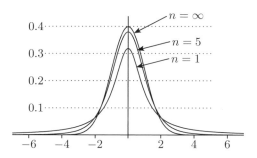

図 4.4: t 分布 $t(n)$ の確率密度関数

$X \sim t(n)$ であるとき，$0 \leqq \alpha \leqq 1$ を満たす α に対して $P(X \geqq k) = \alpha$ を満たす点を $t(n)$ の上側 $100\alpha\%$ 点といい，$t_\alpha(n)$ で表す（図 4.5）。$t_\alpha(n)$ の値は巻末付録の t 分布表（表 A.4）にまとめられている。

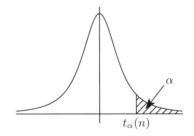

図 4.5: t 分布 $t(n)$ の上側 $100\alpha\%$ 点

例 4.5.1. (1) $t(15)$ の上側 5% 点 $t_{0.05}(15) = 1.753$.

(2) $t(20)$ の上側 2.5% 点 $t_{0.025}(20) = 2.086$.

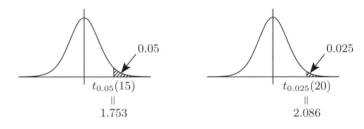

問題 4.5.1　t 分布表（表 A.4）を用いて，次の問いに答えよ.

(1) $X \sim t(8)$ のとき，確率 $P(X \geqq k) = 0.1$ を満たす k の値を求めよ.

(2) $X \sim t(30)$ のとき，確率 $P(T \leqq k) = 0.75$ を満たす k の値を求めよ.

(3) $X \sim t(12)$ のとき，確率 $P(T \geqq 1.782)$ の値を求めよ.

(4) $X \sim t(20)$ のとき，確率 $P(T \leqq 1.064)$ の値を求めよ.

以下に，t 分布の性質をまとめて紹介しておこう.

定理 4.5.1.　(1) 確率変数 X が $t(n)$ に従うとき，$n \geqq 2$ ならば期待値 $E(X)$ が存在して $E(X) = 0$, $n \geqq 3$ ならば分散 $V(X)$ が存在して $V(X) = \dfrac{n}{n-2}$ が成り立つ.

(2) 確率変数 X と Y が独立で，$X \sim N(0,1)$, $Y \sim \chi^2(n)$ であるとき，

$$T = \frac{X}{\sqrt{Y/n}} \sim t(n) \text{ が成り立つ。}$$

証明. 付録 A.1.6 を参照 □

正規母集団 $N(\mu, \sigma^2)$ から抽出された大きさ n の無作為標本の標本平均 $\overline{X}$, 不偏分散 U^2 に対して, 定理 4.2.1 (2), 定理 4.4.2 より

$$Z = \frac{\overline{X} - \mu}{\sqrt{\sigma^2/n}} \sim N(0,1), \qquad Y = \frac{(n-1)U^2}{\sigma^2} \sim \chi^2(n-1)$$

が成り立つ。ここで, 定理 4.4.2(1) より Z と Y は独立であるから, 定理 4.5.1(2) より

$$\frac{Z}{\sqrt{Y/(n-1)}} = \frac{\dfrac{\overline{X} - \mu}{\sqrt{\sigma^2/n}}}{\sqrt{\dfrac{(n-1)U^2}{\sigma^2}/(n-1)}} = \frac{\overline{X} - \mu}{U/\sqrt{n}} \sim t(n-1)$$

がわかる。これより次の定理を得る。この事実は, 次章以降で学ぶ母平均の区間推定, 母平均の検定などで重要な役割を果たす。

定理 4.5.2. 正規母集団 $N(\mu, \sigma^2)$ から抽出された大きさ n の無作為標本の標本平均 $\overline{X}$, 標本分散 S^2, 不偏分散 U^2 に対して,

$$T = \frac{\overline{X} - \mu}{S/\sqrt{n-1}} = \frac{\overline{X} - \mu}{U/\sqrt{n}} \tag{4.10}$$

は自由度 $n-1$ の t 分布に従う。

例題 4.5.1. 正規母集団 $N(2, \sigma^2)$ から大きさ 9 の無作為標本を抽出した。標本平均を $\overline{X}$, 不偏分散を U^2 とするとき, $150\overline{X} - 93U \leqq 300$ となる確率を求めよ。

解答 $T = \dfrac{\overline{X} - 2}{U/\sqrt{9}} = \dfrac{3(\overline{X} - 2)}{U} \sim t(8)$ であるから, t 分布表 (表 A.4) より

$$P(150\overline{X} - 93U \leqq 300) = P\left(\frac{150(\overline{X} - 2)}{U} \leqq 93\right) = P(T \leqq 1.86) = 0.95$$

を得る。

問題 **4.5.2**　母平均が 6.4 である正規母集団から抽出した大きさ 20 の無作為
標本について，標本平均および不偏分散を求めたところ，それぞれ 8.3, 13.3
であった。このような結果が起きる確率は 5% より小さいかどうかを調べよ。

4.6　**F 分布**

m, n は自然数とする。連続型確率変数 X の確率密度関数 $f(x)$ が

$$f(x) = \begin{cases} \dfrac{\Gamma\!\left(\dfrac{m+n}{2}\right)}{\Gamma\!\left(\dfrac{m}{2}\right)\Gamma\!\left(\dfrac{n}{2}\right)} \left(\dfrac{m}{n}\right)^{\frac{m}{2}} x^{\frac{m-2}{2}} \left(1 + \dfrac{m}{n}x\right)^{-\frac{m+n}{2}} & (x > 0) \\[4mm] 0 & (x \leqq 0) \end{cases} \tag{4.11}$$

で与えられるとき，X の確率分布を自由度 (m, n) の **F 分布**といい，$F(m, n)$
と表す（$\Gamma(\alpha)$ は (4.8)で定めたガンマ関数である）。このとき，X は自由度
(m, n) の F 分布に従うといい，$X \sim F(m, n)$ と表す。$F(m, n)$ の確率密度関
数のグラフは図 4.6 のようになる。

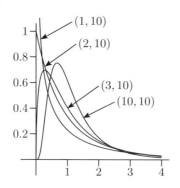

図 4.6: F 分布 $F(m, 10)$ の確率密度関数

$X \sim F(m, n)$ であるとき，$0 \leqq \alpha \leqq 1$ を満たす α に対して $P(X \geqq k) = \alpha$
を満たす点を $F(m, n)$ の上側 $100\alpha\%$ 点といい，$F_\alpha(m, n)$ で表す（図 4.7）。

巻末の *F* 分布表（表 A.5, A.6, A.7）に，$\alpha = 0.05,\ 0.025,\ 0.01$ の場合の $F_\alpha(m, n)$ の値がまとめられている。

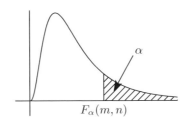

図 4.7: *F* 分布 $F(m, n)$ の上側 $100\alpha\%$ 点

F 分布の上側 $100\alpha\%$ 点について，後述の定理 4.6.1 (3) より，

$$F_{1-\alpha}(n, m) = \frac{1}{F_\alpha(m, n)} \tag{4.12}$$

が成立する。実際，$X \sim F(m, n)$ なら，不等式を同値変形して

$$\alpha = P(X \geqq F_\alpha(m, n)) = P\left(\frac{1}{X} \leqq \frac{1}{F_\alpha(m, n)}\right) \tag{4.13}$$

と書ける。一方，定理 4.6.1 (3) から $1/X \sim F(n, m)$ なので，

$$\alpha = P\left(\frac{1}{X} \leqq F_{1-\alpha}(n, m)\right) \tag{4.14}$$

が成り立つ。これらより (4.12) を得る。この関係式は，付表にない % 点を求める際に用いられる[*10]。

例 4.6.1. (1) $F(4, 6)$ の上側 5% 点 $F_{0.05}(4, 6) = 4.53$.

(2) $F(10, 10)$ の上側 2.5% 点 $F_{0.025}(10, 10) = 3.72$.

(3) $F(3, 7)$ の上側 99% 点 $F_{0.99}(3, 7) = \dfrac{1}{F_{0.01}(7, 3)} = \dfrac{1}{27.7} = 0.036$.

[*10] 本書においては $\alpha = 0.05,\ 0.025,\ 0.01$ の場合の % 点が掲載されているが，この公式を用いることで，$\alpha = 0.95,\ 0.975,\ 0.99$ の場合の % 点を求めることが可能となる。

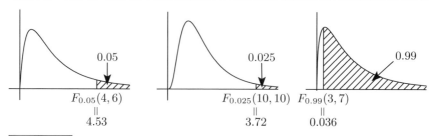

$F_{0.05}(4,6)$ = 4.53　$F_{0.025}(10,10)$ = 3.72　$F_{0.99}(3,7)$ = 0.036

問題 4.6.1 F 分布表（表 A.5〜A.7）を用いて，次の問いに答えよ。

(1)　$X \sim F(6,8)$ のとき，$P(X \geqq k) = 0.05$ を満たす k の値を求めよ。

(2)　$X \sim F(10,20)$ のとき，$P(X > k) = 0.025$ を満たす k の値を求めよ。

(3)　$X \sim F(15,30)$ のとき，$P(X \geqq k) = 0.975$ を満たす k の値を求めよ。

以下に，F 分布の性質をまとめて紹介しておこう。

> **定理 4.6.1.**　(1) $X \sim F(m,n)$ のとき，$n \geqq 3$ ならば $E(X)$ が存在し，さらに $n \geqq 5$ ならば $V(X)$ が存在し，
>
> $$E(X) = \frac{n}{n-2}, \qquad V(X) = \frac{2n^2(m+n-2)}{m(n-2)^2(n-4)}.$$
>
> (2) 確率変数 X と Y が独立で，$X \sim \chi^2(m)$, $Y \sim \chi^2(n)$ とするとき，
> $$F = \frac{X/m}{Y/n} \sim F(m,n)$$ が成り立つ。
>
> (3) $X \sim F(m,n)$ ならば $\dfrac{1}{X} \sim F(n,m)$ が成り立つ。

証明. 付録 A.1.7 を参照　　　　　　　　　　　　　　　　　　□

正規母集団 $N(\mu_1, \sigma_1^2)$ から抽出された大きさ n_1 の無作為標本の不偏分散 U_1^2 に対して，定理 4.4.2 より $X = (n_1-1)U_1^2/\sigma_1^2 \sim \chi^2(n_1-1)$ が成り立つ。同様に，別の正規母集団 $N(\mu_2, \sigma_2^2)$ から抽出された大きさ n_2 の無作為標本の不偏分散 U_2^2 に対して，$Y = (n_2-1)U_2^2/\sigma_2^2 \sim \chi^2(n_2-1)$ が成り立つ。異なる母集団からの無作為標本であるから X と Y は独立なので，定理 4.6.1(2) より

$$F = \frac{X/(n_1-1)}{Y/(n_2-1)} \sim F(n_1-1, n_2-1)$$

がわかる．これより次の定理を得る．この事実は，次章以降で学ぶ等分散の検定や分散分析法において重要な役割を果たす．

定理 4.6.2. 正規母集団 $N(\mu_1, \sigma_1^2)$ から抽出された大きさ n_1 の無作為標本の不偏分散を U_1^2 とし，正規母集団 $N(\mu_2, \sigma_2^2)$ から抽出された大きさ n_2 の無作為標本の不偏分散を U_2^2 とする．このとき，

$$F = \frac{U_1^2/\sigma_1^2}{U_2^2/\sigma_2^2} \sim F(n_1 - 1, n_2 - 1) \tag{4.15}$$

が成り立つ．

例題 4.6.1. 母分散が等しい 2 つの正規母集団 A と B がある．A から抽出した大きさ 6 の無作為標本と B から抽出した大きさ 9 の無作為標本について，不偏分散を求めたところ，それぞれ 14.16, 2.95 であった．このような結果が起きる確率は 5% より小さいかどうかを調べよ．

[解答]　A から抽出された標本の不偏分散を U_1，B から抽出された標本の不偏分散を U_2 とおくと，等分散性の仮定から $F = U_1^2/U_2^2 \sim F(5, 8)$ が成立．ここで，F 分布表（表 A.5）より $F_{0.05}(5, 8) = 3.68$ であるから，F の実現値が 3.68 以上となる確率は 5% 以下である．F の実現値は $u_1^2/u_2^2 = 14.16/2.95 = 4.8$ であるから，この結果が起きる確率は 5% より小さいと言える．

| **問題 4.6.2** |　母分散が 4 である正規母集団 A から抽出した大きさ 8 の無作為標本と，母分散が 9 である正規母集団 B から抽出した大きさ 12 の無作為標本について，標本分散を求めたところ，それぞれ 11, 4 であった．このような結果が起きる確率は 1% より小さいかどうかを調べよ．

5

推定

本章以降では推定や検定といった推測統計学の方法を解説していく。これまでに準備してきた道具が具体的にどのように応用されているかを詳しく学んでいこう。ここでは「推定」の方法を紹介する。推定には大きく分けて,「点推定」と「区間推定」の2つがある。未知の母数 θ(例えば母平均 μ や母分散 σ^2 など)を標本をもとに推定するとき,θ の値を1つの値で推定することを点推定といい,θ が一定の確率で入るような区間を求めることを区間推定という。

5.1 点推定

母集団から抽出された大きさ n の無作為標本 $X_1, X_2, \cdots, X_n$ を用いて,未知の母数 θ を "1つの値" で推定することを**点推定**という。すなわち,$X_1, X_2, \cdots, X_n$ から作られる統計量 $\widehat{\theta}(X_1, X_2, \cdots, X_n)$ をうまく設定し,その実現値 $\widehat{\theta}(x_1, x_2, \cdots, x_n)$ が母数 θ の値であると推定することである。このとき,$\widehat{\theta}(X_1, X_2, \cdots, X_n)$ を θ の**推定量**,$\widehat{\theta}(x_1, x_2, \cdots, x_n)$ を θ の**推定値**という(図 5.1)。

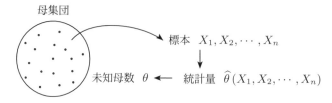

図 5.1: 点推定

　点推定をする際に重要なことは，未知母数 θ を推定するためにどのような推定量を採用すれば良いかということである。例えば，母平均を推定するための推定量としては，標本平均，中央値，最大値と最小値の平均などが考えられるが，どれをもって推定値とすれば良いだろうか。また，標本から得られる推定値 $\widehat{\theta}(x_1, x_2, \cdots, x_n)$ が未知母数 θ に完全に一致する可能性はかなり低く，標本によって，θ に近い値をとることもあれば，θ からかけ離れた値をとることもあり得るだろう。そこで，推定量を選択する際には，推定量が備えるべき好ましい性質を有するかどうかが 1 つの判断基準となる。

5.1.1　不偏性・最小分散性・一致性

　ここでは，推定量にふさわしい条件として，不偏性，最小分散性，一致性と呼ばれる 3 つの性質を紹介する。

不偏性　推定量 $\widehat{\theta}(X_1, X_2, \cdots, X_n)$ の期待値（平均）が未知母数 θ と等しいとき，すなわち

$$E(\widehat{\theta}(X_1, X_2, \cdots, X_n)) = \theta \tag{5.1}$$

であるとき，$\widehat{\theta}$ は**不偏性**があるといい，不偏性がある推定量を**不偏推定量**という。また，推定量の期待値と未知母数との差

$$b(\widehat{\theta}(X_1, X_2, \cdots, X_n)) = E(\widehat{\theta}(X_1, X_2, \cdots, X_n)) - \theta$$

を**偏り**[*1]または**バイアス**という。

　例 5.1.1.　(1) 大きさ n の標本 $X_1, \cdots, X_n$ の標本平均 $\overline{X} = \dfrac{1}{n}\displaystyle\sum_{i=1}^{n} X_i$ は母平均 μ の不偏推定量である。実際，$E(X_i) = \mu \ (i = 1, 2, \cdots, n)$ であるから，(3.26), (3.30)より

$$E(\overline{X}) = E\left(\frac{1}{n}\sum_{i=1}^{n} X_i\right) = \frac{1}{n}\sum_{i=1}^{n} E(X_i) = \frac{1}{n} \cdot n\mu = \mu$$

が得られる。すなわち，標本平均 $\overline{X}$ の期待値は母平均 μ である。

[*1] 不偏推定量は文字通り "偏りが無い" 推定量と言える。

(2) 大きさ n の標本 $X_1, \cdots, X_n$ の不偏分散 $U^2 = \dfrac{1}{n-1} \displaystyle\sum_{i=1}^{n}(X_i - \overline{X})^2$ は母分散 σ^2 の不偏推定量である。実際，不偏分散の式を変形すると

$$U^2 = \frac{1}{n-1}\sum_{i=1}^{n}(X_i - \overline{X})^2 = \frac{1}{n-1}\sum_{i=1}^{n}\{(X_i - \mu) + (\mu - \overline{X})\}^2$$

$$= \frac{1}{n-1}\Big\{ \sum_{i=1}^{n}(X_i - \mu)^2 - 2(\overline{X} - \mu)(n\overline{X} - n\mu) + n(\overline{X} - \mu)^2 \Big\}$$

$$= \frac{1}{n-1}\Big\{ \sum_{i=1}^{n}(X_i - \mu)^2 - n(\overline{X} - \mu)^2 \Big\}$$

と書ける。$V(X_i) = \sigma^2 \ (i = 1, 2, \cdots, n)$, $V(\overline{X}) = \dfrac{\sigma^2}{n}$ であるから，(3.26), (3.30), (3.22) より

$$E(U^2) = \frac{1}{n-1}\sum_{i=1}^{n}E((X_i - \mu)^2) - \frac{n}{n-1}E((\overline{X} - \mu)^2)$$

$$= \frac{1}{n-1}\sum_{i=1}^{n}V(X_i) - \frac{n}{n-1}V(\overline{X})$$

$$= \frac{n}{n-1}\sigma^2 - \frac{n}{n-1}\cdot\frac{\sigma^2}{n} = \sigma^2$$

が得られる。すなわち，不偏分散 U^2 の期待値は母分散 σ^2 である[*2]。

最小分散性　不偏性は推定量が持つべき性質として妥当であるが，1 つの母数に対して不偏推定量が 1 つだけとは限らない（問題 5.1.1 参照）。そこで，推定量の分散に着目した性質を考える。母数 θ の 2 つの不偏推定量 $\widehat{\theta}_1(X_1, X_2, \cdots, X_n)$ と $\widehat{\theta}_2(X_1, X_2, \cdots, X_n)$ について，$V(\widehat{\theta}_1) \leqq V(\widehat{\theta}_2)$ であるとき，$\widehat{\theta}_1$ は $\widehat{\theta}_2$ よりも**有効**な推定量であるという。このとき，$\widehat{\theta}_1$ の分布は図 5.2 のように $\widehat{\theta}_2$ の分布よりも母数 θ の付近に密集するので，母数と推定量の間

[*2] このことからもわかるように，標本分散 $S^2 = \dfrac{1}{n}\displaystyle\sum_{i=1}^{n}(X_i - \overline{X})$ は不偏推定量ではないことに注意しておこう。

の誤差も小さくなる確率が高くなる。したがって，推定量の分散は小さいほど望ましい。分散を最小にする不偏推定量が存在するとき，それを**一様最小分散不偏推定量**という。

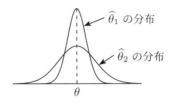

図 5.2: 有効性

与えられた不偏推定量が一様最小分散不偏推定量であることを示す手段の一つとして，クラメル・ラオの不等式を用いる方法がある。θ を母数とし，X を確率密度関数が $f(x;\theta)$ [*3]で表される確率変数とするとき，

$$I(\theta) = E\left[\left(\frac{\partial \log f(X;\theta)}{\partial \theta}\right)^2\right]$$

を**フィッシャー情報量**という。$I(\theta)$ と θ の不偏推定量 $\widehat{\theta}(X_1, X_2, \cdots, X_n)$ に対し，適当な条件（微分と積分の順序交換可能性などの数学的な要請）のもとで，次の不等式

$$V(\widehat{\theta}(X_1, X_2, \cdots, X_n)) \geqq \frac{1}{nI(\theta)} \tag{5.2}$$

が成り立つことが知られている（離散型の場合は，$f(x;\theta) = P(X = x)$ とする）。これを**クラメル・ラオの不等式**[*4]という。この不等式により，不偏推定量 $\widehat{\theta}$ の分散が (5.2)の等号を成立させるならば，$\widehat{\theta}$ は必ず一様分散不偏推定量であることがわかる。

[*3] これまでは確率密度関数を $f(x)$ と表してきたが，$f(x)$ に含まれている母数 θ を本項では変数とみなすため，$f(x;\theta)$ と表すことにする。

[*4] 詳細は黒木 [5, p.151]，竹村 [8, p.128] などを参照。

例 5.1.2. 母集団分布が正規分布のとき, 標本平均 $\overline{X} = \dfrac{1}{n}\sum_{i=1}^{n} X_i$ は母平均 μ の一様最小分散不偏推定量である。実際, 正規分布 $N(\mu, \sigma^2)$ の確率密度関数 $f(x; \mu) = \dfrac{1}{\sqrt{2\pi\sigma^2}} e^{-\frac{(x-\mu)^2}{2\sigma^2}}$ に対して

$$\log f(x; \mu) = -\log\sqrt{2\pi\sigma^2} - \frac{(x-\mu)^2}{2\sigma^2}, \qquad \frac{\partial \log f(x; \mu)}{\partial \mu} = \frac{x - \mu}{\sigma^2}$$

であるから, (3.26), (3.22), $V(X) = \sigma^2$ より

$$\frac{1}{nI(\mu)} = \frac{1}{nE\left(\left(\dfrac{X - \mu}{\sigma^2}\right)^2\right)} = \frac{\sigma^4}{nE((X - \mu)^2)} = \frac{\sigma^2}{n} \tag{5.3}$$

が成り立つ。一方, 例 5.1.1(1) より標本平均 $\overline{X}$ は母平均 μ の不偏推定量であり, 定理 4.2.1(1) より $V(\overline{X}) = \sigma^2/n$ であるから, $V(\overline{X}) = 1/(nI(\mu))$ が成り立つ。よって, 標本平均は母平均の一様最小分散不偏推定量であることがわかる。

$\boxed{\text{一致性}}$　任意の正の数 ε に対して

$$\lim_{n\to\infty} P(|\widehat{\theta}(X_1, X_2, \cdots, X_n) - \theta| < \varepsilon) = 1 \tag{5.4}$$

であるとき, $\widehat{\theta}(X_1, X_2, \cdots, X_n)$ を θ の**一致推定量**という。(5.4)は, 標本の大きさ n を限りなく大きくすると, $\widehat{\theta}$ は θ に限りなく近づくことを意味している。このような収束を**確率収束**という。

例 5.1.3. 標本平均 $\overline{X} = \dfrac{1}{n}\sum_{i=1}^{n} X_i$ は母平均 μ の一致推定量である。実際, $E(\overline{X}) = \mu$, $V(\overline{X}) = \sigma^2/n$ であるから, チェビシェフの不等式 (定理 3.2.5) において, X を $\overline{X}$ に置き換えれば

$$P\left(|\overline{X} - \mu| < k \cdot \frac{\sigma}{\sqrt{n}}\right) \geqq 1 - \frac{1}{k^2} \tag{5.5}$$

となる。ここで，k は任意なので $k = \dfrac{\varepsilon\sqrt{n}}{\sigma}$ とおけば

$$P(|\overline{X} - \mu| < \varepsilon) \geqq 1 - \frac{\sigma^2}{n\varepsilon^2} \to 1 \quad (n \to \infty) \tag{5.6}$$

であるから，標本平均は母平均の一致推定量であることがわかる。

　このように，推定量が備えていると望ましい基準はいくつかある。考える未知母数 θ に対して，これら全ての基準を満たす推定量が存在するとは限らないが，適切な方法を用いてできるだけ良い推定量を求めることが重要である。本項で紹介した例を含め，よく知られた推定量の性質を以下にまとめておく[*5]。

> **定理 5.1.1.**　(1) 標本平均 $\overline{X}$ は母平均 μ の不偏推定量かつ一致推定量である。特に，正規母集団ならば一様最小分散不偏推定量である。
>
> (2) 不偏分散は母分散 σ^2 の不偏推定量かつ一致推定量である。特に，正規母集団ならば一様最小分散不偏推定量である。
>
> (3) 標本分散は母分散の一致推定量であるが，不偏推定量ではない。
>
> (4) 標本比率は母比率の不偏推定量かつ一致推定量かつ一様最小分散不偏推定量である。

問題 5.1.1　母平均 μ，母分散 σ^2 の母集団から抽出した大きさ 4 の無作為標本を X_1, X_2, X_3, X_4 とするとき，$T = \dfrac{3X_1 + 4X_2 - 2X_3 + X_4}{6}$ は μ の不偏推定量であることを示せ。

問題 5.1.2　母集団から大きさ n_1, n_2 の 2 つの独立な標本を無作為抽出し，その不偏分散をそれぞれ U_1^2, U_2^2 とするとき，$T = \dfrac{(n_1 + 1)U_1^2 + (n_2 + 2)U_2^2}{n_1 + n_2 + 3}$ は母分散 σ^2 の不偏推定量であることを示せ。

[*5] 証明は野田・宮岡 [16, 5.3・5.4 節]，竹村 [8, 7.2 節] などを参照せよ。

5.1.2　最尤推定量

　ここまでは推定量として好ましい性質を中心に述べてきたが，実際は不偏推定量や有効推定量が存在しない場合もある。そこで，推定量を一般的に求めるための有力な方法である最尤法（さいゆうほう）を紹介する。

　母集団の分布型は既知で，未知母数を θ とする。この母集団から抽出された大きさ n の無作為標本を $X_1, X_2, \cdots, X_n$ とし，その実現値を $x_1, x_2, \cdots, x_n$ とする。母集団の分布型が離散型ならば関数 $f(x; \theta)$ を確率関数とし，連続型ならば $f(x; \theta)$ を確率密度関数とする。また，

$$L(\theta) = f(x_1; \theta) \times f(x_2; \theta) \times \cdots \times f(x_n; \theta) \tag{5.7}$$

とおく。この $L(\theta)$ を尤度関数（ゆうど）という。$L(\theta_1) < L(\theta_2)$ であるとき，この式は未知母数が θ_2 のときの方が θ_1 のときよりも実際の実現値 $x_1, x_2, \cdots, x_n$ が生起する確率が大きいことを意味している[*6]。つまり，母数 θ の推定値として，θ_2 のほうが θ_1 よりも望ましいと考えられる。となれば，尤度関数を最大にする θ こそが推定値として最も望ましいであろう。この尤度関数を最大にする θ を $\widehat{\theta}(x_1, x_2, \cdots, x_n)$ と表し**最尤推定値**という。また，実現値を確率変数に置き換えた $\widehat{\theta}(X_1, X_2, \cdots, X_n)$ を**最尤推定量**という。この最尤推定量によって母数を推定する方法を**最尤法**という。$L(\theta)$ を最大にする θ の値と $\log L(\theta)$ を最大にする θ の値は一致するので，通常は $\log L(\theta)$ から最尤推定値を求める。この $\log L(\theta)$ を**対数尤度関数**という。その際，対数尤度関数を θ で微分して

$$\frac{\partial(\log L(\theta))}{\partial \theta} = 0 \tag{5.8}$$

を解くことで最尤推定値 $\widehat{\theta}(x_1, x_2, \cdots, x_n)$ が求まることが多い。(5.8)を**尤度方程式**という。

[*6] 母集団が離散型確率分布のとき，$L(\theta)$ は標本の実現値が $x_1, x_2, \cdots, x_n$ となる確率そのものである。また，連続型のときは確率そのものではないが確率密度を表している。したがって，いずれの場合でも，相対的な起こりやすさを比較することが可能であることに注意しておこう。

例題 5.1.1. 正規分布 $N(\mu, \sigma^2)$ に従う母集団から抽出された大きさ n の無作為標本の実現値が $x_1, x_2, \cdots, x_n$ であった。母分散 σ^2 が既知であるとき，母平均 μ の最尤推定量を求めよ。

解答 $N(\mu, \sigma^2)$ の確率密度関数は $f(x; \mu) = \dfrac{1}{\sqrt{2\pi\sigma^2}} e^{-(x-\mu)^2/2\sigma^2}$ であるから，対数尤度関数は

$$\log L(\mu) = \log\{f(x_1; \mu) \times f(x_2; \mu) \times \cdots \times f(x_n; \mu)\}$$

$$= -\frac{n}{2}\log(2\pi\sigma^2) - \frac{1}{2\sigma^2}\{n\mu^2 - 2(x_1 + \cdots + x_n)\mu + (x_1^2 + \cdots + x_n^2)\}.$$

ここで，$x_1, \cdots, x_n, \sigma^2$ は既知であり，$\log L(\mu)$ は μ に関して上に凸な 2 次関数であるから，これを最大にする μ は

$$\frac{d(\log L(\mu))}{d\mu} = 0 \iff -\frac{n}{\sigma^2}\mu + \frac{x_1 + \cdots + x_n}{\sigma^2} = 0$$

$$\therefore \ \mu = \frac{x_1 + \cdots + x_n}{n} = \overline{x}$$

すなわち，母分散が既知の場合，$N(\mu, \sigma^2)$ における母平均 μ の最尤推定量は標本平均 $\overline{X}$ である。

注意 5.1.1. 母分散 σ^2 が未知であっても，母集団分布が $N(\mu, \sigma^2)$ であれば，母平均 u の最尤推定量は標本平均 $\overline{X}$ であり，さらに母分散 σ^2 の最尤推定量は標本分散 S^2 であることが知られている（証明は黒木 [5, p.160] などを参照）

推定値を求める方法には，最尤法以外にも，モーメント法，最小 2 乗法，ベイズ推定法などが知られている。これらについては野田・宮岡 [16, 5.2 節]，久保川 [4, 6.2 節] などが詳しい。

問題 5.1.3 n 個の観測値 $X_1, X_2, \cdots, X_n$ はポアソン母集団 $Po(\lambda)$ から抽出された大きさ n の無作為標本とするとき，λ の最尤推定量を求めよ。

問題 5.1.4 母集団分布が $N(0, \sigma^2)$ であるとき，母分散 σ^2 の最尤推定量を求めよ。

5.2 区間推定の考え方

前節で学んだ点推定は，ある推定量を設定し，そこに標本の実現値を代入することで得られる 1 つの実数値を，未知母数の推定値とするのであった。しかし，この推定値は標本ごとに異なる値をとるため，未知母数と一致することは稀である。そこで，1 つの値で推定するのではなく，未知母数が含まれるであろう範囲で推定することを考えよう。

母集団から抽出された大きさ n の無作為標本を $X_1, X_2, \cdots, X_n$ とする。未知母数 θ とあらかじめ指定された実数 α $(0 \leqq \alpha \leqq 1)$ に対し，前章で学んだ母集団分布や標本分布の考え方を用いて

$$P\big(T_L(X_1, X_2, \cdots, X_n) \leqq \theta \leqq T_U(X_1, X_2, \cdots, X_n)\big) = 1 - \alpha \qquad (5.9)$$

を満たす統計量 $T_L(X_1, X_2, \cdots, X_n)$ と $T_U(X_1, X_2, \cdots, X_n)$ を求める。このとき，各 X_i $(i = 1, 2, \cdots, n)$ に無作為標本の実現値 x_i $(i = 1, 2, \cdots, n)$ を代入して得られる区間

$$\big(T_L(x_1, x_2, \cdots, x_n),\ T_U(x_1, x_2, \cdots, x_n)\big) \qquad (5.10)$$

を母数 θ の **$100(1 - \alpha)$ % 信頼区間**といい，この $100(1 - \alpha)$% 信頼区間を求めることを**区間推定**という。また，$T_L(x_1, x_2, \cdots, x_n)$ を**下側信頼限界**，$T_U(x_1, x_2, \cdots, x_n)$ を**上側信頼限界**，α を**危険率**，$1 - \alpha$ を**信頼係数**という。

等式 (5.9)は，「θ が区間 $(T_L(X_1, X_2, \cdots, X_n), T_U(X_1, X_2, \cdots, X_n))$ に含まれる確率は $1 - \alpha$ である」ことを意味している（この区間は標本ごとに変化する区間であることに注意）。しかし，(5.10)に関しては，この区間内に $1 - \alpha$ の確率で母数 θ が含まれると解釈してはいけない。母数 θ は未知ではあるが定数（変数ではない）であり，(5.10)も具体的な定数による区間であるから，(5.10)の区間内に θ が含まれる確率は 0 か 1 である。(5.10)の信頼区間が意味するところは，例えば $\alpha = 0.05$ と設定し，100 回標本をとって 100 個の 95% 信頼区間を求めた場合，100 個中 95 個くらいは θ を含む区間になっているということである。

5.3 母平均の区間推定

「ある母集団の母平均 μ を知りたい」という目的のもと，母平均 μ の区間推定を行う。

5.3.1 正規母集団かつ母分散が既知の場合

母集団分布が正規分布 $N(\mu, \sigma^2)$ かつ母分散 σ^2 が既知として，未知の母数である母平均 μ を推定する。この母集団から抽出した大きさ n の無作為標本 $X_1, X_2, \cdots, X_n$ の標本平均を $\overline{X}$ とするとき，定理 4.2.1(2) より $\overline{X}$ は正規分布 $N(\mu, \sigma^2/n)$ に従う。さらに $\overline{X}$ を標準化（定理 3.4.1）すると

$$Z = \frac{\overline{X} - \mu}{\sigma/\sqrt{n}} \sim N(0,1) \tag{5.11}$$

が成り立つ。ここで，危険率 α（あらかじめ決められた $0 \leqq \alpha \leqq 1$ を満たす実数）に対して，正規分布表（表 A.2）より

$$P(-z_{\alpha/2} \leqq Z \leqq z_{\alpha/2}) = 1 - \alpha \tag{5.12}$$

を満たす $z_{\alpha/2}$ が得られる（図 5.3）。

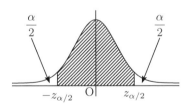

図 5.3: 正規分布 $N(0,1)$ の信頼区間

このとき，(5.11)より

$$-z_{\alpha/2} \leqq Z \leqq z_{\alpha/2} \iff \overline{X} - z_{\alpha/2}\frac{\sigma}{\sqrt{n}} \leqq \mu \leqq \overline{X} + z_{\alpha/2}\frac{\sigma}{\sqrt{n}}$$

であるから，(5.12)は

$$P\left(\underbrace{\overline{X} - z_{\alpha/2}\frac{\sigma}{\sqrt{n}}}_{(5.9)の\ T_L\ に対応} \leqq \mu \leqq \underbrace{\overline{X} + z_{\alpha/2}\frac{\sigma}{\sqrt{n}}}_{(5.9)の\ T_U\ に対応} \right) = 1 - \alpha \tag{5.13}$$

と書ける。ここで，$\overline{X}$ に実現値 $\overline{x}$ を代入して，母平均 μ の $100(1-\alpha)\%$ 信頼区間

$$\left(\overline{x} - z_{\alpha/2}\frac{\sigma}{\sqrt{n}},\ \overline{x} + z_{\alpha/2}\frac{\sigma}{\sqrt{n}} \right) \tag{5.14}$$

が得られる。ただし，前節でも述べたとおり，この区間に未知母数 μ が含まれているかどうかは不明である。しかし，この方法で信頼区間を求める操作を 100 回繰り返すと，$100(1-\alpha)$ 回くらいは μ を含むので 1 回目で得られたこの区間もそれなりに μ を含むことが期待できるわけである（図 5.4）。

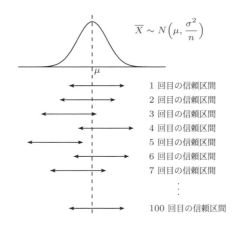

図 5.4: 母平均に関する区間推定

注意 5.3.1. 母分散が未知の場合でも，標本の大きさ n が十分大きいときは（$n \geqq 30$ が目安），(5.14)における σ を不偏分散 U^2 の実現値の 0 以上の平方根 u で近似的に代用して信頼区間を求めてよい。

例題 5.3.1. 健康関連商品を扱う企業において，30 代の男性社員 25 人を無

作為に選び, BMI (体重 (kg)/(身長 (m))^2) を測定したところ, 平均値は 22.1 であった. この企業の 30 代男性の BMI は正規分布 $N(\mu, \sigma^2)$ に従い, その標準偏差 σ は 4.0 であると仮定するとき, μ の 95% 信頼区間および 99% 信頼区間を求めよ.

解答 正規分布表 (表 A.2) より $z_{0.025} = 1.96$, $z_{0.005} = 2.576$ であるから, 95% 信頼区間, 99% 信頼区間はそれぞれ

$$\left(22.1 - 1.96 \times \frac{4}{\sqrt{25}},\ 22.1 + 1.96 \times \frac{4}{\sqrt{25}}\right) = (20.53,\ 23.67),$$

$$\left(22.1 - 2.576 \times \frac{4}{\sqrt{25}},\ 22.1 + 2.576 \times \frac{4}{\sqrt{25}}\right) = (20.04,\ 24.16)$$

である.

問題 5.3.1 ある大学の男子学生の身長について, 平均は μ(cm), 標準偏差は 5.2(cm) とする. この大学の男子学生から 50 人を無作為抽出し, 身長を調べたところ平均は 172.4(cm) であった. 母平均 μ の 95% 信頼区間を求めよ.

5.3.2 正規母集団かつ母分散が未知の場合

前項で得られた区間 (5.14) は母分散 σ^2 に依存するので, σ^2 が未知のときは利用できない. また, 実際にデータを扱う際は σ^2 の値はわからないことの方が多いであろう. この場合は t 分布を用いて区間推定を行う.

正規母集団 $N(\mu, \sigma^2)$ から抽出した大きさ n の無作為標本を $X_1, X_2, \cdots, X_n$ とするとき, 定理 4.5.2 より, 標本平均 $\overline{X}$ および不偏分散 U^2 による確率変数

$$T = \frac{\overline{X} - \mu}{U/\sqrt{n}} \tag{5.15}$$

は自由度 $n-1$ の t 分布に従う. ここで危険率 α に対して, t 分布表 (表 A.4) より

$$P\big(-t_{\alpha/2}(n-1) \leqq T \leqq t_{\alpha/2}(n-1)\big) = 1 - \alpha \tag{5.16}$$

が得られる.

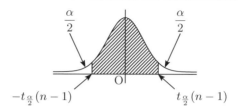

図 5.5: 自由度 $n-1$ の t 分布の信頼区間

このとき，(5.15)より，

$$-t_{\alpha/2}(n-1) \leqq T \leqq t_{\alpha/2}(n-1)$$

$$\Longleftrightarrow \overline{X} - t_{\alpha/2}(n-1)\frac{U}{\sqrt{n}} \leqq \mu \leqq \overline{X} + t_{\alpha/2}(n-1)\frac{U}{\sqrt{n}}$$

であるから，(5.16)は

$$P\left(\underbrace{\overline{X} - t_{\alpha/2}(n-1)\frac{U}{\sqrt{n}}}_{(5.9)の\,T_L\,に対応} \leqq \mu \leqq \underbrace{\overline{X} + t_{\alpha/2}(n-1)\frac{U}{\sqrt{n}}}_{(5.9)の\,T_U\,に対応} \right) = 1 - \alpha \qquad (5.17)$$

と書ける。ここで，$\overline{X}, U$ にそれぞれの実現値 $\overline{x}, u$ を代入することで，母平均 μ の $100(1-\alpha)\%$ 信頼区間

$$\left(\overline{x} - t_{\alpha/2}(n-1)\frac{u}{\sqrt{n}}, \ \overline{x} + t_{\alpha/2}(n-1)\frac{u}{\sqrt{n}} \right) \qquad (5.18)$$

が得られる。

例題 5.3.2. ある地域で 40 代の男性 20 名を無作為に選び血圧を測定したところ，最高血圧の平均値は 133.7(mmHg)，不偏分散は 269.2(mmHg^2) であった。この地域の 40 代男性の最高血圧は母平均 μ の正規分布に従うとして，μ の 95% 信頼区間を求めよ。

[解答] t 分布表（表 A.4）より，$t_{0.025}(19) = 2.093$ であるから，95% 信頼区間は

$$\left(133.7 - 2.093 \times \frac{\sqrt{269.2}}{\sqrt{20}}, \ 133.7 + 2.093 \times \frac{\sqrt{269.2}}{\sqrt{20}} \right) = (126.02, 141.38)$$

である。

問題 **5.3.2** ある大学において，女子学生 14 人を無作為に抽出し，血液中の赤血球数を調べたところ，次の結果を得た（単位は万）。

$$423 \quad 379 \quad 489 \quad 499 \quad 389 \quad 452 \quad 459$$
$$491 \quad 405 \quad 409 \quad 488 \quad 397 \quad 420 \quad 437$$

この大学の女子学生の赤血球数は母平均 μ の正規分布に従うとするとき，μ の 99% 信頼区間を求めよ。

5.4 母分散の区間推定

「ある母集団の母分散 σ^2 を知りたい」という目的のもと，母分散 σ^2 の区間推定を行う。

正規母集団 $N(\mu, \sigma^2)$ から抽出した大きさ n の無作為標本を $X_1, X_2, \cdots, X_n$ とするとき，定理 4.4.2 より，不偏分散 U^2 による確率変数

$$\chi^2 = \frac{(n-1)U^2}{\sigma^2} \tag{5.19}$$

は自由度 $n-1$ の χ^2 分布に従う。ここで危険率 α に対して，χ^2 分布表（表 A.3）より

$$P\big(\chi^2_{1-\alpha/2}(n-1) \leqq \chi^2 \leqq \chi^2_{\alpha/2}(n-1)\big) = 1 - \alpha \tag{5.20}$$

が得られる（図 5.6）。このとき，(5.19) より

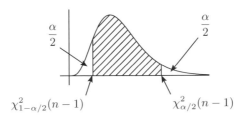

図 5.6: 自由度 $n-1$ の χ^2 分布の信頼区間

$$\chi^2_{1-\alpha/2}(n-1) \leqq \chi^2 \leqq \chi^2_{\alpha/2}(n-1)$$

$$\Longleftrightarrow \frac{(n-1)U^2}{\chi^2_{\alpha/2}(n-1)} \leqq \sigma^2 \leqq \frac{(n-1)U^2}{\chi^2_{1-\alpha/2}(n-1)}$$

であるから，(5.20)は

$$P\left(\underbrace{\frac{(n-1)U^2}{\chi^2_{\alpha/2}(n-1)}}_{(5.9)の\,T_L\,に対応} \leqq \sigma^2 \leqq \underbrace{\frac{(n-1)U^2}{\chi^2_{1-\alpha/2}(n-1)}}_{(5.9)の\,T_U\,に対応} \right) = 1-\alpha \tag{5.21}$$

と書ける。ここで，U^2 に実現値 u^2 を代入して，母分散 σ^2 の $100(1-\alpha)$ 信頼区間

$$\left(\frac{(n-1)u^2}{\chi^2_{\alpha/2}(n-1)}, \frac{(n-1)u^2}{\chi^2_{1-\alpha/2}(n-1)} \right) \tag{5.22}$$

が得られる。

例題 5.4.1. ある医療品メーカーが製造している精密機器に用いられる部品について，製造された部品の山から 10 個を無作為抽出しその直径を測ったところ，その不偏分散は 0.21^2 (mm^2) であった。この部品の直径は母分散 σ^2 の正規分布に従うとして，σ^2 の 95% 信頼区間を求めよ。

[解答] χ^2 分布表（表 A.3）より，$\chi^2_{0.025}(9) = 19.023$, $\chi^2_{0.975}(9) = 2.7$ であるから，95% 信頼区間は

$$\left(\frac{9 \times 0.21^2}{19.023}, \frac{9 \times 0.21^2}{2.7} \right) = (0.021, 0.147)$$

である。

[問題 5.4.1] ある溶液の pH を 8 回測定して次の結果を得た。

$$4.27, \quad 3.85, \quad 4.76, \quad 5.03, \quad 4.88, \quad 4.23, \quad 4.73, \quad 3.92$$

pH の測定値は母分散 σ^2 の正規分布に従うとして，σ^2 の 95% 信頼区間を求めよ。

5.5 母比率の区間推定

「ある二項母集団について，母比率 p を知りたい」という目的のもと，p の区間推定を行う。

カテゴリー A と B からなる二項母集団について，A の母比率を p とし，この二項母集団から抽出した大きさ n の無作為標本において，A に属する個体の総数を X とする。このとき，定理 4.3.1 および注意 4.3.1 より，n が十分大きければ，標本比率 $\widehat{P} = \dfrac{X}{n}$ による確率変数

$$Z = \frac{\widehat{P} - p}{\sqrt{p(1-p)/n}} \tag{5.23}$$

は近似的に標準正規分布 $N(0,1)$ に従う。ここで，危険率 α に対して，正規分布表（表 A.2）より

$$P(-z_{\alpha/2} \leqq Z \leqq z_{\alpha/2}) = 1 - \alpha \tag{5.24}$$

が得られる。このとき，(5.23)より

$$-z_{\alpha/2} \leqq Z \leqq z_{\alpha/2}$$

$$\iff \quad \widehat{P} - z_{\alpha/2}\sqrt{\frac{p(1-p)}{n}} \leqq p \leqq \widehat{P} + z_{\alpha/2}\sqrt{\frac{p(1-p)}{n}}$$

である。ここで，根号の中に未知母数 p が含まれているため，この不等式を p について解くにはやや計算が複雑になる。そこで，根号の中の p を最尤推定量 $\widehat{P}$ で代用（近似）して，

$$P\left(\widehat{P} - z_{\alpha/2}\sqrt{\frac{\widehat{P}(1-\widehat{P})}{n}} \leqq p \leqq \widehat{P} + z_{\alpha/2}\sqrt{\frac{\widehat{P}(1-\widehat{P})}{n}}\right) = 1 - \alpha$$

を得る。ここで，$\widehat{P}$ に実現値 $\widehat{p}$ を代入して，母比率 p の $100(1-\alpha)\%$ 信頼区間

$$\left(\widehat{p} - z_{\alpha/2}\sqrt{\frac{\widehat{p}(1-\widehat{p})}{n}}, \ \widehat{p} + z_{\alpha/2}\sqrt{\frac{\widehat{p}(1-\widehat{p})}{n}}\right)$$

が得られる。

注意 5.5.1. この近似は $np \geqq 5$ かつ $n(1-p) \geqq 5$ を満たすときに使用してよいとされているが，p は未知であるため $n\widehat{p} \geqq 5$ かつ $n(1-\widehat{p}) \geqq 5$ であれば，この近似を用いることとする。

例題 5.5.1. ある病気に対する特効薬について，投薬治療を行なった患者から無作為に 200 人を抽出して調べたところ 163 人が完治した。この新薬による完治率を p とするとき，p の 95% 信頼区間を求めよ。

解答 標本の大きさ $n = 200$，標本比率 $\widehat{P}$ の実現値 $\widehat{p} = \dfrac{163}{200}$ より，$n\widehat{p} = 163 \geqq 5$，$n(1-\widehat{p}) = 37 \geqq 5$ である。また，正規分布表より $z_{0.025} = 1.96$ であるから，95% 信頼区間は

$$\left(\frac{163}{200} - 1.96\sqrt{\frac{\frac{163}{200}\left(1 - \frac{163}{200}\right)}{200}}, \ \frac{163}{200} + 1.96\sqrt{\frac{\frac{163}{200}\left(1 - \frac{163}{200}\right)}{200}} \right) = (0.76, 0.87)$$

である。

問題 5.5.1 ある大都市で行なった健康診断において，血糖値の検査を受けた 50 歳以上の男性から無作為に 180 人を選んで調べたところ 50 人が血糖値 120 以上であった（単位は mg/dL）。この都市の 50 歳以上の男性で血糖値が 120 以上ある者の割合を p とするとき，p の 95% 信頼区間を求めよ。

6

仮説検定（基礎編）

　母集団の母数や分布型に対して何らかの仮説をたて，その仮説が正しいかどうかを標本から判断する方法を**仮説検定**という。例えば，新しく開発された薬品に血中のヘモグロビン量を低下させる副作用が疑われるとき，「副作用は無い」という仮説をたて，その仮説の真偽を標本をもとに統計学的に判断していく。仮説検定は，医療分野を含む多くの分野において意思決定の際の合理的な方法として広く用いられている。仮説検定には様々な方法があるが，本章ではその基礎編として，基本的な考え方と主要な検定方法に絞って紹介する。

6.1　仮説検定の考え方

　次節以降の各論に入る前に，本節では仮説検定の大まかな概要と諸注意を述べる。初読の際は，6.1.2 項から 6.1.5 項を軽く読んで次節以降に進み，本章を一通り読み終えてから戻ってくると，より理解が深まることと思われる。まずは，具体例を通して仮説検定の手順を解説していこう。

6.1.1　仮説検定の例

　例 6.1.1. ある町で 20 歳以上の女性を対象として 10 名を無作為に抽出し，栄養に関する調査を行なったところ，1 日あたりの食塩摂取量の平均値は 10.2(g)，不偏分散は 0.95(g^2) であった。この町の 20 歳以上の女性の食塩摂取量は正規分布に従うとするとき，その平均は，9.3(g)（令和元年の国民健康・栄養調査における 20 歳以上の女性の平均）と異なると言えるだろうか。

〔手順1〕　帰無仮説および対立仮説を定める

　検定の対象となる未知母数 θ に関して，$H_0 : \theta = c$（c は定数）と等式の形
で仮説を定める。この仮説 H_0 を**帰無仮説**という。次に，帰無仮説が否定され
たときに受容する仮説 H_1 を $H_1 : \theta \neq c,\ H_1 : \theta > c,\ H_1 : \theta < c$ の中から
検定の目的に応じて 1 つ選ぶ。これらの仮説を**対立仮説**という。対立仮説が
$H_1 : \theta \neq c$ の場合を**両側検定**，$H_1 : \theta > c$ の場合を**右側検定**，$H_1 : \theta < c$ の場
合を**左側検定**という。

> 　例 6.1.1 においては，この町の全ての 20 歳以上の女性が母集団であ
> り，この母集団の食塩摂取量の平均 μ が未知母数である。ここで，μ
> の値は，とりあえず全国平均と同じであると考え，帰無仮説 H_0 を
> $$H_0 : \mu = 9.3$$
> と等式の形で定める。次に，対立仮説 H_1 を
> $$H_1 : \mu \neq 9.3 \quad [\text{食塩摂取量の平均は } 9.3 \text{ ではない}]$$
> と定める。ここでは，食塩摂取量が全国平均と "異なる" かどうかに関
> 心があるため，$\mu \neq 9.3$（両側検定）の形を選択する。もし，全国平均
> よりも小さいかどうかに関心がある場合は
> $$H_1 : \mu < 9.3 \quad [\text{食塩摂取量の平均は } 9.3 \text{ より小さい}]$$
> とすればよいし，全国平均よりも大きいかどうかに関心がある場合は
> $$H_1 : \mu > 9.3 \quad [\text{食塩摂取量の平均は } 9.3 \text{ より大きい}]$$
> とすればよい。

〔手順2〕　有意水準を定める

　帰無仮説 H_0 が本当は正しいのに，H_0 を誤りだと判断してしまう確率を**有
意水準**といい α で表す。通常，$\alpha = 0.05$ または $\alpha = 0.01$ とすることが多い。

　（例 6.1.1 では，ひとまず有意水準を $\alpha = 0.05$ として考えてみよう。）

〔手順3〕　検定統計量を決定し，棄却域を求める

　母集団から抽出された大きさ n の無作為標本 $X_1, X_2, \cdots, X_n$ から得られる
適当な統計量 T を決める。この T を**検定統計量**という。次に，T が従う標本
分布の数表と確率密度関数 $f(x)$ のグラフから，有意水準 α および対立仮説に

応じて, 図 6.1〜6.3 の斜線部分に対応する範囲 R を求める。この R を**棄却域**という。

(i) 両側検定の場合：グラフの両裾の面積が $\alpha/2$ ずつとなるような a, b を表から求め, 棄却域を $R = (-\infty, a)$ または (b, ∞) とする。

(ii) 左側検定の場合：グラフの左裾の面積が α となるような a を求め, 棄却域を $R = (-\infty, a)$ とする。

(iii) 右側検定の場合：グラフの右裾の面積が α となるような b を求め, 棄却域を $R = (b, \infty)$ とする。

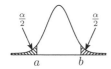

図 6.1: 両側検定

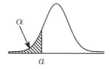

図 6.2: 左側検定

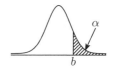

図 6.3: 右側検定

例 6.1.1 では, 標本の大きさ n, 標本平均 $\overline{X}$, 母平均 μ, 不偏分散 U^2 に対し, 検定統計量として, $T = \dfrac{\overline{X} - \mu}{U/\sqrt{n}}$ を考えると, $T \sim t(9)$ である（定理 4.5.2）。有意水準 $\alpha = 0.05$ の両側検定であり, $t_{0.025}(9) = 2.262$ なので, 棄却域は $R = (-\infty, -2.262)$ または $(2.262, \infty)$ である。

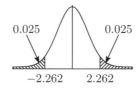

図 6.4: $t(9)$, $\alpha = 0.05$ の両側検定の棄却域

〔手順 4〕検定統計量の実現値を求め, 仮説の判定を行う

帰無仮説 H_0 が正しいと仮定した上で, 標本の実現値から検定統計量 T の実

現値 T_0 を求める．T_0 が棄却域 R に含まれるとき，有意水準 α で帰無仮説 H_0 は**棄却される**という[*1]．この場合，帰無仮説 H_0 は正しくない，すなわち，対立仮説 H_1 は正しいと判定する．一方，T_0 が棄却域 R に含まれないとき，有意水準 α で帰無仮説 H_0 は**棄却されない**という．この場合は，H_0 を棄却するための十分な証拠が足りないことを意味し，積極的に H_0 が正しいことを主張するものではないので注意が必要である．

> 例 6.1.1 では，標本の大きさ $n = 10$, 標本平均 $\overline{X}$ の実現値 $\overline{x} = 10.2$, 不偏分散 U^2 の実現値 $u^2 = 0.95$ より，帰無仮説 $H_0 : \mu = 9.3$ が正しいとすると，検定統計量 T の実現値 T_0 は
>
> $$T_0 = \frac{10.2 - 9.3}{\sqrt{0.95}/\sqrt{10}} = 2.92\cdots$$
>
> となるので，T_0 は棄却域 R に含まれる．したがって，帰無仮説 H_0 は棄却される．よって，この町の成人女性の食塩摂取量は全国平均と異なると言える．

注意 6.1.1. 仮説検定において判定を行う方法は，上で紹介した棄却域を用いる方法以外に，p 値による判定法や信頼区間の考え方を用いる方法もある（6.1.4 節，6.1.5 節を参照）．

6.1.2 検定における誤り

仮説検定は，標本をもとに母集団の性質を推し測るものであるため，誤った結果を導くことがあることも認識しておかなければならない（表 6.1）．この誤りには 2 種類ある．1 つは帰無仮説 H_0 が正しい（H_0 が真）にもかかわらず H_0 を棄却してしまう誤りで，これを**第 1 種の過誤**という．定義から明らかなように，有意水準 α は，この第 1 種の過誤が起きる確率を表している．もう 1 つは，帰無仮説 H_0 が間違っている（H_0 が偽）にもかかわらず H_0 を棄却しない誤りで，これを**第 2 種の過誤**という．

[*1] 帰無仮説 H_0 のもとで，実現値 T_0 が棄却域 R に含まれるということは，確率 α でしか起こらない "まれ" な現象が起きたということである．仮説検定では，この "まれ" な現象を素直に受け入れるのではなく，前提の H_0 が間違っているのだと結論づけるのである．

表 6.1: 第 1 種の過誤と第 2 種の過誤

検定真実	H_0 を棄却しない	H_0 を棄却する
H_0 が真	正しい判定（確率 $1 - \alpha$）	第 1 種の過誤（確率 α）
H_0 が偽	第 2 種の過誤（確率 β）	正しい判定（確率 $1 - \beta$）

第 2 種の過誤が起きる確率を β とおくと，H_0 が偽のときに H_0 を棄却する確率は $1 - \beta$ となる。この確率 $1 - \beta$ を**検出力**という。仮説検定においては，第 1 種の過誤が起きる確率 α，第 2 種の過誤が起きる確率 β の両方を小さくすることが望ましいが，α と β はどちらか一方を小さくすると，もう一方は大きくなるという関係があり，α と β を同時に小さくすることはできない。また，β の値は標本の大きさ n に依存していて，n が大きくなると β は小さくなることが知られている[*2]。一般に，β の扱いは複雑であるため，本書ではこれ以降 β には触れないこととする。興味のある読者は道工 [11, 11.10 節]，永田 [13] などを参照してほしい。

6.1.3 仮説検定の解釈

検定を行うとき，有意水準 α は検定者があらかじめ設定する量なので，第 1 種の過誤が起きる確率は検定者がコントロールできる量である。これにより，「H_0 を棄却する」検定結果となった場合，誤った結果を導くとしてもその確率は所詮 α 程度と考え，"積極的" に H_0 を棄却し，「対立仮説 H_1 が正しい」という判断を行う。一方，例 6.1.1 で見たように，仮説検定においては，第 2 種の誤りが起きる確率を考慮していない。したがって，「H_0 を棄却しない」検定結果となった場合，β の値が不明であるため，高い確率で誤っている可能性も捨てきれない。つまり，"積極的" に H_0 の正しさを主張するには至らず，「H_1 が正しいとは言えない」といった "消極的" な述べ方にとどめるのである[*3]。

[*2] この意味で，標本の大きさ（サンプルサイズ）を適切に選択することも重要である。詳細は永田 [13]，加納・高橋 [3, 第 15 章] などを参照せよ。

[*3] 「H_0 を棄却しない」を「H_0 を採択する」と表現している文献もあるが，日常用語の "採択" とはニュアンスが異なるので注意してほしい。

6.1.4 p 値

仮説検定において，検定統計量 T の実現値 T_0 が棄却域に含まれるとき，帰無仮説 H_0 は棄却される。このとき，T_0 が棄却域の端点から遠ければ遠いほど，帰無仮説 H_0 は標本とより強く矛盾するものと解釈できる。そこで，検定統計量が実現値以上に極端な値をとる確率，すなわち帰無仮説を棄却できる最小の有意水準を，**p 値**または**有意確率**と呼ぶ。具体的には，片側検定なら $P(T \geqq |T_0|)$，両側検定なら $2 \times P(T \geqq |T_0|)$ と定める。これは T_0 と H_0 が矛盾する程度を表していて，p 値が小さいほどその矛盾は大きく，「H_1 が正しい」ことを標本が示す度合いは強いと考えられる。検定の際は，H_0 をどの程度強く棄却できるかを示すために，T_0 が棄却域に入るかどうかだけでなく，p 値をあわせて計算しておくことが望ましい[*4]。

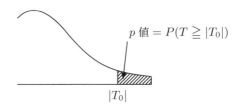

$$p\,値 = P(T \geqq |T_0|)$$

$|T_0|$

図 6.5: 片側検定の場合の p 値

例 6.1.1 では，検定統計量 T の実現値 T_0 が棄却域 R に含まれた（$T_0 = 2.92$ が $t_{0.025}(9) = 2.262$ より大きかった）ことにより，H_0 を棄却したが，このときの p 値は $2 \times (T \geqq 2.92) = 0.017$ となる。これにより，この検定においては，例えば有意水準が 2% であれば棄却されるが，有意水準が 1% なら棄却されないことなどがわかる。

[*4] p 値を手計算で求めることは困難なので，通常は統計ソフトなどを用いる。その意味で，これ以降の仮説検定では p 値の計算方法については言及せず，本章の例題においても参考として p 値を与えるのみとする。

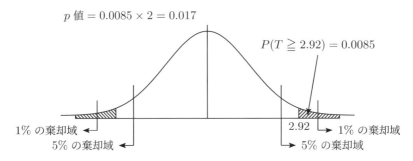

p 値 $= 0.0085 \times 2 = 0.017$

$P(T \geqq 2.92) = 0.0085$

1% の棄却域　　2.92　1% の棄却域

5% の棄却域　　　　5% の棄却域

図 6.6: 棄却域と p 値（例 6.1.1）

このように，p 値を求めておくと，棄却される有意水準がわかる点で，固定した有意水準による結論だけを与えるよりも優れていると言える。ただし，逆を言えば，帰無仮説が棄却できるような有意水準を定めることが可能となってしまう。このような恣意性を防ぐために，有意水準 α の値は，データを観測する前に予め決めておくことが重要である。

6.1.5 信頼区間と検定

仮説検定と区間推定の考え方は表裏一体の関係にあり，第 5 章で学んだ信頼区間の考え方を用いて，判定を行うこともできる。例 6.1.1 では，検定統計量 T の実現値 T_0 が棄却域 $(-\infty, -t_{0.025}(9))$ または $(t_{0.025}(9), \infty)$ に含まれることにより帰無仮説 H_0 を棄却した。これは裏を返せば，もし

$$-t_{0.025}(9) \leqq T_0 \leqq t_{0.025}(9)$$

$$\Longleftrightarrow -t_{0.025}(9) \leqq \frac{\overline{x} - \mu}{u/\sqrt{n}} \leqq t_{0.025}(9)$$

$$\Longleftrightarrow \overline{x} - t_{0.025}(9)\frac{u}{\sqrt{n}} \leqq \mu \leqq \overline{x} + t_{0.025}(9)\frac{u}{\sqrt{n}}$$

ならば，H_0 を棄却しないことと同値である。よって，母平均 μ が区間

$$\left(\overline{x} - t_{0.025}(9)\frac{u}{\sqrt{n}},\ \overline{x} + t_{0.025}(9)\frac{u}{\sqrt{n}}\right) = (9.50, 10.90) \tag{6.1}$$

に含まれるならば「H_0 を棄却しない」，含まれないならば「H_0 を棄却する」
と判断できる。(6.1)は母平均 μ の 95% 信頼区間に他ならない。H_0 のもとで
は $\mu = 9.3$ であり，この値は 95% 信頼区間に含まれないので，本問では「H_0
を棄却する」と判断できる。

このように，帰無仮説 $H_0 : \theta = \theta_0$，対立仮説 $H_1 : \theta \neq \theta_0$ を検定する場合，
θ に対する信頼区間を有意水準 α に応じて求め，この区間に θ_0 が含まれると
き H_0 を棄却せず，含まれないとき H_0 を棄却すればよい[*5]。

6.2 母平均の検定

ここからは，仮説検定の各論に入っていく。各論において重要なのは，前節
の手順 3 における検定統計量 T をどうとればよいかということである。

本節では，正規母集団 $N(\mu, \sigma^2)$ から抽出された大きさ n の無作為標本を用
いて，未知の母平均 μ と特定の値 μ_0 の関係を検定する。検定する仮説は

　　　帰無仮説 $H_0 : \mu = \mu_0$

　　　対立仮説 $H_1 : \mu \neq \mu_0$ または $H_1 : \mu < \mu_0$ または $H_1 : \mu > \mu_0$

である。

6.2.1 母分散 σ^2 が既知の場合

母分散 σ^2 が既知である場合は，帰無仮説 H_0 が正しいという仮定のもとで
「標本平均 $\overline{X}$ による統計量 $Z = \dfrac{\overline{X} - \mu_0}{\sigma/\sqrt{n}}$ が $N(0, 1)$ に従う（定理 4.2.1(2) を
標準化した結果）」が成立するので，この Z を検定統計量として検定を行う。
ただし，区間推定のときと同様に，母分散が未知の場合でも標本の大きさ n が
十分大きいときは（$n \geq 30$ が目安）σ を不偏分散 U^2 の実現値の 0 以上の平
方根 u で近似的に代用して検定を行なってよい。

例題 6.2.1. 30 代男性の BMI（体重 (kg)/(身長 (m))^2）の平均値および標
準偏差はそれぞれ 23.7, 4.0 であるとする。ある企業で 30 代の男性社員 25 人

[*5] 片側検定の場合，信頼区間を直接用いることはできないが，同様の考え方によって判定を行
うことができる。

を無作為に選び，BMI を測定したところ，平均値は 22.1 であった。この企業の 30 代男性の BMI の値は正規分布に従い，標準偏差は一般の 30 代男性と同じ 4.0 であると仮定して，この企業の 30 代男性の BMI の平均値は，一般の 30 代男性の平均値 23.7 より低いと言えるかどうかを有意水準 5% で検定せよ。

解答 この会社における 30 代男性の BMI は正規分布 $N(\mu, \sigma^2)$ に従うとする。題意より，この検定は左側検定が適当なので，仮説を次のようにたてる。

$$H_0 : \mu = 23.7, \quad H_1 : \mu < 23.7$$

標本の大きさを n，標本平均を $\overline{X}$ とし，帰無仮説 H_0 が正しいとすると，検定統計量

$$Z = \frac{\overline{X} - 23.7}{4/\sqrt{25}}$$

は標準正規分布 $N(0, 1)$ に従う。有意水準 $\alpha = 0.05$ の左側検定なので，棄却域は

$$R = (-\infty, -z_{0.05}) = (-\infty, -1.645)$$

である。標本平均 $\overline{X}$ の実現値は $\overline{x} = 22.1$ であるから，検定統計量 Z の実現値 Z_0 は，

$$Z_0 = \frac{22.1 - 23.7}{4/\sqrt{25}} = -2$$

となる。Z_0 は棄却域 R に含まれるので，帰無仮説 H_0 は棄却される。よって，この企業の 30 代男性の BMI の平均値は，一般男性よりも低いと言える。

※ p 値は $P(Z \leqq -2) = 0.023$

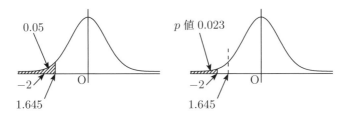

問題 6.2.1 製薬会社 A で製造されているビタミン剤には，ビタミン B6 が 1 錠あたり平均 30mg 含まれていると表示されている。このビタミン剤 10 錠を調べたところ，つぎのようなビタミン B6 含有量の結果が得られた。

29.6, 29.5 30.1 32.5 32.0 31.1 31.4 32.5 30.3 31.3

ビタミン B6 の含有量は正規分布 $N(\mu, 1.1^2)$ に従うとするとき，平均含有量が 30mg よりも大きいと言えるかどうかを有意水準 5% で仮説検定せよ。

6.2.2 母分散 σ^2 が未知の場合

母分散が未知の場合は，帰無仮説 H_0 が正しいという仮定のもとで「標本平均 $\overline{X}$ および不偏分散 U^2 による統計量 $T = \dfrac{\overline{X} - \mu_0}{U/\sqrt{n}}$ が自由度 $n-1$ の t 分布に従う（定理 4.5.2)」が成立するので，この T を検定統計量として検定を行う。

例題 6.2.2. 厚生労働省「令和元年国民健康・栄養調査結果の概要」によると 40 代男性の最高血圧の平均値は 125.8(mmHg) である。ある地域で 40 代の男性 20 名を無作為に選び血圧を測定したところ，最高血圧の平均値は 133.7(mmHg)，不偏分散は 269.2(mmHg^2) であった。この地域の 40 代男性の最高血圧は正規分布に従うとして，この地域の 40 代男性の最高血圧の平均値は 125.8(mmHg) よりも高いと言えるかどうかを有意水準 5% で検定せよ。

解答 この地域の 40 代男性の最高血圧の平均値は正規分布 $N(\mu, \sigma^2)$ に従うとする。題意より，この検定は右側検定が適当なので，仮説を次のようにたてる。

$$H_0 : \mu = 125.8, \qquad H_1 : \mu > 125.8$$

標本の大きさを n，標本平均を $\overline{X}$，不偏分散を U^2 とし，帰無仮説 H_0 が正しいとすると，検定統計量

$$T = \frac{\overline{X} - 125.8}{U/\sqrt{20}}$$

は自由度 19 の t 分布に従う。有意水準 $\alpha = 0.05$ の右側検定なので，棄却域は

$$R = (t_{0.05}(19), \infty) = (1.729, \infty)$$

である。標本平均 $\overline{X}$ の実現値 $\overline{x} = 133.7$，不偏分散 U^2 の実現値 $u^2 = 269.2$ より，検定統計量 T の実現値 T_0 は

$$T_0 = \frac{133.7 - 125.8}{\sqrt{269.2}/\sqrt{20}} = 2.15$$

となる。T_0 は棄却域 R に含まれるので，帰無仮説 H_0 は棄却される。よって，この地域の 40 代男性の最高血圧は 125.8 よりも高いと言える。

※ p 値は $P(T \geqq 2.15) = 0.022$

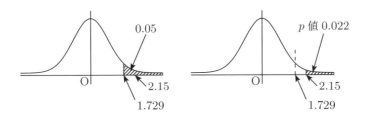

問題 6.2.2 厚生労働省による「日本人の食事摂取基準 (2020)」において,成人男性の 1 日の食塩摂取量の目標値は 7.5(g) 未満とされている。ある地方において,食塩の過剰摂取が懸念されたため,成人男性 30 名を無作為に選び,1 日の食塩摂取量を調べたところ,平均は 11.2(g),不偏分散は 3.8(g^2) であった。この地方の成人男性の食塩摂取量は正規分布に従うと仮定して,この地方の成人男性の食塩摂取量は 7.5(g) を超えていると言えるかどうかを有意水準 1% で検定せよ。

6.3　母分散の検定

正規母集団 $N(\mu, \sigma^2)$ から抽出された大きさ n の無作為標本を用いて,未知の母分散 σ^2 と特定の値 σ_0^2 の関係を検定する。検定する仮説は

　　帰無仮説 $H_0 : \sigma = \sigma_0^2$

　　対立仮説 $H_1 : \sigma \neq \sigma_0^2$ または $H_1 : \sigma < \sigma_0^2$ または $H_1 : \sigma > \sigma_0^2$

である。この検定においては,帰無仮説 H_0 が正しいという仮定のもとで「検定統計量 $\chi^2 = \dfrac{nS^2}{\sigma_0^2} = \dfrac{(n-1)U^2}{\sigma_0^2}$ が自由度 $n-1$ の χ^2 分布に従う(定理 4.4.2)」が成立するので,この χ^2 を検定統計量として検定を行う。

　例題 6.3.1. ある医療品メーカーが製造している精密機器に用いられる部品の直径の分散は $0.35^2 \, (\mathrm{mm}^2)$ とされているが,ばらつきが大きいため新製法を開発した。新製法によって製造された部品の山から 10 個を無作為抽出したところ,その不偏分散は $0.21^2 \, (\mathrm{mm}^2)$ であった。部品の直径の分散は小さくなっ

たと言えるだろうか。有意水準 5% で検定せよ。ただし，この部品の直径は正規分布に従うものとする。

| 解答 |　題意より，この検定は左側検定が適当なので，仮説を次のようにたてる。

帰無仮説 $H_0 : \sigma^2 = 0.35^2$，対立仮説 $H_1 : \sigma^2 < 0.35^2$

不偏分散を U^2 とし，帰無仮説 H_0 が正しいとすると，検定統計量 $\chi^2 = \dfrac{9U^2}{0.35^2}$ は自由度 9 の χ^2 分布に従う。$\alpha = 0.05$ の左側検定なので，棄却域は

$$R = (0, \chi^2_{0.95}(9)) = (0, 3.325)$$

である。不偏分散 U^2 の実現値は $u^2 = 0.21^2$ であるから，χ^2 の実現値 χ^2_0 は

$$\chi^2_0 = \frac{9 \times 0.21^2}{0.35^2} = 3.24$$

である。χ^2_0 は R に含まれるので，H_0 を棄却する。よって，分散は小さくなったと言える。

※ p 値は $P(\chi^2 \leqq 3.24) = 0.046$

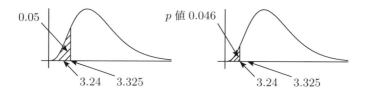

| 問題 6.3.1 |　K 大学の男子学生の身長は母分散 σ^2 の正規分布に従っているとする。この大学の男子学生から 8 人を無作為に選んで身長を測定したところ

164　167　174　166　171　　168　175　170

であった。このとき，母分散は 2.3 であると言えるかどうかを有意水準 5% で検定せよ。

6.4　母比率の検定

2 つのカテゴリー A と B からなる二項母集団において，A に関する母比率 p を考える。この二項母集団から抽出された大きさ n の無作為標本を用いて，

未知の母比率 p と特定の値 p_0 の関係を検定する。検定する仮説は

　　　帰無仮説 $H_0 : p = p_0$

　　　対立仮説 $H_1 : p \neq p_0$ 　または　 $H_1 : p > p_0$ 　または　 $H_1 : p < p_0$

である。

6.4.1 大標本の場合

帰無仮説 H_0 は正しいと仮定し，

$$np \geqq 5 \quad かつ \quad n(1-p) \geqq 5 \tag{6.2}$$

であるとする。このとき，

$$Z = \frac{\widehat{P} - p}{\sqrt{\dfrac{p(1-p)}{n}}} \text{ は近似的に } N(0,1) \text{ に従う} \qquad (定理 4.3.1 を標準化)$$

が成立するので，この Z を検定統計量として検定を行う。ここで，$\widehat{P}$ は標本比率を表す。

例題 6.4.1. ある病気に関して，外科手術による完治率はこれまで 75% とされてきた。最近，この病気に対する特効薬が開発され，投薬治療を行なった 200 人のうち 163 人が完治した。この新薬による完治率は外科手術による完治率よりも高いと言えるだろうか。有意水準 5% で検定せよ。

[解答] 投薬治療を行なった人のうち完治した人の割合を p とし，仮説を

　　　帰無仮説 $H_0 : p = 0.75$, 　　　対立仮説 $H_1 : p > 0.75$

とする。H_0 が正しいとすると，標本の大きさ $n = 200$，母比率 $p = 0.75$ について，$np = 150 \geqq 5$ かつ $n(1-p) = 50 \geqq 5$ なので，標本比率 $\widehat{P}$ による統計量

$$Z = \frac{\widehat{P} - 0.75}{\sqrt{\dfrac{0.75(1-0.75)}{200}}}$$

は近似的に $N(0,1)$ に従う。有意水準 $\alpha = 0.05$ の右側検定なので，棄却域は

$$R = (z_{0.05}, \infty) = (1.645, \infty)$$

である。標本比率 $\widehat{P}$ の実現値は $\widehat{p} = \dfrac{163}{200}$ であるから，Z の実現値 Z_0 は

$$Z_0 = \frac{\widehat{p} - 0.75}{\sqrt{\dfrac{0.75(1 - 0.75)}{200}}} = \frac{\dfrac{163}{200} - 0.75}{\sqrt{\dfrac{0.75(1 - 0.75)}{200}}} = \frac{13\sqrt{6}}{15} = 2.123$$

である。Z_0 は棄却域 R に含まれるので，帰無仮説 H_0 は棄却される。すなわち，完治率は上がったと言える。

※ p 値は $P(Z \geqq 2.123) = 0.017$

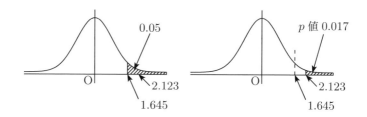

問題 **6.4.1**　これまで，ある病気に関する手術後の 5 年生存率は 70% と言われてきたが，近年の医療技術の向上により生存率が上がっていることが期待される。そこで，この病気の手術を行なった 150 人について調べたところ，5 年後に健在の人は 124 人であった。この病気の手術後の 5 年生存率は上がったと言えるだろうか。有意水準 5% で仮説検定せよ。

6.4.2　小標本の場合

小標本の場合，すなわち (6.2) が成り立たない場合，前項で見たような二項分布の正規近似は使えない。ここでは，反復試行の確率の公式を用いた直接計算による方法を紹介しておく[*6]。

例題 6.4.2. ある国家試験の全国合格率は 56% である。その国家試験を受験した大手予備校 X の学生の中から 6 人を無作為に選び調査したところ，5 人が合格していた。この予備校の合格率は，全国平均より高いと言えるかどうかを有意水準 5% で仮説検定せよ。

[*6] この方法以外にも，F 分布を用いた検定方法が知られている（道工 [11, p351] 参照）。

解答 この予備校全体の国家試験の合格率を p とし，仮説を

帰無仮説 $H_0 : p = 0.56$, 対立仮説 $H_1 : p > 0.56$

とする。H_0 が正しいという仮定のもとで，6 人中 5 人以上が合格する確率は

$$_6\mathrm{C}_5(0.56)^5(1 - 0.56)^1 + {}_6\mathrm{C}_6(0.56)^6 = 0.176\cdots$$

となる。この確率は 0.05 より大きいので（すなわち，H_0 のもとで 6 人中 5 人以上が合格することはそれほど珍しいことではない），帰無仮説は棄却されない。よって，全国平均より高いとは判断できない。

問題 6.4.2 ある高校で，せき，喉の痛みの症状がある生徒 18 人を検査したところ，14 人がインフルエンザに感染していた。このとき，この症状のある生徒の少なくとも半分はインフルエンザにかかっていると言ってよいだろうか。有意水準 5% で仮説検定せよ。

7

仮説検定（応用編）

　本章では仮説検定の応用編として，適合度の検定，独立性の検定，2群の比較に関する検定（母平均の差の検定，母分散の比の検定，母比率の差の検定），ノンパラメトリック検定を紹介する。いずれの検定においても基本的な考え方は前章と同様で，検定する母集団に関する条件を吟味し，目的に合った検定統計量を選択し，設定された有意水準下での棄却域に検定統計量の実現値が含まれるか否かを調べる手続きであるということを念頭においておこう。

7.1　適合度の検定

　本節では，実験や調査により得られたデータ（度数分布）が，想定される母集団分布に適合していると言えるかどうかを検定する方法を述べる。

　母集団が互いに排反な l 個のカテゴリー $A_1, A_2, \cdots, A_l$ に分類されているとする。この母集団から抽出された大きさ n の無作為標本について，各カテゴリーに含まれる個体数を $X_1, X_2, \cdots, X_l$ とし，その実現値を $x_1, x_2, \cdots, x_l$ とする（ただし，$x_1 + x_2 + \cdots + x_l = n$）。この $X_1, X_2, \cdots, X_l$ を**観測度数**という。これをもとに，母集団における各カテゴリーの分布が，ある特定の比率 $p_1, p_2, \cdots, p_l$ になっているかどうかを検定することを**適合度の検定**という。すなわち，

　　帰無仮説 $H_0 : A_i$ の起こる確率は p_i である $(i = 1, 2, \cdots, l)$

のもとで，実現値が適合しているかどうかを検定する[*1]。帰無仮説 H_0 が正しいとすると，大きさ n の標本について，各カテゴリーに含まれる個体の数は $np_1, np_2, \cdots, np_l$ であることが期待される。これを**期待度数**または**理論度数**という。これらをまとめると，表 7.1 のようになる。

表 7.1: 度数の分布

カテゴリー	A_1	A_2	$\cdots$	A_i	$\cdots$	A_l	合計
確率	p_1	p_2	$\cdots$	p_i	$\cdots$	p_l	1
期待度数	np_1	np_2	$\cdots$	np_i	$\cdots$	np_l	n
観測度数	x_1	x_2	$\cdots$	x_i	$\cdots$	x_l	n

このような設定のもと，適合度の検定においては次の事実を用いることが基本となる。

> **定理 7.1.1.** n が十分大きいとき，確率変数
>
> $$\chi^2 = \sum_{i=1}^{l} \frac{(X_i - np_i)^2}{np_i} = \sum_{i=1}^{l} \frac{(\text{観測度数} - \text{期待度数})^2}{\text{期待度数}} \tag{7.1}$$
>
> は近似的に自由度 $l-1$[*2]の χ^2 分布に従う[*3]。

この事実を用いる際，$np_i \geqq 5$ $(i = 1, 2, \cdots, l)$ であれば χ^2 分布への近似度が良いことが知られている。成り立たない場合は，隣り合うカテゴリーを合併して，条件を満たすようにする。(7.1)からわかるように，期待度数と観測度数の差が大きいほど χ^2 の値は大きく，その差が小さいほど χ^2 の値は小さい。χ^2 の値が小さいということは，観測度数が期待度数にうまくあてはまることを意味しているので，この検定は右側検定で行う。

[*1] 適合度の検定では対立仮説を設けない。通常の仮説検定では帰無仮説を棄却することが主目的であるが，適合度の検定においては，帰無仮説を棄却してしまうと，その後の分析が進展しない。つまり，帰無仮説を棄却しないこと（帰無仮説の容認）が主目的であることに注意する。したがって，本来は検出力を考慮して検定を行うべきであるが，取り扱いが複雑になるため，本書では扱わない。詳しくは豊田 [12] などを参照。

[*2] 期待度数を計算する際に未知母数を推定値で代用する場合は，代用した未知母数の数だけ自由度を小さくする（例題 7.1.2，問題 7.1.2 参照）。

[*3] この事実の証明は本書の範囲を超える。鈴木，山田 [7, 6.5 節] などを参照せよ。

例題 7.1.1. ある病院において新生児 180 例に関して，産まれた時間帯別に記録したところ次の表が得られた。出生数は時間帯に関係ないと言えるかどうかを有意水準 5% で検定せよ。

時間帯（時）	0〜4	4〜8	8〜12	12〜16	16〜20	20〜24	合計
出生数	39	27	25	32	38	19	180

(解答) 各時間帯の出生率を表の左側から順に $p_1, p_2, p_3, p_4, p_5, p_6$ とし，観測度数を順に，$X_1, X_2, X_3, X_4, X_5, X_6$ とおく。また，帰無仮説を

$$H_0 : p_1 = p_2 = p_3 = p_4 = p_5 = p_6 = \frac{1}{6}$$

とする。H_0 が正しいとするとき，確率，期待度数，観測度数をまとめると次の表のようになる。

時間帯（時）	0〜4	4〜8	8〜12	12〜16	16〜20	20〜24	合計
確率	$\dfrac{1}{6}$	$\dfrac{1}{6}$	$\dfrac{1}{6}$	$\dfrac{1}{6}$	$\dfrac{1}{6}$	$\dfrac{1}{6}$	1
期待度数	30	30	30	30	30	30	180
観測度数	39	27	25	32	38	19	180

また，検定統計量 $\chi^2 = \displaystyle\sum_{i=1}^{6} \frac{(X_i - np_i)^2}{np_i}$ は近似的に自由度 $6 - 1 = 5$ の χ^2 分布に従う。有意水準 $\alpha = 0.05$ の右側検定なので，棄却域は $R = (\chi_{0.05}^2(5), \infty) = (11.07, \infty)$ である。一方，χ^2 の実現値 χ_0^2 は

$$\chi_0^2 = \frac{(39-30)^2}{30} + \frac{(27-30)^2}{30} + \frac{(25-30)^2}{30} + \frac{(32-30)^2}{30}$$
$$+ \frac{(38-30)^2}{30} + \frac{(19-30)^2}{30} = \frac{152}{15} = 10.133$$

となる。よって，χ_0^2 は R に含まれないため，仮説 H_0 は棄却されない。したがって，出生率は時間帯に関係ないということを受け入れる。

問題 **7.1.1** 日本人の血液型の比率は A 型 37%，B 型 22%，O 型 32%，AB型 9% とされている。ある大学において，新入生 100 人の血液型を調べたと

ころ，A 型 52 人，B 型 15 人，O 型 23 人，AB 型 10 人であった。この調査
結果は日本人の血液型の比率とあっているかどうかを有意水準 5% で仮説検定
せよ。

　適合度検定を行う際，帰無仮説に現れる確率 p_i は未知母数 θ に依存するこ
ともある。このときは p_i を $p_i(\theta)$ と書くことにする。この場合，θ の値は未知
であるため，このままでは期待度数を求めることができない。そこで，未知母
数 θ を最尤推定量 $\widehat{\theta}$ で代用して検定を行う。このとき，推定した未知母数の数
だけ χ^2 分布の自由度が小さくなることが知られている。つまり，最尤推定量
で推定した未知母数の数が r 個であるとき，確率変数

$$\chi^2 = \sum_{i=1}^{l} \frac{(X_i - np_i(\widehat{\theta}))^2}{np_i(\widehat{\theta})} = \sum_{i=1}^{l} \frac{(観測度数 - 期待度数)^2}{期待度数} \tag{7.2}$$

は近似的に自由度 $l - r - 1$ の χ^2 分布に従う[*4]。

　例題 7.1.2. ある救急病院において，1 日に救急車で運ばれてくる患者を
200 日間にわたって調査した結果，次の表が得られた。この結果から，この病
院の救急患者数はポアソン分布に従うとみなしてよいかどうかを有意水準 5%
で検定せよ。必要ならば $e^{-1.17} \fallingdotseq 0.3104$ を用いてよい。

患者数（人）	0	1	2	3	4	5	6	合計
日数（日）	68	70	36	17	5	3	1	200

(解答) 帰無仮説を

　　　　H_0：1 日あたりの救急患者数はポアソン分布 $Po(\lambda)$ に従う

とする。H_0 が正しいとすると，ポアソン分布の定義から，1 日あたりの救急患者数が
k 人である確率 p_k は $p_k = \dfrac{e^{-\lambda}\lambda^k}{k!}$ と書ける。この p_k は未知母数 λ に依存しているの
で，$p_k(\lambda)$ と書くことにする。ここで，λ の値は未知であるから，このままでは期待度
数を求めることが出来ない。そこで，λ の値を最尤推定量である標本平均 $\overline{x} = 1.17$ で

[*4] 証明は鈴木，山田 [7, 6.5 節] を参照せよ。

代入して，期待度数 $np_k(\overline{x})$ を求めると，次の表が得られる（例えば，患者数 0 の期待度数は $np_0(\overline{x}) = 200 \cdot e^{-1.17} \cdot \dfrac{1.17^0}{0!} = 62.1$ のようにして求める）。

患者数（人）	0	1	2	3	4	5	6
期待度数	62.1	72.6	42.5	16.6	4.85	1.13	0.22
観測度数	68	70	36	17	5	3	1

　ここで，患者数が 4～6 人のカテゴリーは期待度数が 5 より小さいので，次の表のようにカテゴリーを合併する。

患者数（人）	0	1	2	3	4 人以上
期待度数	62.1	72.6	42.5	16.6	6.20
観測度数	68	70	36	17	9

　表の左から順に観測度数を $X_0, \cdots, X_4$，期待度数を $np_0(\overline{x}), \cdots, np_4(\overline{x})$ とすると，検定統計量 $\chi^2 = \displaystyle\sum_{i=1}^{4} \dfrac{(X_i - np_i(\overline{x}))^2}{np_i(\overline{x})}$ は近似的に自由度

$$5 - \underbrace{1}_{\text{最尤推定量で点推定した未知母数の数（λ を $\overline{x}$ で代用した）}} - 1 = 3$$

の χ^2 分布に従う。有意水準 $\alpha = 0.05$ の右側検定なので，棄却域は

$$R = (\chi^2_{0.05}(3), \infty) = (7.815, \infty)$$

である。一方，χ^2 の実現値 χ^2_0 は

$$\chi^2_0 = \dfrac{(68 - 62.1)^2}{62.1} + \dfrac{(70 - 72.6)^2}{72.6} + \dfrac{(36 - 42.5)^2}{42.5} + \dfrac{(17 - 16.6)^2}{16.6} + \dfrac{(9 - 6.12)^2}{6.12}$$
$$= 3.01$$

となる。したがって，χ^2_0 は R に含まれないため，仮説 H_0 は棄却されない。よって，ポアソン分布に従うということを受け入れる。

$\boxed{\text{問題 7.1.2}}$ K 大学の統計学における期末試験の結果を度数分布表にまとめたところ，次の結果が得られた。試験の結果は正規分布に従うと言えるかどう

か[5]を有意水準 5% で仮説検定せよ。

階級	度数
30 点以上 40 点未満	3
40 点以上 50 点未満	6
50 点以上 60 点未満	8
60 点以上 70 点未満	15
70 点以上 80 点未満	11
80 点以上 90 点未満	5
90 点以上 100 点以下	2
合計	50

7.2 独立性の検定

母集団の個体について 2 つの属性 A と B が考えられるとき，取り出された標本から，属性 A と B が独立かどうか（関連性があるかどうか）を検定する方法を述べる。

この 2 つの属性 A と B について，属性 A は互いに排反な l 個のカテゴリー $A_1, A_2, \cdots, A_l$ に，属性 B は互いに排反な m 個のカテゴリー $B_1, B_2, \cdots, B_m$ に分類されているとする。母集団から抽出された大きさ n の無作為標本において，A_i と B_j の両方の属性をもつ個体数を X_{ij} $(i = 1, \cdots, l; j = 1, \cdots, m)$ とすると，表 7.2 のような表が得られる。この表を $l \times m$ **分割表**といい，各個体数が入るマスを**セル**という。ここで，

$$X_{\cdot j} = \sum_{i=1}^{l} X_{ij}, \quad X_{i \cdot} = \sum_{j=1}^{m} X_{ij}, \quad n = \sum_{i=1}^{l} X_{i \cdot} = \sum_{j=1}^{m} X_{\cdot j}$$

とおいた。このとき，

　　　帰無仮説 H_0：属性 A と B は独立である

を検定することを**独立性の検定**という[6]。母集団において，A_i, B_j, A_i かつ B_j

---

[5] 正規分布に従うかどうかを調べる方法は，適合度検定以外にも，正規確率紙を用いる方法や，尖度・歪度を用いる正規性の検定などがある（丹後 [9, 3.2.2 節]，市原 [1, 8 章]）などを参照。

[6] 適合度検定のときと同様，独立性の検定においても帰無仮説を棄却しないこと（帰無仮説の容認）が主目的であることに注意する。

表 7.2: $l \times m$ 分割表

	B_1	B_2	$\cdots$	B_m	合計
A_1	X_{11}	X_{12}	$\cdots$	X_{1m}	$X_1.$
A_2	X_{21}	X_{22}	$\cdots$	X_{2m}	$X_2.$
$\vdots$	$\vdots$	$\vdots$		$\vdots$	$\vdots$
A_l	X_{l1}	X_{l2}	$\cdots$	X_{lm}	$X_l.$
合計	$X._1$	$X._2$	$\cdots$	$X._m$	n

の確率（母比率）をそれぞれ p_i, q_j, r_{ij} $(i = 1, 2, \cdots, l; j = 1, 2, \cdots, m)$ とする。H_0 が正しいとすると，独立性から $P(A_i \cap B_j) = P(A_i)P(B_j)$，すなわち，$r_{ij} = p_i q_j$ が成り立つ。したがって，定理 7.1.1 より，n が十分大きければ，確率変数

$$\sum_{i=1}^{l} \sum_{j=1}^{m} \frac{(X_{ij} - np_i q_j)^2}{np_i q_j} = \sum_{i=1}^{l} \sum_{j=1}^{m} \frac{(観測度数 - 期待度数)^2}{期待度数} \tag{7.3}$$

は近似的に自由度 $lm - 1$ の χ^2 分布に従うことがわかる。しかし，一般に p_i, q_j は未知であるから，最尤推定量で代用する。すなわち，p_i, q_j をそれぞれ

$$\widehat{p}_i = \frac{X_i.}{n}, \quad \widehat{q}_j = \frac{X._j}{n} \quad (i = 1, 2, \cdots, l; j = 1, 2, \cdots, m)$$

で代用する。ただし，$\sum_{i=1}^{l} \widehat{p}_i = 1, \sum_{j=1}^{m} \widehat{q}_j = 1$ が常に成り立つので，点推定するパラメータの個数は $l + m$ でなく，$l + m - 2$ 個でよい。したがって，X_{ij} に対応する期待度数の推定量は $n\widehat{p}_i \widehat{q}_j = \dfrac{X_i. X._j}{n}$ である。これより，A と B が独立であるという仮定のもとで，n が十分大きければ，確率変数

$$\chi^2 = \sum_{i=1}^{l} \sum_{j=1}^{m} \frac{\left(X_{ij} - \dfrac{X_i. X._j}{n}\right)^2}{\dfrac{X_i. X._j}{n}} \tag{7.4}$$

は近似的に自由度 $lm - (l + m - 2) - 1 = (l-1)(m-1)$ の χ^2 分布に従うことがわかる。独立性の検定においては，この χ^2 を検定統計量として検定を行う。適合度の検定のときと同様に，全ての i, j に対して，$\dfrac{X_i . X_{.j}}{n} \geqq 5$ であれば，χ^2 分布への近似度が良いので，成り立たない場合はカテゴリーを合併する。(7.4)からわかるように，期待度数と観測度数の差が大きいほど χ^2 の値は大きく，その差が小さいほど χ^2 の値は小さくなるので，この検定は右側検定で行う。

例題 7.2.1. 日本において，ある期間における病気 X による死亡者数と生存者数について，次のような結果が報告された。この病気 X による死亡者数は性差と関係があるかどうかを有意水準 5% で検定せよ。

	男性	女性	合計
死亡	281	177	458
生存	557615	613347	1170962
合計	557896	613524	1171420

解答 帰無仮説を

H_0：死亡者数と性別は無関係である

とする。また，$X_{ij}(i = 1, 2; j = 1, 2)$ を次の表（左側）のようにおくと，期待度数の推定値は次の表（右側）のようになる（例えば $557896 \times 458/1171420 = 218.1$）。

	男性	女性	合計
死亡	X_{11}	X_{12}	$X_{1.}$
生存	X_{21}	X_{22}	$X_{2.}$
合計	$X_{.1}$	$X_{.2}$	n

	男性	女性	合計
死亡	218.1	239.9	458
生存	557677.9	613284.1	1170962
合計	557896	613524	1171420

H_0 が正しいとするとき，検定統計量

$$\chi^2 = \sum_{i=1}^{2} \sum_{j=1}^{2} \frac{\left(X_{ij} - \dfrac{X_i . X_{.j}}{n} \right)^2}{\dfrac{X_i . X_{.j}}{n}}$$

は自由度 $(2-1)(2-1) = 1$ の χ^2 分布に従う。有意水準 $\alpha = 0.05$ の右側検定なので，棄却域は $R = (\chi_{0.05}^2(1), \infty) = (3.841, \infty)$ である。一方，検定統計量 χ^2 の実現値は

$$\chi_0^2 = \frac{(281 - 218.1)^2}{218.1} + \frac{(177 - 239.9)^2}{239.9} + \frac{(557615 - 557677.9)^2}{557677.9}$$
$$+ \frac{(613347 - 613284.1)^2}{613284.1} = 34.65$$

となる。したがって，χ_0^2 は棄却域 R に含まれるので，帰無仮説 H_0 を棄却する。したがって，死亡者数と性別は関係があると言える。

注意 7.2.1. (1) 2×2 分割表における独立性の検定は，2 つの二項母集団における母比率の差の検定とみなすことも可能である。

(2) 例題 7.2.1 では，検定統計量として (7.4) の形を用いたが，2×2 分割表の場合，(7.4) は単純な式変形により

$$\chi^2 = \frac{n(X_{11}X_{22} - X_{12}X_{21})^2}{(X_{11} + X_{12})(X_{21} + X_{22})(X_{11} + X_{21})(X_{12} + X_{22})} \quad (7.5)$$

と簡潔に表すことができる。これを用いると，期待度数の推定値を求める手間が省けて便利である。また，2×2 分割表において，期待度数が 5 以上だとしても十分に大きくないものがある場合は，(7.5) を補正した

$$\chi^2 = \sum_{i=1}^{2} \sum_{j=1}^{2} \frac{\left(\left| X_{ij} - \frac{X_{i\cdot}X_{\cdot j}}{n} \right| - \frac{1}{2} \right)^2}{\frac{X_{i\cdot}X_{\cdot j}}{n}}$$
$$= \frac{n(|X_{11}X_{22} - X_{12}X_{21}| - n/2)^2}{(X_{11} + X_{12})(X_{21} + X_{22})(X_{11} + X_{21})(X_{12} + X_{22})} \quad (7.6)$$

を用いたほうが χ^2 分布の近似度が良いことが知られている。これを**イエーツの補正**という。

(3) 2×2 分割表における独立性の検定において，期待度数に 5 未満のものが存在する場合は**フィッシャーの直接確率検定**を用いた方がよい。詳細は丹後 [9, 7.4 節] などを参照せよ。

問題 7.2.1 次の表は，喫煙の有無と肺がんの発病の有無を調べた結果である。この結果から，喫煙と肺がんの発病に関係があると言えるかどうかを，イエーツの補正を行い有意水準 5% で仮説検定せよ。

	肺がん	正常	合計
喫煙する	61	32	93
喫煙しない	5	12	17
合計	66	44	110

7.3 母平均の差の検定（対応がない場合）

2 つの母集団から標本を抽出し，その標本をもとにして母集団に何らかの差があると言えるかどうかを検定する問題を考える。このような問題を **2 標本問題**または **2 群の差の検定**という。2 標本問題は，データに「対応がない場合」と「対応がある場合」に分けられる。互いに関連のない 2 つの集団について測定したデータを**対応のないデータ**という。例えば，睡眠時間の男女差を調べるために，無作為に男性 30 名の集団と女性 30 名の集団を選んで，睡眠時間を調べたデータは対応のないデータである。一方，互いに関連のある 2 つの集団について測定したデータを**対応のあるデータ**という。例えば，20 名の患者を選んで薬剤の投与前と投与後の体温を測定したデータのように，1 つの個体について異なる状況下で測定されたデータは対応のあるデータである。また，母集団自体は異なるが，各母集団から同じ条件を持つものをペアとして選ぶ場合も対応のあるデータと考える。対応のないデータと対応のあるデータでは，取り扱い方法が異なるので注意が必要である。

本節では，対応がない場合に 2 つの正規母集団の母平均に差があると言えるかどうかを以下の設定で考えよう。正規母集団 $N(\mu_1, \sigma_1^2)$ から抽出された大きさ n_1 の無作為標本を $X_1, X_2, \cdots, X_{n_1}$ とし，その標本平均を $\overline{X}$，不偏分散を U_1^2 とする。また，正規母集団 $N(\mu_2, \sigma_2^2)$ から抽出された大きさ n_2 の無作為標本を $Y_1, Y_2, \cdots, Y_{n_2}$ とし，その標本平均を $\overline{Y}$，不偏分散を U_2^2 とする。このような設定のもと，検定する仮説は

帰無仮説 $H_0 : \mu_1 = \mu_2,$　　　　対立仮説 $H_1 : \mu_1 \neq \mu_2$

である。

7.3.1 　母分散 σ_1^2, σ_2^2 が既知の場合

$\overline{X} - \overline{Y}$ は正規分布 $N\left(\mu_1 - \mu_2, \dfrac{\sigma_1^2}{n_1} + \dfrac{\sigma_2^2}{n_2}\right)$ に従うことを利用する[*7]。ここで，帰無仮説 H_0 のもとでは $\mu_1 - \mu_2 = 0$ であるから，標準化して

$$Z = \frac{\overline{X} - \overline{Y}}{\sqrt{\dfrac{\sigma_1^2}{n_1} + \dfrac{\sigma_2^2}{n_2}}} \sim N(0,1) \tag{7.7}$$

がわかる。この Z を検定統計量とする。

例題 7.3.1. 1000mg の粉薬を袋に詰める 2 台の機械 A と B がある。これまでの経験から，詰める薬の内容量は正規分布に従い，標準偏差はそれぞれ15mg，20mg であることがわかっている。機械 A で詰めた粉薬から 40 袋，機械 B で詰めた粉薬から 50 袋を無作為抽出して平均を調べたところ，それぞれ1003mg，989mg であった。2 つの機械で詰められる粉薬の内容量の平均に差があるかどうかを有意水準 5% で検定せよ。

解答　機械 A，機械 B による内容量の母平均をそれぞれ μ_1, μ_2 とし，仮説を

帰無仮説 $H_0 : \mu_1 = \mu_2,$　　　　対立仮説 $H_1 : \mu_1 \neq \mu_2$

とする。帰無仮説 H_0 が正しいとすると，

$$Z = \frac{\overline{X} - \overline{Y}}{\sqrt{\dfrac{15^2}{40} + \dfrac{20^2}{50}}} \sim N(0,1)$$

である。有意水準 $\alpha = 0.05$ の両側検定であり，$z_{0.025} = 1.96$ なので，棄却域は$R = (-\infty, -1.96) \cup (1.96, \infty)$ となる。$\overline{X}$ の実現値は $\overline{x} = 1003$，$\overline{Y}$ の実現値は$\overline{y} = 989$ であるから，Z の実現値 Z_0 は

[*7] 標本平均の分布（定理 4.2.1(2)）より，$\overline{X} \sim N(\mu_1, \sigma_1^2/n_1)$ かつ $\overline{Y} \sim N(\mu_2, \sigma_2^2/n_2)$ である。ここで，定理 3.5.1 より，$-\overline{Y} \sim N(-\mu_2, \sigma_2^2/n_2)$ であり，正規分布の再生性（定理 3.5.2）から $\overline{X} - \overline{Y} \sim N(\mu_1 - \mu_2, \sigma_1^2/n_1 + \sigma_2^2/n_2)$ が成り立つ。

$$Z_0 = \frac{1003 - 989}{\sqrt{\dfrac{15^2}{40} + \dfrac{20^2}{50}}} \fallingdotseq 3.793$$

となる。これは棄却域 R に含まれるので，帰無仮説 H_0 は棄却される。したがって，機械 A と機械 B で袋詰される粉薬の内容量には差があると言える。

7.3.2 母分散は未知だが σ_1^2 と σ_2^2 が等しい（と考えられる）場合

各母分散 σ_1^2, σ_2^2 は未知であるが，$\sigma_1^2 = \sigma_2^2$ を仮定できる場合を考える。この場合，帰無仮説 $H_0 : \mu_1 = \mu_2$ のもとで

$$T = \frac{\overline{X} - \overline{Y}}{\sqrt{(n_1 - 1)U_1^2 + (n_2 - 1)U_2^2}} \sqrt{\frac{n_1 n_2 (n_1 + n_2 - 2)}{n_1 + n_2}} \qquad (7.8)$$

が自由度 $n_1 + n_2 - 2$ の t 分布に従うことを利用する[*8]。

例題 7.3.2. ある町で行なった健康診断結果のデータから，40 歳の男性 12 名と女性 10 名を無作為に選び，最低血圧値 (mmHg) について調べたところ次のような結果が得られた。男女ともに最低血圧値は正規分布に従い，その母分散は等しいと仮定するとき，最低血圧値は男女間で差があると言えるかどうかを有意水準 5% で検定せよ。

	平均値	不偏分散
男性	83.35	85.94
女性	80.11	102.32

[*8] $\sigma_1^2 = \sigma_2^2 = \sigma^2$ とおく。定理 4.4.2(2) より，$\dfrac{(n_1 - 1)U_1^2}{\sigma^2} \sim \chi^2(n_1 - 1)$ かつ $\dfrac{(n_2 - 1)U_2^2}{\sigma^2} \sim \chi^2(n_2 - 1)$ であり，仮定よりこれらは独立である。したがって，χ^2 分布の再生性（定理 4.4.1(2)）より $\chi^2 = \dfrac{(n_1 - 1)U_1^2}{\sigma^2} + \dfrac{(n_2 - 1)U_2^2}{\sigma^2} \sim \chi^2(n_1 + n_2 - 2)$ が成立。また，(7.7) より $Z = \dfrac{\overline{X} - \overline{Y}}{\sigma\sqrt{1/n_1 + 1/n_2}} \sim N(0, 1)$ である。ここで，定理 4.4.2(1) より χ^2 と Z は独立となるので，定理 4.5.1(2) より $T = Z/\sqrt{\chi^2/(n_1 + n_2 - 2)} \sim t(n_1 + n_2 - 2)$ が成り立つ。ここで，χ^2, Z を元の変数で表せば，この T が (7.8) の T と一致することがわかる。

解答　男性，女性の最低血圧値はそれぞれ正規分布 $N(\mu_1, \sigma^2)$, $N(\mu_2, \sigma^2)$ に従うとし，不偏分散をそれぞれ U_1^2, U_2^2 とおく。仮説を

　　　　帰無仮説 $H_0 : \mu_1 = \mu_2$,　　　　対立仮説 $H_1 : \mu_1 \neq \mu_2$

とする。帰無仮説 H_0 が正しいとすると

$$T = \frac{\overline{X} - \overline{Y}}{\sqrt{11U_1^2 + 9U_2^2}} \sqrt{\frac{12 \cdot 10(12 + 10 - 2)}{12 + 10}} \sim t(20)$$

である。有意水準 $\alpha = 0.05$ の両側検定なので，棄却域は

$$R = (-\infty, -t_{0.025}(20)) \cup (t_{0.025}(20), \infty) = (-\infty, -2.086) \cup (2.086, \infty)$$

となる。$\overline{X}$, $\overline{Y}$, U_1^2, U_2^2 の実現値はそれぞれ $\overline{x} = 83.35$, $\overline{y} = 80.11$, $u_1^2 = 85.94$, $u_2^2 = 102.32$ であるから，T の実現値 T_0 は

$$T_0 = \frac{83.35 - 80.11}{\sqrt{11 \cdot 85.94 + 9 \cdot 102.32}} \sqrt{\frac{12 \cdot 10(12 + 10 - 2)}{12 + 10}} = 0.783$$

となる。これは棄却域 R に含まれないので，帰無仮説 H_0 は棄却されない。したがって，男女間で差があるとは言えない。

問題 7.3.1　無作為に標本抽出された 30 代の男性 8 名，女性 6 名の血清総コレステロール (mg/dl) を測定したところ，次の結果を得た。男性と女性ともに血清コレステロール値は正規分布に従い，それらの母分散は等しいと仮定するとき，血清総コレステロールの平均は男女間で差があると言えるかどうかを有意水準 5% で仮説検定せよ。

　　　　　　男性：170, 211, 203, 228, 206, 183, 197, 169
　　　　　　女性：183, 189, 171, 220, 168, 157

7.3.3　母分散 σ_1^2, σ_2^2 が未知で，等分散性を仮定できない場合

　この場合の正確な検定法は知られていない[*9]。ここでは，近似的な検定方法を結果のみ紹介する。T と ν を

[*9] これをベーレンス・フィッシャーの問題という。

$$T = \frac{\overline{X} - \overline{Y}}{\sqrt{\dfrac{U_1^2}{n_1} + \dfrac{U_2^2}{n_2}}}, \quad \nu = \frac{\left(\dfrac{u_1^2}{n_1} + \dfrac{u_2^2}{n_2}\right)^2}{\dfrac{u_1^4}{n_1^2(n_1 - 1)} + \dfrac{u_2^4}{n_2^2(n_2 - 1)}} \tag{7.9}$$

とおき，ν^* を ν に最も近い整数とする。このとき，帰無仮説 $H_0 : \mu_1 = \mu_2$ のもとで，T は近似的に自由度 ν^* の t 分布に従う。この事実を用いた検定方法を**ウェルチの検定**という。

例題 7.3.3. A 病院と B 病院において，ある病気で入院した患者が退院するまでの日数を調査したところ，次のような結果が得られた。

	患者数	平均	分散
A 病院	18 人	17.3 日	7.31
B 病院	13 人	19.8 日	6.36

いずれの病院の平均入院日数も正規分布に従うとするとき，2 つの病院の平均入院日数に差があると言えるかどうかを有意水準 5% で検定せよ。

[解答] A 病院，B 病院の平均入院日数はそれぞれ正規分布 $N(\mu_1, \sigma_1^2)$, $N(\mu_2, \sigma_2^2)$ に従うとし，不偏分散をそれぞれ U_1^2, U_2^2 とおく。仮説を

帰無仮説 $H_0 : \mu_1 = \mu_2$,　　　対立仮説 $H_1 : \mu_1 \neq \mu_2$

とする。U_1^2, U_2^2 の実現値はそれぞれ $u_1^2 = \dfrac{18}{17} \times 7.31 = 7.74$, $u_2^2 = \dfrac{13}{12} \times 6.36 = 6.89$
であり，

$$\nu = \frac{\left(\dfrac{u_1^2}{n_1} + \dfrac{u_2^2}{n_2}\right)^2}{\dfrac{u_1^4}{(n_1 - 1)n_1^2} + \dfrac{u_2^4}{(n_2 - 1)n_2^2}} = \frac{\left(\dfrac{7.74}{18} + \dfrac{6.89}{13}\right)^2}{\dfrac{7.74^2}{17 \cdot 18^2} + \dfrac{6.89^2}{12 \cdot 13^2}} = 26.88$$

なので，帰無仮説 H_0 が正しいとすると，

$$T = \frac{\overline{X} - \overline{Y}}{\sqrt{\dfrac{U_1^2}{18} + \dfrac{U_2^2}{13}}}$$

は近似的に自由度 27 の t 分布に従う。有意水準 $\alpha = 0.05$ の両側検定なので，棄却域は

$$R = (-\infty, -t_{0.025}(27)) \cup (t_{0.025}(27), \infty) = (-\infty, -2.052) \cup (2.052, \infty)$$

となる。$\overline{X}, \overline{Y}, U_1^2, U_2^2$ の実現値はそれぞれ $\overline{x} = 17.3, \overline{y} = 19.8, u_1^2 = 7.74, u_2^2 = 6.89$ であるから，T の実現値 T_0 は

$$T_0 = \frac{17.3 - 19.8}{\sqrt{\dfrac{7.74}{18} + \dfrac{6.89}{13}}} = -2.55$$

となる。これは棄却域 R に含まれるので，帰無仮説 H_0 は棄却される。したがって，平均入院日数に差があると言える。

問題 7.3.2　清拭の際，20 人の患者を 10 人ずつ A と B の 2 グループに分け，A のグループには通常の清拭を実施し，B のグループには足浴を組み入れた清拭を実施した。その実施前と実施後に踵部分の体温を測定したところ，温度上昇の結果は次のようになった（単位は℃）。A, B いずれも体温上昇は正規分布に従うと仮定するとき，A と B の体温上昇に差があると言えるかどうかを有意水準 5% で仮説検定せよ。

A：1.4, 1.1, 3.4, 1.3, 2.9, 2.6, 2.9, 1.3, 3.2, 2.7

B：2.4, 2.3, 2.5, 2.4, 2.1, 2.9, 2.2, 1.8, 2.2, 3.0

7.4　母平均の差の検定（対応がある場合）

　ここでは，対応がある場合に 2 つの正規母集団の母平均に差があると言えるかどうかを以下の設定で考えよう。正規母集団 $N(\mu_1, \sigma_1^2)$ から抽出された大きさ n の無作為標本を $X_1, X_2, \cdots, X_n$ とし，正規母集団 $N(\mu_2, \sigma_2^2)$ から抽出された大きさ n の無作為標本を $Y_1, Y_2, \cdots, Y_n$ とする。これら 2 つの標本が独立ではない場合，前項の手法を用いることができない。そこで 2 標本の差 $D_i = Y_i - X_i \ (i = 1, 2, \cdots, n)$ を考え，2 標本問題を 1 標本問題に変換する。この新しい標本データ $D_1, D_2, \cdots, D_n$ が正規分布 $N(\mu, \sigma^2)$ に従うと仮定し，標本平均を $\overline{D}$，不偏分散を U^2 とおく。このとき，検定する仮説は

帰無仮説 $H_0 : \mu = 0,$

対立仮説 $H_1 : \mu \neq 0$ または $H_1 : \mu < 0$ または $H_1 : \mu > 0$

である。これは 1 標本の場合の母平均の検定問題に帰着されるので，H_0 のもとで

$$T = \frac{\overline{D}}{U/\sqrt{n}} \text{ が自由度 } n - 1 \text{ の } t \text{ 分布に従う} \quad (\text{定理 } 4.5.2)$$

ことを利用すればよい。

例 7.4.1. 血液中の LDL コレステロール (mg/dl) について，食生活改善プログラムの効果を調べるため，無作為に選んだ 10 人の被験者にこのプログラムを適用したところ，プログラム適用前と後で，それぞれの LDL コレステロール値 X_i, Y_i $(i = 1, 2, \cdots 10)$ は次の表のようになった。LDL コレステロール値は正規分布に従うと仮定するとき，プログラムに効果があったと言えるかどうかを有意水準 5% で検定せよ。

被験者	1	2	3	4	5	6	7	8	9	10
適用前	135	128	124	129	120	140	125	159	125	139
適用後	93	100	115	114	112	103	128	133	132	104

(解答) $D_i = Y_i - X_i$ $(i = 1, 2, \cdots, 10)$ とすると，その実現値 d_i は次の表で与えられ，その標本平均 $\overline{D}$ の実現値は $\overline{d} = -19$，不偏分散 U^2 の実現値は $u^2 = 292.89$ となる。

被験者	1	2	3	4	5	6	7	8	9	10
d_i	-42	-28	-9	-15	-8	-37	$+3$	-26	$+7$	-35

プログラム適用前と後の LDL コレステロール値の差は母平均 μ の正規分布に従うとする。仮説を

帰無仮説 $H_0 : \mu = 0,$ 　　　　対立仮説 $H_1 : \mu < 0$

とする。帰無仮説が正しいとすると，検定統計量 $T = \dfrac{\overline{D}}{U/\sqrt{10}}$ は自由度 9 の t 分布に従う。$\alpha = 0.05$ の左側検定なので，棄却域は $R = (-\infty, -t_{0.05}(9)) = (-\infty, -1.833)$

である。一方，検定統計量 T の実現値は $T_0 = \dfrac{-19}{\sqrt{263.6/\sqrt{10}}} = -3.51$ となる。これは棄却域 R に含まれるので，帰無仮説 H_0 は棄却される。したがって，プログラムの効果はあったと言える。

問題 7.4.1 高血圧患者から 11 人を無作為に抽出して治療を行なったところ，治療の前後の血圧測定値の差は

$$3, \quad -10, \quad -5, \quad -9, \quad 0, \quad 4, \quad -8, \quad -6, \quad 1, \quad 0, \quad -3$$

であった。血圧の値は正規分布に従うと仮定して，この治療法は有効であったと言えるかどうかを有意水準 5% で検定せよ。

7.5 母分散の比の検定

本節では，対応がない 2 つの正規母集団の母分散が異なるかどうかを検定する方法を紹介する。次の設定で考えよう。正規母集団 $N(\mu_1, \sigma_1^2)$ から抽出された大きさ n_1 の無作為標本を $X_1, X_2, \cdots, X_{n_1}$ とし，その不偏分散を U_1^2 とする。また，正規母集団 $N(\mu_2, \sigma_2^2)$ から抽出された大きさ n_2 の無作為標本を $Y_1, Y_2, \cdots, Y_{n_2}$ とし，その不偏分散を U_2^2 とする。検定する仮説は

$$\text{帰無仮説 } H_0 : \sigma_1 = \sigma_2, \qquad \text{対立仮説 } H_1 : \sigma_1 \neq \sigma_2$$

である[*10]。この検定においては，

$$F = \frac{U_1^2/\sigma_1^2}{U_2^2/\sigma_2^2} \text{ が自由度 } (n_1 - 1, n_2 - 2) \text{ の } F \text{ 分布に従う} \quad \text{[定理 4.6.2]}$$

を利用する（したがって，H_0 のもとでは $F = U_1^2/U_2^2 \sim F(n_1 - 1, n_2 - 1)$ となる）。

[*10] この検定は対応がない場合の母平均の差の検定をする際の予備検定として行うこともある。実際，母分散の比の検定を行い，帰無仮説が棄却されれば，$\sigma_1^2 \neq \sigma_2^2$ であると言えるので，この場合はウェルチの検定を行う。また，帰無仮説が棄却されない場合，（この場合は積極的に $\sigma_1^2 = \sigma_2^2$ を主張するわけではないのだが）σ_1^2 と σ_2^2 が異なることを強く主張する材料がないので，σ_1^2 と σ_2^2 は等しいと考えて，(7.8)を検定統計量とした検定方法を選択するのである。

例題 7.5.1. 2 つのタバコの銘柄 A と B について，無作為にそれぞれ 13 本，10 本を選びニコチン含有量を測定したところ，A の標準偏差は 0.0124(mg)，B の標準偏差は 0.0216(mg) であった．2 つの銘柄に関して，ニコチン含有量のばらつきに差があるかどうかを有意水準 5% で検定せよ．ただし，いずれの銘柄のニコチン含有量も正規分布に従うと仮定する．

解答 銘柄 A, B の母分散をそれぞれ σ_1^2, σ_2^2 とし，仮説を

帰無仮説 $H_0 : \sigma_1^2 = \sigma_2^2$,　　　対立仮説 $H_1 : \sigma_1^2 \neq \sigma_2^2$

とする．また，銘柄 A, B の不偏分散を U_1^2, U_2^2 とおく．H_0 が正しいとすると，

$$F = \frac{U_1^2}{U_2^2} \sim F(12, 9)$$

が成立する．有意水準 $\alpha = 0.05$ の両側検定なので，棄却域は

$$R = (-\infty, F_{0.975}(12, 9)) \cup (F_{0.025}(12, 9)) = (0, 0.29) \cup (3.87, \infty)$$

である $\left(F_{0.975}(12, 9) = \dfrac{1}{F_{0.025}(9, 12)} = \dfrac{1}{3.44} = 0.29 \right.$ に注意$\left. \right)$．U_1^2, U_2^2 の実現値はそれぞれ

$$u_1^2 = \frac{13}{12} \cdot 0.0124^2 = 0.000167, \qquad u_2^2 = \frac{10}{9} \cdot 0.0216^2 = 0.000518,$$

であるから検定統計量 F の実現値は

$$F_0 = \frac{0.000167}{0.000518} = 0.322$$

これは棄却域に含まれないので，帰無仮説 H_0 は棄却されない．したがって，両銘柄のニコチン含有量に差があるとは言えない[*11]．

注意 7.5.1. この検定を行う際，実現値が 1 より大きくなるように検定統計量 $F = \dfrac{U_1^2}{U_2^2}$ と $F = \dfrac{U_2^2}{U_1^2}$ を使い分けると，下側の棄却域を見る必要がなくなるので，計算の手間が省けて便利である．

[*11] これらの銘柄のニコチン含有量の平均に差があるかどうかを検定する場合，前節の方法に従うならばウェルチの検定法を用いることになるが，この例題の結果を受けて等分散性の仮定のもとで母平均の差の検定を行なってよい．

問題 **7.5.1** 男性からなるグループ A と女性からなるグループ B がある。A から 21 人，B から 16 人を無作為抽出して，血液 $1\mathrm{mm}^3$ 中の赤血球数を測定したところ，A の不偏分散は 302000^2，B の不偏分散は 512500^2 であった。両グループの赤血球数は正規分布に従うと仮定するとき，グループ A と B における赤血球数の分散に差があると言えるかどうかを有意水準 5% で仮説検定せよ。

7.6 母比率の差の検定

属性 A に関する 2 つの二項母集団 Π_1 と Π_2 において，それぞれの母比率 p_1, p_2 に差があるかどうかを次の設定のもとで検定しよう。Π_1 から抽出された大きさ n_1 の無作為標本において，属性 A を持つ個体数を X_1，標本比率を $\widehat{P}_1 = X_1/n_1$ とおく。同様に，Π_2 から抽出された大きさ n_2 の無作為標本において，属性 A を持つ個体数を X_2，標本比率を $\widehat{P}_2 = X_2/n_2$ とおく。検定する仮説は

$$\text{帰無仮説 } H_0 : p_1 = p_2, \qquad \text{対立仮説 } H_1 : p_1 \neq p_2$$

である。

7.6.1 2 標本に対応がない場合

$\widehat{P} = (X_1 + X_2)/(n_1 + n_2)$ とおくとき，近似的に

$$Z = \frac{\widehat{P}_1 - \widehat{P}_2}{\sqrt{\left(\dfrac{1}{n_1} + \dfrac{1}{n_2}\right)\widehat{P}(1 - \widehat{P})}} \sim N(0, 1) \tag{7.10}$$

が成り立つことを用いて検定を行う[*12]。

[*12] $X_1 \sim B(n_1, p_1)$, $X_2 \sim B(n_2, p_2)$ だから，n_1, n_2 ともに十分大きければ，定理 4.3.1 より近似的に $\widehat{P}_1 \sim N(p_1, \frac{p_1(1-p_1)}{n_1})$, $\widehat{P}_2 \sim N(p_2, \frac{p_2(1-p_2)}{n_2})$ が成立する。X_1 と X_2 は独立だから，定理 3.5.1，定理 3.5.2 より，帰無仮説 H_0 のもとでは $\widehat{P}_1 - \widehat{P}_2 \sim N(0, (\frac{1}{n_1} + \frac{1}{n_2})p(1-p))$ が成立 ($p_1 = p_2 = p$ とした)。これを標準化すればよいが，p の値は不明であるため，p の値を $\widehat{P} = \frac{(X_1+X_2)}{(n_1+n_2)}$ で代用して (7.10) が得られる。

例題 7.6.1. 2つの都市 A と B において，ある感染症に対する免疫の有無を調べるために調査を行なったところ，都市 A では 200 人中 65 人，都市 B では 180 人中 84 人が免疫を持っていた。両都市において，免疫を持っている人の比率に差があると言えるかどうかを有意水準 5% で検定せよ。

[解答] 都市 A, B で免疫を持っている人の比率をそれぞれ p_1, p_2 とし，仮説を

帰無仮説 $H_0 : p_1 = p_2$, 対立仮説 $H_1 : p_1 \neq p_2$

とする。このとき，

$$Z = \frac{\widehat{P}_1 - \widehat{P}_2}{\sqrt{\left(\dfrac{1}{200} + \dfrac{1}{180}\right)\widehat{P}\left(1 - \widehat{P}\right)}} \qquad \left(\text{ただし } \widehat{P} = \frac{X_1 + X_2}{200 + 180}\right) \tag{7.11}$$

は近似的に $N(0, 1)$ に従う。有意水準 $\alpha = 0.05$ の両側検定なので，棄却域は

$$R = (-\infty, -z_{0.025}) \cup (z_{0.025}, \infty) = (-\infty, -1.96) \cup (1.96, \infty)$$

である。$\widehat{P}_1$, $\widehat{P}_2$, $\widehat{P}$ の実現値はそれぞれ $\widehat{p}_1 = \dfrac{65}{200}$, $\widehat{p}_2 = \dfrac{84}{180}$, $\widehat{p} = \dfrac{149}{380}$ なので，Z の実現値 Z_0 は

$$Z_0 = \frac{\dfrac{65}{200} - \dfrac{84}{180}}{\sqrt{\left(\dfrac{1}{200} + \dfrac{1}{180}\right) \cdot \dfrac{149}{380} \cdot \left(1 - \dfrac{149}{380}\right)}} = -2.82$$

であり，これは棄却域 R に含まれるので，帰無仮説 H_0 は棄却される。したがって，都市 A と都市 B において，免疫を持っている人の比率には差があると言える。

[問題 7.6.1] 睡眠薬を服薬している患者 200 人と，服薬していない患者 250 人について，転倒の経験の有無を調べたところ，次の表が得られた。睡眠薬を服薬している患者と服薬していない患者では，転倒経験の割合に差があると言えるかどうかを有意水準 5% で仮説検定せよ。

	転倒経験あり	転倒経験なし	合計
睡眠薬を服薬している	40	160	200
睡眠薬を服薬していない	25	225	250
合計	65	385	450

7.6.2　2 標本に対応がある場合

　属性 A に関する二項母集団 Π_1, Π_2 のそれぞれから抽出した無作為標本に対応がある場合は，各カテゴリーに含まれる個体数について，表 7.3 のような表を作成する。

表 7.3: 対応がある場合の母比率の差の検定

		Π_2 からの標本		合計
		A である	A でない	
Π_1 からの標本	A である	X	Y	$X + Y$
	A でない	Z	W	$Z + W$
合計		$X + Z$	$Y + W$	$n = X + Y + Z + W$

　Π_1, Π_2 からの標本における A の標本比率をそれぞれ $\widehat{P_1}, \widehat{P_2}$ とすると

$$\widehat{P_1} = \frac{X + Y}{n}, \quad \widehat{P_2} = \frac{X + Z}{n} \tag{7.12}$$

であるから，標本比率の差は $\widehat{P_1} - \widehat{P_2} = (Y - Z)/n$ と書ける。このことから，X, W の値は本検定における情報を提供しているとは言えず，価値のある情報は Y と Z であると言える。ここでは，

$$\chi^2 = \frac{(Y - Z)^2}{Y + Z} \tag{7.13}$$

が自由度 1 の χ^2 分布に従うことを利用して検定を行う。この検定方法を**マクネマー検定**という。χ^2 の値が小さいほど比率に差がないことを示すので，この検定は右側検定で行う。また，連続補正を行う場合は検定統計量を

$$\chi^2 = \frac{(|Y - Z| - 1)^2}{Y + Z} \tag{7.14}$$

とする。

　例題 7.6.2. ある病気に関する 2 つの検査方法 A と B を，無作為に選ばれた 100 人に対して実施した結果，次の表のようになった。これらの検査方法について，差があると言えるかどうかを有意水準 5% で検定せよ。

		検査方法 B		合計
		陽性	陰性	
検査方法 A	陽性	30	7	37
	陰性	18	45	63
合計		48	53	100

[解答] 検査方法 A, B について, 陽性である人の割合をそれぞれ p_1, p_2 とし, 仮説を

帰無仮説 $H_0 : p_1 = p_2$,   対立仮説 $H_1 : p_1 \neq p_2$

とする。検定方法 A で陽性かつ B で陰性である個体数を Y, 検定方法 A で陰性かつ B で陽性である個体数を Z とするとき, $\chi^2 = \dfrac{(Y-Z)^2}{Y+Z} \sim \chi^2(1)$ である。有意水準 $\alpha = 0.05$ の右側検定なので, 棄却域は $R = (\chi^2_{0.05}(1), \infty) = (3.841, \infty)$ である。一方, χ^2 の実現値は $\chi^2_0 = \dfrac{(7-18)^2}{7+18} = 4.84$ であり, これは棄却域に含まれるので, 帰無仮説 H_0 は棄却される。したがって, 検査方法に差があると言える。

[問題 7.6.2] 無作為に選ばれた 44 名に対して, B 型肝炎と C 型肝炎の抗体の有無を調べたところ, 次の表が得られた。抗体の保有率に差があると言えるかどうかを, 連続補正を行い, 有意水準 5% で仮説検定せよ。

		C 抗体		合計
		あり	なし	
B 抗体	あり	9	15	24
	なし	8	8	16
合計		17	23	40

7.7 ノンパラメトリック検定

これまでに学んできた検定手法は, 主に母集団分布が正規分布に従っていることを前提とした手法であった。このように母集団分布に特定の分布を仮定した検定手法の総称を**パラメトリック検定**という。仮に, 母集団の分布が未知だとしても, 平均値の分布は（中心極限定理を根拠として）正規分布で近似でき

るし，適合度の検定（問題 7.1.2）などの結果から，母集団分布を正規分布と
仮定できることもある。また，正規確率紙を利用したり，データを変換するこ
とで既知の確率分布に近似できる場合もあり[*13]，このような場合はパラメト
リック検定を行うことが可能である。一方，母集団分布に特定の分布を仮定し
ない検定手法の総称を**ノンパラメトリック検定**という。本節では，代表的なノ
ンパラメトリック検定の手法である**ウィルコクソンの順位和検定**と**ウィルコク
ソンの符号付き順位和検定**について紹介する。

7.7.1　ウィルコクソンの順位和検定

　ここでは2つの母集団を考え，この2つの母集団分布の"形"は（大体）同
じであるとする。このとき，分布の位置に違いがあるか（分布に差があるか）
どうかを検定することを目的とし[*14]，検定する仮説を

　　　帰無仮説 H_0：2つの母集団の中央値は等しい。

　　　対立仮説 H_1：2つの母集団の中央値に差がある。

とする。ここで学ぶ手法は，2群のデータをまとめて順位に変換し，順位の和
を計算することから**順位和検定**と呼ばれる[*15]。

　母集団 A から抽出された大きさ m の無作為標本を $X_1, X_2, \cdots, X_m$ とし，
母集団 B から抽出された大きさ n の無作為標本を $Y_1, Y_2, \cdots, Y_n$ とする（た
だし，$m \leqq n$ とする）。各標本に含まれる $m+n$ 個の個体をまとめて順位付け
し，そのときの X_i $(i = 1, 2, \cdots, m)$ の順位を R_{1i}，Y_j $(j = 1, 2, \cdots, n)$ の順
位を R_{2j} とする。ただし，同じ値をもつため順位がつけられないものがある
場合，それらは同順位とみなし，与えられるべき順位の平均値をそれらの順位
とする。ここで，統計量

[*13] 丹後 [9, 3.2.2 節，3.2.3 節]，市原 [1, 8 章] などを参照せよ。

[*14] ここでは，例題 7.7.1 のような状況を考えるわけだが，差があるかどうかを考える時点で，
　　　母集団分布が似ていることを仮定するのは自然である。標本を調べてみて，分布の形が著
　　　しく異なっているようであれば，差を検定する必要は無いであろう。

[*15] ウィルコクソンの順位和検定は，マン・ホイットニーの U 検定と呼ばれる手法と本質的に
　　　同じであることが知られている。

$$W = \sum_{i=1}^{m} R_{1i} = (大きさが小さい方の標本の順位の和)$$

を考え，この値を**順位和**と呼ぶ。順位の付け方は全部で ${}_{m+n}\mathrm{C}_m$ 通りあるので，帰無仮説 H_0 のもとでは

$$P(W = k) = \frac{p_k}{{}_{m+n}\mathrm{C}_m} \quad \left(\frac{m(m+1)}{2} \leqq k \leqq \frac{m(m+2n+1)}{2} \right)$$

（ただし，p_k は $W = k$ となる組合せの総数）と書ける。このことから，有意水準を α とするとき，順位和が両側 $100\,\alpha\%$ の領域に入るかどうかによって検定を行うことができる。巻末の表 A.8 には両側 5%（片側 2.5%）の場合の限界値が与えられているので，この値と W の値を比較すればよい[*16]。

例題 7.7.1. 集団 A から 9 名，集団 B から 11 名を無作為抽出して，血液中に含まれるヘモグロビンの量 (g/dl) を調べたところ，次の表を得た。両グループで差があると言えるかどうかを有意水準 5% で検定せよ。

A	15.1	14.2	13.4	13.8	14.2	14.0	13.6	12.9	14.0		
B	13.9	14.2	14.0	13.4	12.9	11.7	14.1	12.9	14.6	15.2	13.9

[解答] 帰無仮説 H_0：集団 A と集団 B の中央値は等しい
　　　　対立仮説 H_1：集団 A と集団 B の中央値に差がある

とする。与えられた 20 名のヘモグロビン量について，値が大きい順に順位をつけると次のようになる。

順位	1	2	3	$4 \sim 6$	7	$8 \sim 10$
内訳	B	A	B	(A,A,B)	B	(A,A,B)
	15.2	15.1	14.6	14.2	14.1	14.0

順位	$11 \sim 12$	13	14	$15 \sim 16$	$17 \sim 19$	20
内訳	(B,B)	A	A	(A,B)	(A,B,B)	B
	13.9	13.8	13.6	13.4	12.9	11.7

[*16] 2 つの母集団の中央値に差がないとすれば，A と B の個体を混ぜて順位付けをした場合，A の個体の順位が小さい方に偏っていたり，逆に大きい方に偏っている可能性は低いと考えられる。すなわち，順位和が小さすぎたり，大きすぎたりすることは"まれ"である。

したがって，A から抽出した標本の順位和は

$$W = 2 + 5 \times 2 + 9 \times 2 + 13 + 14 + 15.5 + 18 = 90.5$$

となる。有意水準 $\alpha = 0.05$ の両側検定であるから，巻末の表 A.8 より，$m = 9$，$n = 11$ に対応する値を読み取って，棄却域は $R = (0, 68) \cup (121, \infty)$ となる。ここで，W は R に含まれないので，H_0 を棄却しない。したがって，2 つの集団のヘモグロビン量に差があるとは言えない。

問題 7.7.1 清拭の際，20 人の患者を 10 人ずつ A と B の 2 グループに分け，A のグループには通常の清拭を実施し，B のグループには足浴を組み入れた清拭を実施した。その実施前と実施後に踵部分の体温を測定したところ，温度上昇の結果は次のようになった（単位は℃）。A と B の体温上昇に差があると言えるかどうかを有意水準 5% で仮説検定せよ。

$$A : 1.4,\ 1.1,\ 3.4,\ 1.3,\ 2.9,\ 2.6,\ 2.9,\ 1.3,\ 3.2,\ 2.7$$
$$B : 2.4,\ 2.3,\ 2.5,\ 2.4,\ 2.1,\ 2.9,\ 2.2,\ 1.8,\ 2.2,\ 3.0$$

※ 問題 7.3.2 から正規母集団の仮定が取り去られていることに注意。

ウィルコクソンの順位和検定において，少なくともどちらかの標本の大きさが 20 を超えていれば，順位和 W の分布を正規分布で近似できることが知られている。W の期待値と分散はそれぞれ

$$E(W) = \frac{m(m+n+1)}{2}, \quad V(W) = \frac{mn(m+n+1)}{12}$$

であり，W は近似的に正規分布 $N(E(W), V(W))$ に従う。よって，W を標準化した $Z = \dfrac{W - E(W)}{\sqrt{V(W)}}$ は近似的に標準正規分布 $N(0, 1)$ に従うので，この事実を用いて判定を行えばよい。

7.7.2 ウィルコクソンの符号付き順位和検定

ここでは，2 群のデータ間に対応がある場合に，各母集団の中央値に差があると言えるかどうかを検定する方法を述べる。対応がある 2 つの無作為標本を

$$標本\ A:X_1,X_2,\cdots,X_n, \quad 標本\ B:Y_1,Y_2,\cdots,Y_n$$

とし，A, B の母集団の中央値をそれぞれ m_A, m_B とする。検定する仮説は

$$帰無仮説\ H_0:m_A = m_B, \quad 対立仮説\ H_1:m_A \neq m_B$$

である。ここで学ぶ手法はウィルコクソンの符号付き順位和検定と呼ばれる。

対応する個体値の差を $d_i = X_i - Y_i$ とおくとき，同符号のものが圧倒的に多ければ 2 つのデータは異なると考えられ，正と負のものが同程度ならば 2 つのデータに大差はないと考えられるであろう。そこで，各 $|d_i|$ $(i = 1, 2, \cdots, n)$ を小さい順に順位付けする。ただし，同じ値をもつものがある場合，それらは同順位とみなし，与えられるべき順位の平均値をそれらの順位とする。また，差が 0 となるものには順位を付けないこととする。このとき，d_i が正のものの順位和を T_+，負のものの順位和を T_- とおき，統計量

$$T = \min\{T_+, T_-\}$$

を検定統計量とする。このとき，巻末の表 A.9 において，$\alpha = (有意水準)/2$，標本の大きさ n に対応する値 T_α を読み取って棄却域を $R = (0, T_\alpha)$ と定め，T が R に含まれれば H_0 を棄却し，T が R に含まれなければ H_0 を棄却しない。

例題 7.7.2. 血液中の LDL コレステロール (mg/dl) について，食生活改善プログラムの効果を調べるため，無作為に選んだ 10 人の被験者にこのプログラムを適用したところ，プログラム適用前と後，それぞれの LDL コレステロール値 X_i, Y_i $(i = 1, 2, \cdots 10)$ は次の表のようになった。プログラムに効果があったと言えるかどうかを有意水準 5% で検定せよ。

被験者	1	2	3	4	5	6	7	8	9	10
適用前	135	128	124	129	120	140	125	159	125	139
適用後	93	100	115	114	112	103	128	133	132	104

[解答] プログラム適用前と後の中央値をそれぞれ m_A, m_B とし，仮説を

$$H_0: m_A = m_B,$$

$H_1: m_A \neq m_B$

とする。与えられたデータを整理すると，次のようになる。

被験者	1	2	3	4	5	6	7	8	9	10
X	135	128	124	129	120	140	125	159	125	139
Y	93	100	115	114	112	103	128	133	132	104
d_i	42	28	9	15	8	37	-3	26	-7	35
$|d_i|$ の順位	10	7	4	5	3	9	1	6	2	8

順位和を表す統計量 T は，$T_+ = 10+7+4+5+3+9+6+8 = 52, T_- = 1+2 = 3$ より，$T = 3$ である。有意水準は 0.05 であり，巻末の表 A.9 で $\alpha = 0.05/2, n = 10$ に対応する値は 8 であるから，棄却域は $R = (0, 8)$ である。$T = 3$ は棄却域に含まれるので，H_0 は棄却される。よって，プログラムの前後で変化があったと言える。

問題 7.7.2　ある薬物の注射前と後で，白血球中に含まれる好酸球の割合を調べるため，無作為に選んだ 8 名のデータを採ったところ，次の表のようになった。注射後に変化があったと言えるかどうかを有意水準 5% で仮説検定せよ。

	1	2	3	4	5	6	7	8
注射前	11.1	2.3	6.3	7.7	6.1	1.7	7.9	2.1
注射後	13.5	3.7	3.5	10.1	6.1	3.9	10.9	4.5

8

分散分析法

本章では3つ以上の母集団から標本を抽出し，その標本を元に母集団の差を見出す方法を紹介する。ある特性について，その観測値に影響を与えていると考えられる要因を**因子**といい，因子に関していくつかの条件を設定する。この条件を**水準**といい，各水準ごとに観測値の値を調べる研究のことを実験研究という。例えば，「血圧」という特性に対して，その観測値に影響を与えるであろう食生活，運動，睡眠，薬の服用，··· などが因子である。また，「運動」という1つの因子に対して，運動時間20分，40分，60分といった条件や，「薬の服用」という因子に対して，服用量 10mg, 20mg, 30mg といった条件が水準である。このとき，各因子をどのような水準に設定すれば，望ましい観測値が得られるかを把握するための方法が**分散分析法**である。ここでは，対象となる因子が一つの場合の**1元配置法**，因子が二つの場合の**2元配置法**を紹介する。

8.1 1元配置法

8.1.1 1元配置法の例

ある特性に関する因子 A について，a 個の水準 $A_1, A_2, \cdots, A_a$ があり，各水準 A_i $(i = 1, 2, \cdots, a)$ に対し，大きさ n の無作為標本 $x_{i1}, x_{i2}, \cdots, x_{in}$ を抽出する（表 8.1）。このとき，a を**水準数**，n を**繰り返し数**という。

表 8.1: 1 元配置法の観測値

水準	繰返し観測値			
A_1	x_{11}	x_{12}	$\cdots$	x_{1n}
A_2	x_{21}	x_{22}	$\cdots$	x_{2n}
$\vdots$	$\vdots$	$\vdots$	$\ddots$	$\vdots$
A_a	x_{a1}	x_{a2}	$\cdots$	x_{an}

ここで行う検定では, 水準 A_i $(i = 1, 2, \cdots, a)$ について, 正規母集団 $N(\mu_i, \sigma^2)$ であることを仮定し[*1], 各水準の母平均に差があると言えるかどうかを調べる。すなわち, 次の仮説を検定する。

　　帰無仮説 H_0：水準が観測値に影響を与えない ($\mu_1 = \mu_2 = \cdots = \mu_a$)。
　　帰無仮説 H_1：水準が観測値に影響を与える。

　数学的な理屈は後回しにして, 検定統計量および検定方法を紹介しよう。全観測値の数を N, 全観測値の平均を $\overline{x}$, A_i 水準の平均を $\overline{x}_i$ $(i = 1, 2, \cdots, a)$ とする。すなわち,

$$N = an, \quad \overline{x} = \frac{1}{an} \sum_{i=1}^{a} \sum_{j=1}^{n} x_{ij}, \quad \overline{x}_i = \frac{1}{n} \sum_{j=1}^{n} x_{ij} \tag{8.1}$$

とする。ここで, 次のような統計量

$$S_T = \sum_{i=1}^{a} \sum_{j=1}^{n} (x_{ij} - \overline{x})^2, \quad S_A = \sum_{i=1}^{a} \sum_{j=1}^{n} (\overline{x}_i - \overline{x})^2, \quad S_E = \sum_{i=1}^{a} \sum_{j=1}^{n} (x_{ij} - \overline{x}_i)^2$$

を定める。これらを順に**全変動**, A による変動, **誤差変動**という。また,

$$V_A = \frac{S_A}{a-1}, \quad V_E = \frac{S_E}{N-a} \tag{8.2}$$

と定め, これらを**平均平方**という。さらに,

$$F = \frac{V_A}{V_E} \tag{8.3}$$

[*1] 母分散は全ての水準で σ^2 であることを仮定していることに注意せよ。

と定め，これを**分散比**という。1 元配置の分散分析においては，

　　　帰無仮説 H_0 のもとで，$F \sim F(a-1, N-a)$

であることを利用する。この検定は右側検定で行い，有意水準 α に対して棄却域は $R = (F_\alpha(a-1, N-a), \infty)$ であり，分散比 F の実現値が R に含まれるならば H_0 を棄却し，含まれないならば H_0 を棄却しない。実際に検定を行う際は，表 8.2 のような表を作成すると便利である（これを**分散分析表**という[*2]）。

表 8.2: 1 元配置法の分散分析表

変動要因	平方和	自由度	平均平方	分散比
A による変動	S_A	$a-1$	V_A	
誤差変動	S_E	$N-a$	V_E	F
全変動	S_T	$N-1$		

S_T, S_A, S_E の実現値を求める際は，等式

$$S_T = \sum_{i=1}^{a} \sum_{j=1}^{n} x_{ij}^2 - \frac{T^2}{N}, \quad S_A = \sum_{i=1}^{a} \frac{T_i^2}{n} - \frac{T^2}{N}, \quad S_E = S_T - S_A \quad (8.4)$$

が成り立つことを利用すると，計算の手間が少なくて済む[*3]。ここで，T_i は A_i 水準のデータの総和，T は全データの総和，すなわち

$$T_i = \sum_{j=1}^{n} x_{ij}, \qquad T = \sum_{i=1}^{a} T_i$$

である。

例題 8.1.1. 片頭痛に対する 3 種類の薬 A_1, A_2, A_3 の効果を調べるため，15 人の患者を 5 人ずつ無作為に 3 群に分け，片頭痛が起こらなくなった薬の量を

[*2] 本章では記号の煩雑さを避けるため，$S_T, S_A, S_E, V_A, V_E, F$ などの統計量と，それらの実現値を（小文字を使わずに）同一の記号で書くことにする。

[*3] 証明は後述する。実際に分散分析法を行う際は，統計ソフトを用いると思われるが，ここではその背景を正しく理解するために，具体的な計算で解説する。

調べたところ次の表が得られた（単位は mg）。薬 A_1, A_2, A_3 の効果に差があると言えるだろうか。有意水準 5% で仮説検定せよ。

薬 A_1	18	23	21	22	25
薬 A_2	28	27	23	25	26
薬 A_3	18	21	16	20	19

注意 8.1.1. 与えられたデータをプロットしてみると，図 8.1 のようになる。このグラフを見ると，直感的には薬の効果に差があるように感じられる。それが統計的に意味のある差なのかを調べることが主題である。ここで，帰無仮説 H_0 が正しいとすれば，各水準の母集団分布は一致した状態（図 8.2），対立仮説 H_1 が正しいとすれば各水準の母集団分布は異なる状態（図 8.3）である。

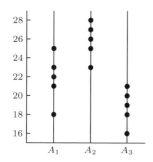

図 8.1: データのプロット

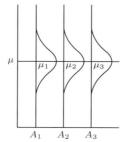

図 8.2: 帰無仮説 H_0

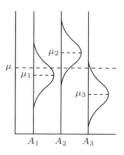

図 8.3: 対立仮説 H_1

解答 水準数 $a = 3$，全データ数 $N = 15$ であり，データから，次の表が得られる。

水準	観測値					データ和	平均
A_1	18	23	21	22	25	$T_1 = 109$	$\overline{x}_1 = 21.8$
A_2	28	27	23	25	26	$T_2 = 129$	$\overline{x}_2 = 25.8$
A_3	18	21	16	20	19	$T_3 = 94$	$\overline{x}_3 = 18.8$
						$T = 332$	$\overline{x} = 22.13$

変動要因	平方和	自由度	平均平方	分散比
A による変動	$S_A = 123.33$	$a - 1 = 2$	$V_A = 61.67$	
誤差変動	$S_E = 56.4$	$N - a = 12$	$V_E = 4.7$	$F = 13.12$
全変動	$S_T = 179.73$	$N - 1 = 14$		

$$
\left(
\begin{array}{l}
S_T = \underbrace{7528}_{\text{各データの 2 乗の和}} - \dfrac{332^2}{15} = 179.73, \\[2mm]
S_A = \dfrac{109^2}{5} + \dfrac{129^2}{5} + \dfrac{94^2}{5} - \dfrac{332^2}{15} = 123.33, \quad S_E = 179.73 - 123.33 = 56.4, \\[2mm]
V_A = \dfrac{123.33}{3 - 1} = 61.67, \quad V_E = \dfrac{56.4}{15 - 3} = 4.7, \quad F = \dfrac{61.67}{4.7} = 13.12.
\end{array}
\right)
$$

各水準 A_1, A_2, A_3 における観測値は，それぞれ正規分布 $N(\mu_1, \sigma^2)$, $N(\mu_2, \sigma^2)$, $N(\mu_3, \sigma^2)$ に従うと仮定し，仮説を次のようにたてる。

　帰無仮説 $H_0 : \mu_1 = \mu_2 = \mu_3.$

　対立仮説 $H_1 : H_0$ の少なくとも 1 つの等号は成り立たない。

H_0 が正しいとすると $F \sim F(2, 12)$ なので，$\alpha = 0.05$ に対する棄却域は $R = (F_{0.05}(2, 12), \infty) = (3.89, \infty)$ である。ここで $F = 13.12$ は R に含まれるので，H_0 は棄却される。よって，薬の効果に差があると言える（薬の効果は有意である）。

問題 8.1.1　3 種類の食事療法 A_1, A_2, A_3 の効果を調べるため，18 人の成人男性を無作為に 3 群に分け，各食事療法を行なったところ，総コレステロール値 (mg/dL) は次の表のようになった。食事療法の効果に差があると言えるだろうか。有意水準 5% で仮説検定せよ。

食事療法 A_1	290	283	242	285	295	279
食事療法 A_2	280	314	260	348	326	308
食事療法 A_3	256	230	275	231	241	249

8.1.2　1 元配置法の理論

データ構造　水準 A_i のデータは正規母集団 $N(\mu_i, \sigma^2)$ から抽出された大きさ n の無作為標本であると仮定するので，x_{ij} について

$$
x_{ij} = \mu_i + e_{ij} \quad \text{かつ} \quad e_{ij} \sim N(0, \sigma^2) \tag{8.5}
$$

と表現できる。ここで, e_{ij} は「観測値 x_{ij} と母平均 μ_i とのずれ」を表現する誤差項である。また,

$$\mu = \frac{1}{a} \sum_{i=1}^{a} \mu_i, \qquad a_i = \mu_i - \mu \tag{8.6}$$

と定め, それぞれ**一般平均**, 因子 A の**主効果**という。この a_i は, 水準 A_i の母平均 μ_i と全体の平均 μ とのずれを表現する項である。a_i と μ の定義より,

$$\sum_{i=1}^{a} a_i = \sum_{i=1}^{a} (\mu_i - \mu) = \sum_{i=1}^{a} \mu_i - a\mu = 0 \tag{8.7}$$

がわかる。また, x_{ij} は

$$x_{ij} = \underbrace{\mu}_{\text{全体の平均}} + \underbrace{a_i}_{\text{主効果}} + \underbrace{e_{ij}}_{\text{誤差}} \tag{8.8}$$

と書くことができる。これを 1 元配置分散分析の**構造モデル**という。

平方和の分解　図 8.1 からわかるように, 例題 8.1.1 のデータは 16 から 28 までの間でばらついている。このばらつきは, 薬の違いが原因である可能性も考えられるが, そもそも同じ薬を使っていてもデータにばらつきは存在している。そこで, 薬の違いが原因であるばらつき (A による変動) と, それ以外が原因であるばらつき (誤差変動) の 2 つに分けて考える。まず, x_{ij} を

$$x_{ij} = \overline{x} + (\overline{x}_i - \overline{x}) + (x_{ij} - \overline{x}_i)$$

$$\Longleftrightarrow \quad \underbrace{x_{ij} - \overline{x}}_{\substack{\text{データと} \\ \text{全平均の差}}} = \underbrace{(\overline{x}_i - \overline{x})}_{\substack{A_i \text{水準の平均と} \\ \text{全平均の差}}} + \underbrace{(x_{ij} - \overline{x}_i)}_{\substack{\text{データと} A_i \text{水準の} \\ \text{平均の差}}} \tag{8.9}$$

のように表現する。(8.9) に現れている 3 種類の差は正負入り混じるので, 各々の 2 乗和 (平方和) を考える。

$$\sum_{i=1}^{a}\sum_{j=1}^{n}(x_{ij}-\overline{x})^2 \qquad \sum_{i=1}^{a}\sum_{j=1}^{n}(\overline{x}_i-\overline{x})^2 \qquad \sum_{i=1}^{a}\sum_{j=1}^{n}(x_{ij}-\overline{x}_i)^2$$
$$\parallel \qquad\qquad\qquad \parallel \qquad\qquad\qquad \parallel$$
$$S_T \qquad\qquad\qquad S_A \qquad\qquad\qquad S_E$$

　（全変動）　　　　　　　（A による変動）　　　　　　（誤差変動）

この S_T, S_A, S_E について，関係式

$$S_T = S_A + S_E \tag{8.10}$$

が成立する。実際，(8.9)の左辺を 2 乗してから，i, j に関して和をとると

$$S_T = \sum_{i=1}^{a}\sum_{j=1}^{n}(x_{ij}-\overline{x})^2 = \sum_{i=1}^{a}\sum_{j=1}^{n}\{(\overline{x}_i-\overline{x})+(x_{ij}-\overline{x}_i)\}^2$$

$$= \sum_{i=1}^{a}\sum_{j=1}^{n}(\overline{x}_i-\overline{x})^2 + \sum_{i=1}^{a}\sum_{j=1}^{n}2(\overline{x}_i-\overline{x})(x_{ij}-\overline{x}_i) + \sum_{i=1}^{a}\sum_{j=1}^{n}(x_{ij}-\overline{x}_i)^2$$

$$= S_A + 2\sum_{i=1}^{a}\sum_{j=1}^{n}(\overline{x}_i-\overline{x})(x_{ij}-\overline{x}_i) + S_E$$

となる。ここで $\overline{x}_i = T_i/n$，すなわち $T_i - n\overline{x}_i = 0$ であるから

$$\sum_{i=1}^{a}\sum_{j=1}^{n}(\overline{x}_i-\overline{x})(x_{ij}-\overline{x}_i) = \sum_{i=1}^{a}(\overline{x}_i-\overline{x})\left(\sum_{j=1}^{n}x_{ij} - \sum_{j=1}^{n}\overline{x}_i\right)$$

$$= \sum_{i=1}^{a}(\overline{x}_i-\overline{x})(T_i - n\overline{x}_i) = 0$$

となるので，$S = S_A + S_E$ がわかる。(8.10)を**平方和の分解**といい，分散分析の考え方の基本の式である。また，実際に S_T, S_A, S_E を計算する際に用いる(8.4)は

$$S_T = \sum_{i=1}^{a}\sum_{j=1}^{n}(x_{ij}-\overline{x})^2 = \sum_{i=1}^{a}\sum_{j=1}^{n}x_{ij}^2 - 2\overline{x}\sum_{i=1}^{a}\sum_{j=1}^{n}x_{ij} + N\,\overline{x}^2$$

$$= \sum_{i=1}^{a}\sum_{j=1}^{n}x_{ij}^2 - 2\frac{T}{N}\cdot T + N\left(\frac{T}{N}\right)^2 = \sum_{i=1}^{a}\sum_{j=1}^{n}x_{ij}^2 - \frac{T^2}{N},$$

$$S_A = \sum_{i=1}^{a} \sum_{j=1}^{n} (\overline{x}_i - \overline{x})^2 = \sum_{i=1}^{a} n\overline{x}_i^2 - 2\overline{x} \sum_{i=1}^{a} n\overline{x}_i + N\overline{x}^2$$

$$= \sum_{i=1}^{a} n\frac{T_i^2}{n^2} - 2\frac{T}{N} \cdot T + N \cdot \frac{T^2}{N^2} = \sum_{i=1}^{a} \frac{T_i^2}{n} - \frac{T^2}{N}$$

により得られる。

検定統計量　水準 A_i のデータは正規母集団 $N(\mu_i, \sigma^2)$ からの無作為標本とし，帰無仮説 $H_0 : \mu_1 = \mu_2 = \cdots = \mu_a$ が正しいと仮定して，この値を改めて μ とおく。このとき，x_{ij} は正規分布 $N(\mu, \sigma^2)$ に従うので，定理 4.4.2(2) より

$$\frac{S_T}{\sigma^2} = \frac{1}{\sigma^2} \sum_{i=1}^{a} \sum_{j=1}^{n} (x_{ij} - \overline{x})^2 \sim \chi^2(N-1) \tag{8.11}$$

が成り立つ。同様に，定理 4.4.2(2) より，$i = 1, 2, \cdots, a$ に対して

$$\frac{1}{\sigma^2} \sum_{j=1}^{n} (x_{ij} - \overline{x}_i)^2 \sim \chi^2(n-1) \tag{8.12}$$

であるから，定理 4.4.1(2) を繰り返し用いて

$$\frac{S_E}{\sigma^2} = \frac{1}{\sigma^2} \sum_{i=1}^{a} \sum_{j=1}^{n} (x_{ij} - \overline{x}_i)^2 \sim \chi^2(N-a) \tag{8.13}$$

を得る。したがって，(8.11), (8.13)および $\dfrac{S_A}{\sigma^2} = \dfrac{S_T}{\sigma^2} - \dfrac{S_E}{\sigma^2}$ より

$$\frac{S_A}{\sigma^2} \sim \chi^2(a-1) \tag{8.14}$$

が成り立つ。よって，F 分布の定義および (8.13), (8.14)から

$$\frac{\dfrac{S_A/\sigma^2}{a-1}}{\dfrac{S_E/\sigma^2}{N-a}} = \frac{\dfrac{S_A}{a-1}}{\dfrac{S_E}{N-a}} = \frac{V_A}{V_E} = F \sim F(a-1, N-a)$$

が得られる。

8.1.3　母平均の推定

1元配置法において因子が有意となった場合は，母平均の推定を行う。各水準の母平均 μ_i は $\overline{x}_i$ で点推定する。その際，各水準の平均 $\overline{x}_i$ を見比べ，最も目標値に近い値をとる水準を求める。この水準を**最適水準**という。母平均 μ_i の区間推定は次のように行なう。A_i 水準について，正規母集団 $N(\mu_i, \sigma^2)$ を仮定したので，定理 4.2.1(2) より $\overline{x}_i \sim N\left(\mu_i, \dfrac{\sigma^2}{n}\right)$ であり，標準化して

$$Z_i = \frac{\overline{x}_i - \mu_i}{\sigma/\sqrt{n}} \sim N(0, 1) \tag{8.15}$$

が成り立つ。一方，$Y = S_E/\sigma^2$ とおくと，(8.13)より $Y \sim \chi^2(N-a)$ であるから，定理 4.5.1(2) より

$$T_i = \frac{Z_i}{\sqrt{Y/(N-a)}} = \frac{\overline{x}_i - \mu_i}{\sqrt{V_E/n}} \sim t(N-a) \tag{8.16}$$

がわかる。したがって，

$$P\left(-t_{\frac{\alpha}{2}}(N-a) \leqq T_i \leqq t_{\frac{\alpha}{2}}(N-a)\right) = 1 - \alpha$$

$$\iff P\left(\overline{x}_i - t_{\frac{\alpha}{2}}(N-a)\sqrt{\frac{V_E}{n}} \leqq \mu_i \leqq \overline{x}_i + t_{\frac{\alpha}{2}}(N-a)\sqrt{\frac{V_E}{n}}\right) = 1 - \alpha,$$

すなわち，μ_i の $100(1-\alpha)\%$ 信頼区間は

$$\left(\overline{x}_i - t_{\frac{\alpha}{2}}(N-a)\sqrt{\frac{V_E}{n}}, \ \overline{x}_i + t_{\frac{\alpha}{2}}(N-a)\sqrt{\frac{V_E}{n}}\right) \tag{8.17}$$

である。

例題 8.1.2. 例題 8.1.1 における，3 種の薬 A_1, A_2, A_3 について，それぞれの母平均 μ_1, μ_2, μ_3 の 95% 信頼区間を求めよ。また，最適水準を求めよ。

解答　例題 8.1.1 の計算より，$\overline{x}_1 = 21.8, \overline{x}_2 = 25.8, \overline{x}_3 = 18.8$ であるから，最適水準は A_3 である（ただし，薬の量は少ないほうが良いと考え，最も小さい水準を最適水準とした）。また，$N = 15, a = 3, V_E = 4.7, n = 5$ であり，$t_{0.025}(12) = 2.179$ であるから，μ_1, μ_2, μ_3 の 95% 信頼区間はそれぞれ

$$\left(21.8 - 2.179\sqrt{\frac{4.7}{5}}, \ 21.8 + 2.179\sqrt{\frac{4.7}{5}} \right) = (19.69, 23.91),$$

$$\left(25.8 - 2.179\sqrt{\frac{4.7}{5}}, \ 25.8 + 2.179\sqrt{\frac{4.7}{5}} \right) = (23.69, 27.91),$$

$$\left(18.8 - 2.179\sqrt{\frac{4.7}{5}}, \ 18.8 + 2.179\sqrt{\frac{4.7}{5}} \right) = (16.69, 20.91)$$

となる。

$\boxed{\textbf{問題 8.1.2}}$ 問題 8.1.1 における 3 種類の食事療法について，それぞれの母平均 μ_1, μ_2, μ_3 の 95% 信頼区間を求めよ。

8.2 ２元配置法

8.2.1 ２元配置法の具体例

ある特性に関する 2 つの因子 A と B を考える。因子が 2 つある場合，因子間の "相乗効果" を考慮する必要がある。この効果を**交互作用**といい，$A \times B$ と表す。A, B それぞれの水準数を a, b とし，A_i 水準と B_j 水準の組を (A_i, B_j) と書くことにする。各 (A_i, B_j) について，大きさ r $(r \geqq 2)$ [*4]の無作為標本 $x_{ij1}, x_{ij2}, \cdots, x_{ijr}$ $(i = 1, 2, \cdots, a; \ j = 1, 2, \cdots, b)$ を抽出する（表 8.3）。

ここで行う検定では，各水準の組 (A_i, B_j) $(i = 1, 2, \cdots, a; \ j = 1, 2, \cdots, b)$ について，正規母集団 $N(\mu_{ij}, \sigma^2)$ であると仮定し，次の 3 組の仮説を検定する。

〔検定 1〕 $\begin{cases} H_0 : \text{因子 } A \text{ の水準は観測値に影響を与えない。} \\ H_1 : \text{因子 } A \text{ の水準は観測値に影響を与える。} \end{cases}$

〔検定 2〕 $\begin{cases} H_0' : \text{因子 } B \text{ の水準は観測値に影響を与えない。} \\ H_1' : \text{因子 } B \text{ の水準は観測値に影響を与える。} \end{cases}$

[*4] $r = 1$ の場合を繰り返しのない 2 元配置法，$r \geqq 2$ の場合を繰り返しのある 2 元配置法という。本書では繰り返しのある 2 元配置法のみ紹介する。繰り返しのない 2 元配置法を含め，分散分析法の詳細は永田 [14] などを参照せよ。

表 8.3: 繰返しがある 2 元配置法の観測値

因子 A ＼ 因子 B	B_1	B_2	$\cdots$	B_b
A_1	x_{111}	x_{121}	$\cdots$	x_{1b1}
	x_{112}	x_{122}	$\cdots$	x_{1b2}
	$\vdots$	$\vdots$	$\ddots$	$\vdots$
	x_{11r}	x_{12r}	$\cdots$	x_{1br}
A_2	x_{211}	x_{221}	$\cdots$	x_{2b1}
	x_{212}	x_{222}	$\cdots$	x_{2b2}
	$\vdots$	$\vdots$	$\ddots$	$\vdots$
	x_{21r}	x_{22r}	$\cdots$	x_{2br}
$\vdots$	$\vdots$	$\vdots$	$\cdots$	$\vdots$
A_a	x_{a11}	x_{a21}	$\cdots$	x_{ab1}
	x_{a12}	x_{a22}	$\cdots$	x_{ab2}
	$\vdots$	$\vdots$	$\ddots$	$\vdots$
	x_{a1r}	x_{a2r}	$\cdots$	x_{abr}

〔検定 3〕 $\begin{cases} H_0'' : 交互作用 A \times B はない。 \\ H_1'' : 交互作用 A \times B はある。 \end{cases}$

前節と同様，数学的な理屈は後回しにして，検定統計量および検定方法を紹介しよう。全観測値数を N，全観測値の平均を $\overline{x}$，A_i 水準の平均を $\overline{x}_i.$ $(i = 1, 2, \cdots, a)$，B_j 水準の平均を $\overline{x}._j$ $(j = 1, 2, \cdots, b)$，水準の組 (A_i, B_j) の平均を $\overline{x}_{ij}$ とする。すなわち，

$$N = abr, \quad \overline{x} = \frac{1}{N} \sum_{i=1}^{a} \sum_{j=1}^{b} \sum_{k=1}^{r} x_{ijk}, \quad \overline{x}_i. = \frac{1}{br} \sum_{j=1}^{b} \sum_{k=1}^{r} x_{ijk},$$

$$\overline{x}._j = \frac{1}{ar} \sum_{i=1}^{a} \sum_{k=1}^{r} x_{ijk}, \quad \overline{x}_{ij} = \frac{1}{r} \sum_{k=1}^{r} x_{ijk} \tag{8.18}$$

とする。ここで，次のような統計量

$$S_T = \sum_{i=1}^{a} \sum_{j=1}^{b} \sum_{k=1}^{r} (x_{ijk} - \overline{x})^2, \qquad S_A = \sum_{i=1}^{a} \sum_{j=1}^{b} \sum_{k=1}^{r} (\overline{x}_{i\cdot} - \overline{x})^2,$$

$$S_B = \sum_{i=1}^{a} \sum_{j=1}^{b} \sum_{k=1}^{r} (\overline{x}_{\cdot j} - \overline{x})^2, \qquad S_E = \sum_{i=1}^{a} \sum_{j=1}^{b} \sum_{k=1}^{r} (x_{ijk} - \overline{x}_{ij})^2, \quad (8.19)$$

$$S_{A \times B} = \sum_{i=1}^{a} \sum_{j=1}^{b} \sum_{k=1}^{r} (\overline{x}_{ij} - \overline{x}_{i\cdot} - \overline{x}_{\cdot j} + \overline{x})^2$$

を定める．ここで，S_T を**全変動**，S_A を A による変動，S_B を B による変動，S_E を**誤差変動**，$S_{A \times B}$ を**交互作用による変動**という．また，

$$V_A = \frac{S_A}{a-1}, \quad V_B = \frac{S_B}{b-1}, \quad V_{A \times B} = \frac{S_{A \times B}}{(a-1)(b-1)},$$

$$V_E = \frac{S_E}{ab(r-1)} \tag{8.20}$$

と定め，これらを**平均平方**という．さらに，

$$F_A = \frac{V_A}{V_E}, \quad F_B = \frac{V_B}{V_E}, \quad F_{A \times B} = \frac{V_{A \times B}}{V_E} \tag{8.21}$$

と定め，これらを**分散比**という．2 元配置の分散分析においては，

　　帰無仮説 H_0 のもとで，$F_A \sim F(a-1,\ ab(r-1))$,

　　帰無仮説 H_0' のもとで，$F_B \sim F(b-1,\ ab(r-1))$,

　　帰無仮説 H_0'' のもとで，$F_{A \times B} \sim F((a-1)(b-1),\ ab(r-1))$

であることを利用し，いずれの場合も右側検定で行う．有意水準 α に対して，〔検定 1〕の棄却域は $R = (F_\alpha(a-1, ab(r-1)), \infty)$ であり，分散比 F_A の実現値が R に含まれるならば H_0 を棄却し，含まれないならば H_0 を棄却しない．同様に，〔検定 2〕の棄却域は $R' = (F_\alpha(b-1, ab(r-1)), \infty)$ であり，分散比 F_B の実現値が R' に含まれるならば H_0' を棄却し，含まれないならば H_0' を棄却しない．また，〔検定 3〕の棄却域は $R'' = (F_\alpha((a-1)(b-1), ab(r-1)), \infty)$ であり，分散比 $F_{A \times B}$ の実現値が R'' に含まれるならば H_0'' を棄却し，含まれないならば H_0'' を棄却しない．実際に検定を行う際は，次のような分散分析表を作成すると便利である．

表 8.4: 2 元配置法の分散分析表

変動要因	平方和	自由度	平均平方	分散比
A による変動	S_A	$a-1$	V_A	F_A
B による変動	S_B	$b-1$	V_B	F_B
交互作用による変動	$S_{A \times B}$	$(a-1)(b-1)$	$V_{A \times B}$	$F_{A \times B}$
誤差変動	S_E	$ab(r-1)$	V_E	
全変動	S	$abr-1$		

$S_T, S_A, S_B, S_{A \times B}, S_E$ の実現値を求める際は，全観測値の和を T，A_i 水準の観測値の和を $T_i.$，B_j 水準の観測値の和を $T_{.j}$, (A_i, B_j) 水準の観測値の和を T_{ij}，すなわち

$$T = \sum_{i=1}^{a} \sum_{j=1}^{b} \sum_{k=1}^{r} x_{ijk}, \quad T_i. = \sum_{j=1}^{b} \sum_{k=1}^{r} x_{ijk}, \tag{8.22}$$

$$T_{.j} = \sum_{i=1}^{a} \sum_{k=1}^{r} x_{ijk}, \qquad T_{ij} = \sum_{k=1}^{r} x_{ijk}$$

とし，さらに

$$S_{AB} = \sum_{i=1}^{a} \sum_{j=1}^{b} \sum_{k=1}^{r} (\overline{x}_{ij} - \overline{x})^2 = \frac{1}{r} \sum_{i=1}^{a} \sum_{j=1}^{b} T_{ij}^2 - \frac{T^2}{N} \tag{8.23}$$

とおくとき（この S_{AB} を**セル間変動**[*5]という），

$$S_T = \sum_{i=1}^{a} \sum_{j=1}^{b} \sum_{k=1}^{r} x_{ijk}^2 - \frac{T^2}{N}, \tag{8.24}$$

$$S_A = \frac{1}{br} \sum_{i=1}^{a} T_i.^2 - \frac{T^2}{N}, \tag{8.25}$$

$$S_B = \frac{1}{ar} \sum_{j=1}^{b} T_{.j}^2 - \frac{T^2}{N}, \tag{8.26}$$

[*5] S_{AB} と $S_{A \times B}$ は異なるものであることに注意。また，(8.23) の 2 つ目の等号は後で示す。

$$S_{A \times B} = S_{AB} - S_A - S_B, \tag{8.27}$$

$$S_E = S_T - S_{AB} \tag{8.28}$$

が成り立つことを利用すると，計算の手間が少なくて済む[*6]。

例題 8.2.1. 血圧を下げるために用いる 2 種類の薬 A と B の効果を調べるため，投薬量に関して，A の水準を $A_1(0\text{mg})$, $A_2(15\text{mg})$, B の水準を $B_1(0\,\text{mg})$, $B_2(30\,\text{mg})$, $B_3(60\,\text{mg})$ として，24 人の患者を 4 人ずつ各水準の組に割り当て血圧低下量を調べたところ，次の表が得られた。2 つの要因に効果があるか，また交互作用があるかを有意水準 5% で仮説検定せよ。

薬A ＼ 薬B	B_1	B_2	B_3
A_1	8	14	15
	−4	19	13
	6	13	21
	−2	23	18
A_2	16	20	17
	14	17	15
	10	33	11
	19	26	14

解答 水準数 $a = 2$, $b = 3$, 繰り返し数 $r = 4$, 全データ数 $N = abr = 24$ であり，与えられたデータから次の表が得られる。

薬A ＼ 薬B	B_1	B_2	B_3	
A_1	$T_{11} = 8$	$T_{12} = 69$	$T_{13} = 67$	$T_{1\cdot} = 144$
A_2	$T_{21} = 59$	$T_{22} = 96$	$T_{23} = 57$	$T_{2\cdot} = 212$
	$T_{\cdot 1} = 67$	$T_{\cdot 2} = 165$	$T_{\cdot 3} = 124$	$T = 356$

[*6] 証明は後述する。実際に分散分析法を行う際は，統計ソフトを用いると思われるが，本書ではその背景を正しく理解するために，具体的な計算により解説する。

変動要因	平方和	自由度	平均平方	分散比
A	$S_A = 192.67$	$a - 1 = 1$	$V_A = 192.67$	$F_A = 8.32$
B	$S_B = 605.58$	$b - 1 = 2$	$V_B = 302.79$	$F_B = 13.07$
交互作用	$S_{A \times B} = 236.08$	$(a-1)(b-1) = 2$	$V_{A \times B} = 118.04$	$F_{A \times B} = 5.09$
誤差変動	$S_E = 417$	$ab(r-1) = 18$	$V_E = 23.17$	
全変動	$S_T = 1451.33$	$N - 1 = 14$		

$$
\begin{cases}
S_T = \underbrace{6732}_{\text{各データの2乗の和}} - \dfrac{356^2}{24} = 1451.33, \\[2mm]
S_A = \dfrac{144^2}{12} + \dfrac{212^2}{12} - \dfrac{356^2}{24} = 192.67, \\[2mm]
S_B = \dfrac{67^2}{8} + \dfrac{165^2}{8} + \dfrac{124^2}{8} - \dfrac{356^2}{24} = 605.58, \\[2mm]
S_{AB} = \dfrac{8^2 + 69^2 + 67^2 + 59^2 + 96^2 + 57^2}{4} - \dfrac{356^2}{24} = 1034.33, \\[2mm]
S_{A \times B} = 1034.33 - 192.67 - 605.58 = 236.08, \\[2mm]
S_E = 1451.33 - 1034.33 = 417, \\[2mm]
V_A = \dfrac{192.67}{2-1} = 192.67, \qquad V_B = \dfrac{605.58}{3-1} = 302.79, \\[2mm]
V_{A \times B} = \dfrac{236.08}{(2-1)(3-1)} = 118.04, \qquad V_E = \dfrac{417}{2 \cdot 3 \cdot (4-1)} = 23.17, \\[2mm]
F_A = \dfrac{192.67}{23.17} = 8.32, \quad F_B = \dfrac{302.79}{23.17} = 13.07, \\[2mm]
F_{A \times B} = \dfrac{118.04}{23.17} = 5.09
\end{cases}
$$

各水準の組 (A_i, B_j) における観測値は，それぞれ等分散の正規分布に従うとする。

〔検定 1〕 H_0：因子 A の水準は観測値に影響を与えない。

　　　　　H_1：因子 A の水準は観測値に影響を与える。

H_0 が正しいとすると，F_A は自由度 $(1,18)$ の F 分布に従うので，$\alpha = 0.05$ に対する棄却域は $R = (F_{0.05}(1,18), \infty) = (4.41, \infty)$ である。ここで，$F_A = 8.32$ は棄却域 R に含まれるので，H_0 は棄却される。よって，A は有意である。

〔検定 2〕 H_0'：因子 B の水準は観測値に影響を与えない。

　　　　　H_1'：因子 B の水準は観測値に影響を与える。

H_0' が正しいとすると，F_B は自由度 $(2,18)$ の F 分布に従うので，$\alpha = 0.05$ に対する棄却域は $R' = (F_{0.05}(2,18), \infty) = (3.55, \infty)$ である。ここで，$F_B = 13.07$ は棄却域

R' に含まれるので，H_0' は棄却される。よって，B は有意である。

〔検定 3〕 H_0''：交互作用はある。

$\qquad\quad$ H_1''：交互作用はない。

H_0'' が正しいとすると，$F_{A\times B}$ は自由度 $(2,18)$ の F 分布に従うので，$\alpha = 0.05$ に対する棄却域は $R'' = (F_{0.05}(2,18), \infty) = (3.55, \infty)$ である。ここで，$F_{A\times B} = 5.09$ は棄却域 R'' に含まれるので，H_0'' は棄却される。よって，$A \times B$ は有意である。

問題 8.2.1 動物実験で用いるラットの体重を増やすために，3 種の栄養剤 A_1, A_2, A_3 と 4 種の飼料の配合 B_1, B_2, B_3, B_4 に関して，24 匹のラットを 2 匹ずつ各水準の組に割り当て，体重の増加量を調べたところ，次の表が得られた。2 つの要因に効果があるか，また交互作用があるかを有意水準 5% で検定せよ。

栄養剤 A ＼ 飼料 B	B_1	B_2	B_3	B_4
A_1	7.9	6.3	6.6	6.4
	6.1	5.8	7.5	7.1
A_2	8.2	8.1	7.8	5.2
	9.2	7.7	7.0	5.7
A_3	6.9	6.2	6.8	5.3
	7.6	6.9	6.3	6.3

8.2.2　2 元配置法の理論

データ構造 水準の組 (A_i, B_j) のデータは正規母集団 $N(\mu_{ij}, \sigma^2)$ から抽出された大きさ r の無作為標本とみなすので，x_{ijk} について

$$x_{ijk} = \mu_{ij} + e_{ijk} \quad \text{かつ} \quad e_{ijk} \sim N(0, \sigma^2) \tag{8.29}$$

と表現できる。ここで，e_{ijk} は「観測値 x_{ijk} と母平均 μ_{ij} とのずれ」を表現する誤差項である。また，

$$\mu = \frac{1}{ab} \sum_{i=1}^{a} \sum_{j=1}^{b} \mu_{ij}, \quad \mu_i{\cdot} = \frac{1}{b} \sum_{j=1}^{b} \mu_{ij}, \quad \mu_{\cdot j} = \frac{1}{a} \sum_{i=1}^{a} \mu_{ij} \tag{8.30}$$

とおき,

$$a_i = \mu_i. - \mu, \quad b_j = \mu._j - \mu, \quad (ab)_{ij} = \mu_{ij} - \mu_i. - \mu._j + \mu \tag{8.31}$$

と定める。a_i を因子 A の**主効果**, b_j を因子 B の**主効果**, $(ab)_{ij}$ を交互作用 $A \times B$ の**主効果**という。定義より,

$$\sum_{i=1}^{a} a_i = \sum_{j=1}^{b} b_j = \sum_{i=1}^{a} (ab)_{ij} = \sum_{j=1}^{b} (ab)_{ij} = 0 \tag{8.32}$$

が成り立つことがわかる。また, x_{ijk} は

$$x_{ijk} = \underbrace{\mu}_{\text{全体の平均}} + \underbrace{a_i}_{A \text{ の主効果}} + \underbrace{b_j}_{B \text{ の主効果}} + \underbrace{(ab)_{ij}}_{A \times B \text{ の主効果}} + \underbrace{e_{ijk}}_{\text{誤差}} \tag{8.33}$$

と書くことができる。これを2元配置分散分析の構造モデルという。

| 平方和の分解 | 1元配置法のときと同じように, 観測値に現れるばらつきを原因別に分けて表現しよう。$\overline{x}_{ij} = \sum_{k=1}^{r} \dfrac{x_{ijk}}{r}$ とおき, 次の恒等式を考える。

$$\underbrace{x_{ijk} - \overline{x}}_{\substack{\text{データと} \\ \text{全平均の差}}} = \underbrace{(\overline{x}_{ij} - \overline{x})}_{\substack{(A_i, B_j) \text{ 水準の} \\ \text{平均と全平均の差}}} + \underbrace{(x_{ijk} - \overline{x}_{ij})}_{\substack{\text{データと } (A_i, B_j) \\ \text{水準の平均の差}}} . \tag{8.34}$$

(8.34)に現れている3種類の差は正負入り混じるので, 各々の2乗和を考えると, (8.10)を導出した際と同様の計算により

$$\sum_{i=1}^{a} \sum_{j=1}^{b} \sum_{k=1}^{r} (x_{ijk} - \overline{x})^2$$
$$= \sum_{i=1}^{a} \sum_{j=1}^{b} \sum_{k=1}^{r} (\overline{x}_{ij} - \overline{x})^2 + \sum_{i=1}^{a} \sum_{j=1}^{b} \sum_{k=1}^{r} (x_{ijk} - \overline{x}_{ij})^2, \tag{8.35}$$

すなわち

$$S_T = S_{AB} + S_E \tag{8.36}$$

が得られる。この分解は，水準の組 (A_i, B_j) を形式的に 1 つの因子と考えた場合の 1 元配置法の分解と同じであるから，前節と同様の計算により，(8.23) の 2 つ目の等式および (8.24), (8.28) が得られる。また，S_{AB} はさらに分解可能で，

$$
\begin{aligned}
S_{AB} &= \sum_{i=1}^{a} \sum_{j=1}^{b} \sum_{k=1}^{r} (\overline{x}_{ij} - \overline{x})^2 \\
&= \sum_{i=1}^{a} \sum_{j=1}^{b} \sum_{k=1}^{r} \{ (\overline{x}_{i\cdot} - \overline{x}) + (\overline{x}_{\cdot j} - \overline{x}) + (\overline{x}_{ij} - \overline{x}_{i\cdot} - \overline{x}_{\cdot j} + \overline{x}) \}^2 \\
&= S_A + S_B + S_{A \times B}
\end{aligned}
\tag{8.37}
$$

が成り立つ。ここで，$\displaystyle\sum_{i=1}^{a} (\overline{x}_{i\cdot} - \overline{x}) = \sum_{j=1}^{b} (\overline{x}_{\cdot j} - \overline{x}) = 0$ を用いた。これより，

$$
S_T = S_{AB} + S_E = S_A + S_B + S_{A \times B} + S_E
\tag{8.38}
$$

を得る。これを**平方和の分解**という。(8.37) より，ただちに (8.27) が得られる。また，

$$
\begin{aligned}
S_A &= \sum_{i=1}^{a} \sum_{j=1}^{b} \sum_{k=1}^{r} (\overline{x}_{i\cdot} - \overline{x})^2 = br \sum_{i=1}^{a} \{ (\overline{x}_{i\cdot})^2 - 2\overline{x}_{i\cdot}\cdot\overline{x} + \overline{x}^2 \} \\
&= br \sum_{i=1}^{a} \left(\frac{T_{i\cdot}^2}{b^2 r^2} - 2\frac{T_{i\cdot}}{br}\frac{T}{N} + \frac{T^2}{N^2} \right) = \frac{1}{br} \sum_{i=1}^{a} T_{i\cdot}^2 - \frac{T^2}{N}
\end{aligned}
$$

より，(8.25) が得られ，同様にして (8.26) も得られる。

※ 2 元配置法における検定統計量の導出に関しては，扱いが複雑であるため本書では扱わない。

8.2.3 母平均の推定

検定の結果，因子が有意になった場合は母平均の推定を行うが，交互作用が

有意であったかどうかで推定方法が異なる[*7]。

(i) 交互作用が有意でない場合

各水準の組 (A_i, B_j) の母平均 μ_{ij} は $\overline{x}_{i\cdot} + \overline{x}_{\cdot j} - \overline{x}$ で点推定する。交互作用が無いので，最適水準は要因 A と要因 B で別個に決めることができる。また，水準の組 (A_i, B_j) の母平均 μ_{ij} $(i = 1, \cdots, a;\ j = 1, \cdots, b)$ の $100(1-\alpha)\%$ 信頼区間は，$n_E = \dfrac{abr}{(a+b-1)}$ として，

$$\left(\overline{x}_{i\cdot} + \overline{x}_{\cdot j} - \overline{x} - t_{\frac{\alpha}{2}}(ab(r-1))\sqrt{\frac{V_E}{n_E}},\ \overline{x}_{i\cdot} + \overline{x}_{\cdot j} - \overline{x} + t_{\frac{\alpha}{2}}(ab(r-1))\sqrt{\frac{V_E}{n_E}} \right)$$
$$(8.39)$$

で与えられる。

(ii) 交互作用が有意な場合

各水準の組 (A_i, B_j) の母平均 μ_{ij} は $\overline{x}_{ij}$ で点推定する。この場合の最適水準は，ab 通りある水準の組 (A_i, B_j) の中で，目標値に最も近い $\overline{x}_{ij}$ を与える組である。また，母平均 μ_{ij} $(i = 1, \cdots, a;\ j = 1, \cdots, b)$ の $100(1-\alpha)\%$ 信頼区間は，

$$\left(\overline{x}_{ij} - t_{\frac{\alpha}{2}}(ab(r-1))\sqrt{\frac{V_E}{r}},\ \overline{x}_{ij} + t_{\frac{\alpha}{2}}(ab(r-1))\sqrt{\frac{V_E}{r}} \right) \qquad (8.40)$$

で与えられる。

例題 8.2.2. 例題 8.2.1 において，最適水準の組 (A_i, B_j) を求めよ。また，最適水準の母平均 μ_{ij} の 95% 信頼区間を求めよ。

[解答]　交互作用 $A \times B$ は有意であったので，各水準の組 (A_i, B_j) の平均 $\overline{x}_{ij}$ が最大となる場合を求めればよい。これは T_{ij} が最大となるものを求めることと同値なので，最適水準は (A_2, B_2) である。また，$t_{0.025}(18) = 2.101$，$V_E = 23.17$，$r = 4$ であるから，(8.40) より，μ_{22} の 95% 信頼区間は

[*7] ここでは，結果のみを紹介する。詳細は永田 [14] などを参照してほしい。

$$\left(24 - 2.101 \sqrt{\frac{23.17}{4}}, \ 24 + 2.101 \sqrt{\frac{23.17}{4}} \right) = (18.94, 29.06)$$

である。

問題 8.2.2 問題 8.2.1 において, 最適水準の組 (A_i, B_j) を求めよ。また, 最適水準の母平均 μ_{ij} の 95% 信頼区間を求めよ。

9

相関と回帰

第 1 章では，統計資料として 1 種類または 2 種類の変量を考えたが，それ以上の変量間の関係を調べる方法について述べる。2 つの変量間の関係の強さを見るものを**相関**といい，一方の変量から他方の変量が決定される様子や程度を見ることを**回帰**という。量的な変量だけでなく，質的な変量についても取り扱う。線形重回帰分析と多重ロジスティック回帰分析も簡単に説明する[*1]。

9.1 質的データの相関，関連

9.1.1 質的データと 4 分点相関係数

これまでは主に量的なデータを取り扱ってきたが，ここでは主に質的なデータを取り扱う。質的データの中で性別，物事の好き・嫌い，喫煙の有無のように大小関係で表せないものを**名義尺度**といい，順序はついているが数値間の差に意味がないものを**順序尺度**という。2 種類の質的データの関係の強さを表す指標を関連といい，相関と区別することがある。ここでは，2 × 2 分割表で表された名義尺度の関連の程度を表す指標として，4 分点相関係数を紹介する[*2]。

大きさ n の標本が，2 つの 2 値変数 A（$A+$ または $A-$ をとる）と B（$B+$ または $B-$ をとる）によって分類され，表 9.1 のような集計が得られるとき，

[*1] これらの分野の詳細は鶴田 [10] などを参照せよ。

[*2] より一般に，$k \times l$ 分割表を考える場合の指標として，**クラメールの連相関係数**が知られている。また，順序尺度同士の関連の程度を表す指標として，**スピアマンの順位相関係数**が知られている。1 章で学んだ相関係数 r は量的データ同士の相関関係を測る指標である。通常，この r のことを単に相関係数と呼ぶことが多いが，他の相関係数と区別するために，**ピアソンの相関係数**または**積率相関係数**と呼ぶこともある。

この表を **4 分表**または **2 × 2 分割表**という。

表 9.1: 4 分表

	$B+$	$B-$	計
$A+$	a	b	$a+b$
$A-$	c	d	$c+d$
計	$a+c$	$b+d$	$n = a+b+c+d$

　ここで，データを数量化するために，変数 A に関して $A+$ には 1 を，$A-$ には 0 を対応させ，同様に，変数 B に関して $B+$ には 1 を，$B-$ には 0 を対応させる。このように，質的な変数を量的に変換した変数を**ダミー変数**という。これにより，表 9.1 から 2 つの変数 A, B に関する大きさ n の 2 次元データ

$$\underbrace{(1,1),\cdots,(1,1)}_{a\,個},\ \underbrace{(1,0),\cdots,(1,0)}_{b\,個},\ \underbrace{(0,1),\cdots,(0,1)}_{c\,個},\ \underbrace{(0,0),\cdots,(0,0)}_{d\,個}$$

が得られる。このデータに関して，(1.10)により相関係数を求めると，

$$r = \frac{ad - bc}{\sqrt{(a+b)(c+d)(a+c)(b+d)}} \tag{9.1}$$

が得られる。これを **4 分点相関係数**という。ただし，名義尺度を用いる場合，マイナスの値は意味を持たないので，通常は 4 分点相関係数 r の絶対値をとる。この絶対値を **ϕ 係数**といい $\phi = |r|$ と表す。相関係数は $-1 \leqq r \leqq 1$ であったから，$0 \leqq \phi \leqq 1$ であり，ϕ 係数が 1 に近いほど関連が強いことを示す。例えば，表 9.2 において，ϕ 係数は

$$\phi = \frac{|45 \cdot 58 - 42 \cdot 105|}{\sqrt{(45+42)(105+58)(45+105)(42+58)}} = 0.12$$

である。

表 9.2: ある政党の支持率

	男性	女性	計
支持しない	45	42	87
支持する	105	58	163
計	150	100	250

(7.5) より

$$\phi = \sqrt{\frac{\chi^2}{n}} = \frac{|ad - bc|}{\sqrt{(a+b)(c+d)(a+c)(b+d)}} \tag{9.2}$$

と表すこともできる。表 9.1 に関する同時確率分布表は表 9.3 のようになる。

表 9.3: 表 9.1 の同時確率分布表

	$B+$	$B-$	計
$A+$	a/n	b/n	$(a+b)/n$
$A-$	c/n	d/n	$(c+d)/n$
計	$(a+c)/n$	$(b+d)/n$	1

問題 3.1.5 より，A と B が独立であるための条件は

$$\frac{a}{n} \cdot \frac{d}{n} = \frac{b}{n} \cdot \frac{c}{n} \iff ad - bc = 0 \tag{9.3}$$

であるから，A と B が独立ならば，$\phi = 0$ であることが確認できる。

9.1.2 相対危険度と見込み比

前項では 4 分点相関係数を紹介したが，それとは別の指標として，オッズ比と相対危険度を紹介する。例えば A を先行因子，B を疾患として，次のような 4 分表を考えてみよう（A が喫煙の有無，B が肺がん発症の有無などを想定）。ここで，A 有り，B 有りをそれぞれ $A+$, $B+$ と表し，A 無し，B 無しをそれぞれ $A-$, $B-$ と表すことにする。

表 9.4: 先行因子と疾患の 4 分表

	$B+$	$B-$	計
$A+$	a	b	$a+b$
$A-$	c	d	$c+d$
計	$a+c$	$b+d$	$n = a+b+c+d$

表 9.4 から，条件付き確率

$$P(B+\,|A+) = \frac{a}{a+b} \qquad (A+ \text{ の条件下で } B+ \text{ である確率}), \qquad (9.4)$$

$$P(B-\,|A+) = \frac{b}{a+b} \qquad (A+ \text{ の条件下で } B- \text{ である確率}) \qquad (9.5)$$

が得られる。ここで，これらの確率の比

$$O_{A+} = \frac{P(B+\,|A+)}{P(B-\,|A+)} = \frac{a}{b} \qquad (9.6)$$

を $A+$ 群における B の**オッズ**[*3]（見込み）という。同様にして，$A-$ 群における B のオッズを求めると，

$$O_{A-} = \frac{P(B+\,|A-)}{P(B-\,|A-)} = \frac{c/(c+d)}{d/(c+d)} = \frac{c}{d} \qquad (9.7)$$

である。このとき，$A+$ 群と $A-$ 群のオッズの比

$$OR = \frac{O_{A+}}{O_{A-}} = \frac{a/b}{c/d} = \frac{ad}{bc} \qquad (9.8)$$

を**オッズ比**（見込み比）という。(9.3)より，2 つの特性 A と B が独立であるならば，$OR = 1$ である。一方，$OR > 1$ とすると，$O_{A+} > O_{A-}$ のことであるから，$A+$ 群における $B+$ の割合の方が，$A-$ 群における $B+$ の割合より高いことを表している。また，表 9.4 から，

[*3] 一般には，ある事象が起こる確率 p と起こらない確率 $1-p$ との比 $p/(1-p)$ をオッズという。ここでは，$A+$ のもとで B が起こる確率と起こらない確率の比である O_{A+}，$A-$ のもとで B が起こる確率と起こらない確率の比である O_{A-} を考えている。

$$P(B+|A+) = \frac{a}{a+b} \qquad (A+ \text{の条件下で } B+ \text{である確率}) \tag{9.9}$$

$$P(B+|A-) = \frac{c}{c+d} \qquad (A- \text{の条件下で } B+ \text{である確率}) \tag{9.10}$$

が得られる。これらを，それぞれ $A+$ 群における $B+$ の**危険度**，$A-$ 群における $B+$ の危険度といい，この両者の比

$$RR = \frac{a/(a+b)}{c/(c+d)} = \frac{a(c+d)}{c(a+b)} \tag{9.11}$$

を**相対危険度**という。これは，$A+$ 群が $A-$ 群と比べて，疾患 B になる危険度が何倍であるかを示す指標である。a が b に比べて非常に小さく，c が d に比べて非常に小さいとき，すなわち

$$a + b \fallingdotseq b, \qquad c + d \fallingdotseq d \tag{9.12}$$

とみなせるとき，

$$RR \fallingdotseq \frac{ad}{bc} = OR \tag{9.13}$$

となり，相対危険度はオッズ比とほぼ同じ値になる。

例題 9.1.1. 100 人の患者について，喫煙の有無 $(A+, A-)$ と不整脈症状 $(B+, B-)$ の有無を調べて，次の 4 分表を得た。オッズ比と相対危険度を求めよ。

	$B+$	$B-$	計
$A+$	30	20	50
$A-$	10	40	50
計	50	60	100

解答 (9.8) と (9.11) より，オッズ比と相対危険度はそれぞれ

$$OR = \frac{ad}{bc} = \frac{30 \times 40}{20 \times 10} = 6, \quad RR = \frac{a(c+d)}{c(a+b)} = \frac{30 \times 50}{10 \times 50} = 3$$

となる。

問題 **9.1.1**　220 人の患者のうち，120 人に薬 X を投与したら 90 人が治癒
し，残りの 100 人に薬 Y を投与したら 60 人が治癒したという。下記の 4 分表
から，オッズ比と相対危険度を求めよ。

	治癒した	治癒せず	計
X	90	30	120
Y	60	40	100
計	150	70	220

9.2　重回帰分析

　第 1 章において，2 つの変数 x と y に関する回帰直線 $y = a + bx$ を最小 2
乗法により導出し，x から y を予測する方法を述べた。ここでは，このような
問題をより一般的に扱う方法として，確率変数を含む統計モデルによる分析方
法を紹介する。

　複数個の変数の間の関連を調べる際，予測するために用いる変数を**説明変**
数といい，推定（予測）する変数を**目的変数**という。目的変数を Y，説明変数
を $X_1, X_2, \cdots, X_k$ として，

$$Y = f(X_1, X_2, \cdots, X_k) + \varepsilon$$

のようなモデルを考える。ここで，ε は誤差を表す確率変数で正規分布
$N(0, \sigma^2)$ に従うことを仮定する。このようなモデルを**回帰モデル**といい，
回帰モデルに基づく分析を**回帰分析**という。また，説明変数が 1 個の場合を**単**
回帰分析，2 個以上の場合を**重回帰分析**という。特に，f が 1 次式の場合，す
なわち定数 $b_0, b_1, \cdots, b_k$ によって

$$Y = b_0 + b_1 X_1 + b_2 X_2 + \cdots + b_k X_k + \varepsilon \tag{9.14}$$

と書ける場合を**線形回帰分析**といい，特に $k = 1$ ならば**線形単回帰分析**，$k \geqq 2$
ならば**線形重回帰分析**という。

　以下では，線形重回帰分析を考えよう。k 個の説明変数を $X_1, X_2, \cdots, X_k$，
目的変数を Y とし，これらの組に関する n 個のデータ $(x_{1i}, x_{2i}, \cdots, x_{ki}, y_i)$
$(i = 1, 2, \cdots, n)$ が与えられているとする。このとき，

$$\widehat{y}_i = b_0 + b_1 x_{1i} + b_2 x_{2i} + \cdots + b_k x_{ki} \quad (i = 1, 2, \cdots, n) \tag{9.15}$$

とおく。係数 $b_0, b_1, b_2, \cdots, b_k$ を**偏回帰係数**といい，(9.15)を**重回帰式**という。偏回帰係数は残差 $\varepsilon_i = y_i - \widehat{y}_i = (実際の値) - (回帰モデルから推定される値)$ の2乗和

$$S = \sum_{i=1}^{n} \varepsilon_i^2 = \sum_{i=1}^{n} \{y_i - (b_0 + b_1 x_{1i} + b_2 x_{2i} + \cdots + b_k x_{ki})\}^2 \tag{9.16}$$

を最小にするような値として得られる。これらは，付録 A.1.1 と同様にして，方程式

$$\frac{\partial S}{\partial b_0} = \frac{\partial S}{\partial b_1} = \cdots = \frac{\partial S}{\partial b_k} = 0 \tag{9.17}$$

を解くことで，求めることができる[*4]。ここで，平均を

$$\overline{x}_j = \frac{1}{n} \sum_{i=1}^{n} x_{ji}, \quad \overline{y} = \frac{1}{n} \sum_{i=1}^{n} y_i \tag{9.18}$$

とおくと

$$\frac{\partial S}{\partial b_0} = 0 \Longleftrightarrow \sum_{i=1}^{n} y_i = n b_0 + \sum_{j=1}^{k} \sum_{i=1}^{n} x_{ji} b_j \Longleftrightarrow \overline{y} = b_0 + \sum_{j=1}^{k} \overline{x}_j b_j \tag{9.19}$$

が成り立つので，重回帰式による予測値 $\widehat{y}_i = b_0 + b_1 x_{1i} + b_2 x_{2i} + \cdots + b_k x_{ki}$ の平均 $\overline{\widehat{y}}$ について，

$$\overline{\widehat{y}} = \frac{1}{n} \sum_{i=1}^{n} \widehat{y}_i = \frac{1}{n} \sum_{i=1}^{n} (b_0 + b_1 x_{1i} + b_2 x_{2i} + \cdots + b_k x_{ki}) = \overline{y} \tag{9.20}$$

が成り立ち，$\overline{\widehat{y}}$ が実際のデータの平均 $\overline{y}$ と一致することがわかる。

[*4] 重回帰分析はコンピュータを利用して実行するので，これ以降の計算は省略する。

実際のデータの値 y_i と予測値 $\widehat{y_i}$ の相関係数を**重相関係数**といい，R で表す。R は

$$R = \frac{\displaystyle\sum_{i=1}^{n}(y_i - \overline{y})(\widehat{y_i} - \overline{y})}{\sqrt{\displaystyle\sum_{i=1}^{n}(y_i - \overline{y})^2 \sum_{j=1}^{n}(\widehat{y_j} - \overline{y})^2}} \tag{9.21}$$

で与えられる。重相関係数 R は $0 \leqq R \leqq 1$ を満たし，値が 1 に近いほど相関が良いと言える。また，重相関係数の 2 乗を**寄与率**または**決定係数**という。(9.21)を 2 乗してから変形することにより，寄与率 R^2 は

$$R^2 = \sum_{i=1}^{n}(\widehat{y_i} - \overline{y})^2 \Big/ \sum_{i=1}^{n}(y_i - \overline{y})^2 \tag{9.22}$$

で与えられることがわかる。(9.22)より寄与率は，回帰による変動[*5]が全変動[*6] に対してどの程度の割合かを知ることができる。また，R^2 は $0 \leqq R^2 \leqq 1$ を満たし，値が 1 に近いほど回帰モデルが元のモデルに対してあてはまりが良いモデルであることを示す[*7]。ただし，寄与率 R^2 は説明変数の個数が増えるほど大きくなる（1 に近づく）性質を持っており，その変数にあまり意味がなくても大きくなってしまう。そのため，説明変数の個数を考慮して補正した**自由度調整済みの寄与率**を用いる。これを $\widehat{R}^2$ と表す。具体的には

$$\widehat{R}^2 = \frac{(n-1)R^2 - k}{n - k - 1} \tag{9.23}$$

[*5] 推定した回帰式から得られる予測値とデータ全体の平均値の差の 2 乗和 $\sum_{i=1}^{n}(\widehat{y_i} - \overline{y})^2$ のこと。

[*6] 実際のデータとデータ全体の平均との差の 2 乗和 $\sum_{i=1}^{n}(y_i - \overline{y})^2$ のこと。

[*7] 第 8 章で学んだ平方和の分解と同様に，2 乗和に関して

（全変動）＝（回帰による変動）＋（残差による変動）

$$\Longleftrightarrow \sum_{i=1}^{n}(y_i - \overline{y})^2 = \sum_{i=1}^{n}(\widehat{y_i} - \overline{y})^2 + \sum_{i=1}^{n}(y_i - \widehat{y_i})^2$$

が成り立つ。したがって (9.22)が 1 に近いことは残差による変動が小さいことを示している。

で与えられる。R^2 と同様に，この値が 1 に近いほど考えている回帰モデルが元のモデルに対してあてはまりが良いモデルであると考えることができる。

重回帰分析を行う際は，説明変数同士に強い相関があると，回帰式の信頼性が低くなるという問題が生じるので注意が必要である。この問題を**多重共線性**という。多重共線性の確認手段としては，説明変数間の相関係数を求めたり，VIF (variance inflation factor) と呼ばれる多重共線性を検出する指標を用いる方法などがある。解決策としては，相関が高い変数のいずれかをを棄てる方法や，ステップワイズ法，変数減少法，変数増加法などが知られている。

説明変数と目的変数の双方に対して影響を与える要因を**交絡因子**という。例えば，コーヒーの摂取（説明変数）と心筋梗塞（目的変数）の関連を調べたいとしよう。ここで，もしコーヒーの摂取と喫煙の有無に関連があるとするならば，喫煙は心筋梗塞にも関連しているため，喫煙（交絡因子）の影響を考慮に入れなければ，誤った結論を導いてしまう可能性があるだろう。したがって，観察や調査による研究では，計画の段階であらかじめ交絡因子を予想しておき，交絡因子を説明変数に加えて重回帰分析を行う。これを交絡因子の調整という（新谷 [6]，福富・橋本 [15]，鶴田 [10] などを参照）。

重回帰モデルの有用性を評価する際は，分散分析表の検定および偏回帰係数の検定を行う。分散分析表の検定において，通常は有意水準を 5% とし，

  帰無仮説 H_0：回帰モデルは有意でない（$b_1 = b_2 = \cdots = b_k = 0$），
  対立仮説 H_1：回帰モデルは有意である

を検定する。コンピュータでデータを処理すると分散分析表が出力される。そこから得られる F 値が 0.05 より小さければ H_0 を棄却し，0.05 より大きければ H_0 を棄却しない。一方，偏回帰係数の検定では，各説明変数について検定を行う。検定する仮説は

  帰無仮説 H_{0i}：回帰係数 b_i は有意でない（$b_i = 0$），
  対立仮説 H_{1i}：回帰係数 b_i は有意である

である。コンピュータでデータを処理すると各偏回帰係数の p 値が出力されるので，その値が 0.05 より小さければ H_{0i} を棄却し，0.05 より大きければ H_{0i} を棄却しない。以下に具体例を挙げておこう。

例 9.2.1. A 診療所で健康診断を受けた 12 人について，年齢，喫煙の有無（ダミー変数：有 1，無 0），BMI，最高血圧をまとめたところ，次の表を得た。

番号	年齢	喫煙	BMI	最高血圧
1	52	1	23.5	135
2	47	1	31.8	149
3	54	1	26.9	140
4	56	0	28.5	141
5	59	0	21.9	129
6	69	0	34.0	161
7	30	1	25.8	129
8	30	0	26.0	109
9	35	1	25.5	140
10	65	0	23.6	145
11	46	0	22.9	123
12	47	1	31.8	149

最高血圧を目的変数 y，年齢，喫煙の有無，BMI をそれぞれ説明変数 x_1, x_2, x_3 として，重回帰分析を実行しよう。ただし，重回帰分析は計算が煩雑で，手計算では求めるのは困難であるため，ここでは Excel を用いた計算結果を示すことにする。Excel に上の表を入力してデータ分析ツールを適用すると，次のような出力が得られる。

回帰統計	
重相関 R	0.932
重決定 $R2$	0.868
補正 $R2$	0.819
標準誤差	5.835
観測数	12

分散分析表

	自由度	変動	分散	観測された分散比	有意 F
回帰による変動	3	1798.62	599.54	17.61	0.00070
残差による変動	8	272.38	34.05		
全変動	11	2071			

	係数	標準誤差	t	p 値	下限 95%	上限 95%
切片	48.401	13.26	3.650	0.0065	17.82	78.98
年齢	0.778	0.158	4.929	0.0012	0.414	1.142
喫煙	11.087	3.854	2.878	0.0206	2.200	19.974
BMI	1.687	0.475	3.548	0.0075	0.591	2.783

これにより，重回帰式は

$$y = 48.401 + 0.778\,x_1 + 11.087\,x_2 + 1.687\,x_3 \tag{9.24}$$

となる。また，重相関係数 R，寄与率（決定係数）R^2 はそれぞれ $R = 0.932$，$R^2 = 0.868$ である。自由度調整済みの寄与率 $\widehat{R}^2$ は $\widehat{R}^2 = 0.819$ であるから，この回帰式により最高血圧の変動の 81.9% を説明できる。偏回帰係数の p 値は x_1, x_2, x_3 についてそれぞれ 0.0012, 0.0206, 0.0075 であり，これらは全て 0.05 より小さいので，回帰係数は有意であることが確認できる。また，F 値に関して，$F = 0.00069 < 0.05$ であるから，重回帰式 (9.24) は有意であると言える。

9.3 ロジスティック回帰分析

前節で学んだ重回帰分析において，目的変数 Y は説明変数 $X_1, X_2, \cdots, X_k$ から求まる連続的な数値を考えた。本節において，目的変数 Y は「事故が起こる・起こらない」や「ある病気にかかる・かからない」などの 2 値変数であるとし，ダミー変数 0 または 1 をとるものとする。ここで，$Y = 1$ となる確率（$Y = 1$ であるものの割合）を p とおき，この p を予測することを考えよう。ただし，確率 p の取りうる範囲は $0 \leqq p \leqq 1$ であり，一方，前節で学んだ回帰モデル（説明変数の 1 次式）は全ての値を取りうるため，この回帰モデルをそのまま適用することは不適切である。そこで，確率ではなく

オッズ（見込み）を用いる。$Y = 0$ となる確率は $1 - p$ であるから，オッズは (起こる確率)/(起こらない確率) $= p/(1 - p)$ であり，その自然対数をとった $\log(p/(1 - p))$ を考える。この値を**ロジット**といい，p を $\log(p/(1 - p))$ にする変換

$$p \longrightarrow \log\left(\frac{p}{1 - p}\right) \tag{9.25}$$

を**ロジット変換**という。$0 \leqq p \leqq 1$ であるとき，ロジット $\log(p/(1 - p))$ がとり得る値は全ての実数値となることに注意しておこう。そこで，ロジット変換対する重回帰式を

$$\log\left(\frac{p}{1 - p}\right) = b_0 + b_1 x_1 + \cdots + b_k x_k \tag{9.26}$$

とおいて，回帰分析を行う。このように，確率 p のロジット変換に対する線形回帰分析を**ロジスティック回帰分析**という。係数 $b_0, b_1, \cdots, b_k$ を推定するにあたり，前節では最小 2 乗法を用いたが，ロジスティック回帰分析では 5 章で学んだ最尤法を用いることが一般的である[*8]。式 (9.26) を変形すると

$$p = \frac{1}{1 + e^{-(b_0 + b_1 x_1 + \cdots + b_k x_k)}} \tag{9.27}$$

と表される。この右辺に表れる関数

$$p(x) = \frac{1}{1 + e^{-x}} \tag{9.28}$$

を**ロジスティック関数**という。ロジスティック関数に説明変数を代入することで，目的変数の結果が「起こる」確率を求めることができる。例えば，目的変数を「転倒による骨折」とし，その説明変数を「年齢」，「日頃の運動時間」，「認知症の有無」などとした場合，年齢が増えるにつれ骨折の率も高くなるため，年齢に対しての偏回帰係数は正となり，逆に日頃の運動時間が増えるにつれ骨折の率は低くなるため，日頃の運動時間に対しての偏回帰係数は負となる。実

[*8] ロジスティック回帰分析はコンピュータを利用して実行するので，これ以降の計算は省略する。

際に各偏回帰係数を求め，説明変量をロジスティック関数に代入すると転倒による骨折確率を求めることができる。

重回帰式 (9.26) での各偏回帰係数はオッズ比とも関係が深く，オッズ比を考えることによって，どの説明変数の影響が大きいかを考えることができる。オッズ比と偏回帰係数との関係を考えるために，ある説明変数 x_j $(j=1,\ldots,k)$ が 0 の場合と $a(\neq 0)$ の場合を考える。それぞれの場合の確率 p を p_0 と p_a とおくと

$$\log\left(\frac{p_0}{1-p_0}\right) = b_0 + \cdots + b_{j-1}x_{j-1} + b_j \cdot 0 + b_{j+1}x_{j+1} + \cdots + b_k x_k,$$

$$\log\left(\frac{p_a}{1-p_a}\right) = b_0 + \cdots + b_{j-1}x_{j-1} + b_j \cdot a + b_{j+1}x_{j+1} + \cdots + b_k x_k$$

となり，これらの差を考えると

$$\log\left(\frac{p_a}{1-p_a} \cdot \frac{1-p_0}{p_0}\right) = b_j a$$

が成り立つ。左辺のカッコ内は $x_j = a$ と $x_j = 0$ のオッズ比となっている。これより，x_j の係数 b_j とオッズ比の自然対数は比例していることがわかる。特に，説明変数 x_j が 2 値変数で，ダミー変数 0 または 1 をとるとき，e^{b_j} がオッズ比と一致することを表している。

多重回帰分析最尤法はとても計算が煩雑で，手計算では求めるのは困難なため，次の例では，統計ソフトを用いた計算結果のみを載せることとする。

例 9.3.1. ある大学病院において，家庭内の転倒で運ばれてきた 70 歳以上の患者 10 人の骨折の有無 (有 (1)，無 (0)) とそれに関わる要因を調べたところ次のデータを得た。ここで要因には，年齢（歳），運動時間（時間/週），認知症の有無 (有 (1)，無 (0)) を用いている。

患者	年齢	運動時間	認知症の有無	骨折の有無
A	72	0	0	0
B	78	12	0	0
C	80	3	1	1
D	93	0	0	1
E	72	1	0	0
F	81	21	0	0
G	91	0	1	1
H	74	10	0	1
I	89	7	0	0
J	86	8	1	1

　説明変数 x_1 を年齢，x_2 を運動時間，x_3 を認知症の有無とし，骨折している確率を p とすると，b_0, b_1, b_2, b_3 を偏回帰係数として重回帰式は

$$\log\left(\frac{p}{1-p}\right) = b_0 + b_1 x_1 + b_2 x_2 + b_3 x_3$$

となる。ここで，最尤法によって偏回帰係数は

$$b_0 = -13.23,\ b_1 = 0.17,\ b_2 = -0.07,\ b_3 = 16.89$$

と推定される。これより

$$\log\left(\frac{p}{1-p}\right) = -13.23 + 0.17 x_1 - 0.07 x_2 + 16.89 x_3$$

が得られる。したがって

$$p = \frac{1}{1 + e^{-(-13.23 + 0.17 x_1 - 0.07 x_2 + 16.89 x_3)}} \tag{9.29}$$

の x_1, x_2, x_3 に説明変数を代入することにより，70 歳以上の転倒による骨折確率を推定することができる。例えば，「年齢 76 歳，1 週間あたりの運動時間 3 時間，認知症なし」の患者の転倒による骨折確率は $x_1 = 76$, $x_2 = 3$, $x_3 = 0$ を (9.29) に代入して $p = 0.373$ と予測することができる。

付録

A.1 各定理の証明および補足事項

A.1.1 回帰係数の導出

残差の平方和 (1.13) を最小にする a および b を求める。(1.2), (1.6) より

$$\sum_{i=1}^{n} x_i = n\overline{x}, \quad \sum_{i=1}^{n} y_i = n\overline{y}, \quad \sum_{i=1}^{n} x_i^2 = n(\sigma_x^2 + \overline{x}^2), \quad \sum_{i=1}^{n} y_i^2 = n(\sigma_y^2 + \overline{y}^2)$$

であり，(1.6) の証明と同じ方法により $\displaystyle\sum_{i=1}^{n} x_i y_i = n(\sigma_{xy} + \overline{x}\,\overline{y})$ が得られるので，

$$
\begin{aligned}
g(a, b) &= \sum_{i=1}^{n} \{y_i - (a + bx_i)\}^2 \\
&= \sum_{i=1}^{n} (y_i^2 + a^2 + b^2 x_i^2 - 2ay_i + 2abx_i - 2bx_i y_i) \\
&= na^2 + 2n\overline{x}ab + n(\sigma_x^2 + \overline{x}^2)b^2 - 2n\overline{y}a - 2n(\sigma_{xy} + \overline{x}\,\overline{y})b + n(\sigma_y^2 + \overline{y}^2)
\end{aligned}
$$

と書ける。ここで，n, $\overline{x}$, $\overline{y}$, σ_x, σ_y, σ_{xy} は既知の定数であるから，$g(a, b)$ は a と b の 2 変数関数である。したがって，$g(a, b)$ を最小にする a, b を求めるには，2 変数関数の極値問題と考えればよい。$g(a, b)$ が極値をとるための条件は $\dfrac{\partial g}{\partial a} = 0$, $\dfrac{\partial g}{\partial b} = 0$ であるから，a と b の連立方程式

$$
\begin{cases}
\dfrac{\partial g}{\partial a} = 2n(a + \overline{x}b - \overline{y}) = 0 \\[2mm]
\dfrac{\partial g}{\partial b} = 2n\{\overline{x}a + (\sigma_x^2 + \overline{x}^2)b - (\sigma_{xy} + \overline{x}\,\overline{y})\} = 0
\end{cases}
$$

を解いて（この方程式を**正規方程式**という），

$$
a = \overline{y} - \frac{\sigma_{xy}}{\sigma_x^2}\overline{x}, \quad b = \frac{\sigma_{xy}}{\sigma_x^2} \tag{A.1}
$$

が得られる。このとき，関数 g の値は

$$
g\left(\overline{y} - \frac{\sigma_{xy}}{\sigma_x^2}\overline{x},\ \frac{\sigma_{xy}}{\sigma_x^2}\right) = n\sigma_y^2 - n\frac{\sigma_{xy}^2}{\sigma_x^2}
$$

であり，

$$
g(a,b) - g\left(\overline{y} - \frac{\sigma_{xy}}{\sigma_x^2}\overline{x},\ \frac{\sigma_{xy}}{\sigma_x^2}\right) = n\left\{(a + \overline{x}\,b - \overline{y})^2 + \left(b\sigma_x - \frac{\sigma_{xy}}{\sigma_x}\right)^2\right\} \geqq 0
$$

であるから，(A.1)のときに $g(a,b)$ が最小値をとることがわかる。

A.1.2 定理 3.5.2（正規分布の再生性）の証明

$X \sim N(\mu, \sigma^2)$ とするとき，X のモーメント母関数 $M(t)$ は

$$
\begin{aligned}
M(t) = E(e^{tX}) &= \frac{1}{\sqrt{2\pi\sigma^2}} \int_{-\infty}^{\infty} e^{tx} e^{-\frac{(x-\mu)^2}{2\sigma^2}} dx \\[2mm]
&= \frac{e^{\mu t + \frac{\sigma^2 t^2}{2}}}{\sqrt{2\pi\sigma^2}} \int_{-\infty}^{\infty} e^{-\frac{(x - \mu - t\sigma^2)^2}{2\sigma^2}} dx \\[2mm]
&= \frac{e^{\mu t + \frac{\sigma^2 t^2}{2}}}{\sqrt{\pi}} \int_{-\infty}^{\infty} e^{-y^2} dy = e^{\mu t + \frac{\sigma^2 t^2}{2}}
\end{aligned}
$$

である（変数変換 $y = (x - \mu - t\sigma^2)/\sqrt{2\sigma^2}$ を行い，さらに $\int_{-\infty}^{\infty} e^{-y^2}\,dy = \sqrt{\pi}$ を用いた）。これにより，X_1, X_2 のモーメント母関数はそれぞれ $e^{\mu_1 t + \frac{\sigma_1^2 t^2}{2}}$, $e^{\mu_2 t + \frac{\sigma_2^2 t^2}{2}}$ となる。したがって，$X_1 + X_2$ のモーメント母関数は，(3.31)より

$$
E(e^{t(X_1 + X_2)}) = E(e^{tX_1})E(e^{tX_2}) = e^{(\mu_1 + \mu_2)t + \frac{\sigma_1^2 + \sigma_2^2}{2}t^2}
$$

となる。これは，期待値が $\mu_1 + \mu_2$，分散が $\sigma_1^2 + \sigma_2^2$ の正規分布のモーメント母関数である。したがって，モーメント母関数の一意性から，$X_1 + X_2 \sim N(\mu_1 + \mu_2, \sigma_1^2 + \sigma_2^2)$ を得る。

A.1.3 定理 3.6.1 の証明

(1) 離散型確率変数の期待値の定義とマクローリン展開 (3.68) より

$$E(X) = \sum_{x=0}^{\infty} x \cdot \frac{e^{-\lambda} \lambda^x}{x!} = e^{-\lambda} \lambda \sum_{x=1}^{\infty} \frac{\lambda^{x-1}}{(x-1)!} = e^{-\lambda} \lambda e^{\lambda} = \lambda$$

となる。同様にして，

$$E[X(X-1)] = \sum_{x=0}^{\infty} x(x-1) \frac{e^{-\lambda} \lambda^x}{x!} = e^{-\lambda} \lambda^2 \sum_{x=2}^{\infty} \frac{\lambda^{x-2}}{(x-2)!} = e^{-\lambda} \lambda^2 e^{\lambda} = \lambda^2$$

であるから，

$$V(X) = E(X^2) - (E(X))^2 = E[X(X-1)] + E(X) - (E(X))^2 = \lambda$$

を得る。

(2) X が二項分布 $B(n, p)$ に従うとすると，

$$P(X = x) = {}_n\mathrm{C}_x \, p^x (1-p)^{n-x}$$

である。ここで，$p = \lambda/n$ とおくと

$$P(X = x) = \frac{n!}{x!(n-x)!} \left(\frac{\lambda}{n}\right)^x \left(1 - \frac{\lambda}{n}\right)^{n-x}$$

と書ける。ここで，

$$\lim_{n \to \infty} \frac{n!}{n^x(n-x)!} = \lim_{n \to \infty} \left(1 - \frac{1}{n}\right)\left(1 - \frac{2}{n}\right) \cdots \left(1 - \frac{x-1}{n}\right) = 1,$$

$$\lim_{n \to \infty} \left(1 - \frac{\lambda}{n}\right)^{n-x} = e^{-\lambda}$$

であるから，$np = \lambda$（一定）のもとで $n \to \infty$ とするとき，

$$\lim_{n \to \infty} {}_n\mathrm{C}_x \, p^x (1-p)^{n-x} = \frac{\lambda^x}{x!} e^{-\lambda}$$

が成り立つので，結論を得る。

A.1.4　ガンマ関数とベータ関数の性質

正の数 s に対して，広義積分

$$\Gamma(s) = \int_0^\infty x^{s-1} e^{-x}\, dx$$

で定義される関数を**ガンマ関数**という。

定理 A.1.1. ガンマ関数は次の性質を持つ[*1]。

(1) $\Gamma(s)$ は収束する。

(2) $\Gamma(s) > 0$

(3) $\Gamma(s+1) = s\Gamma(s)$

(4) 自然数 n に対して，$\Gamma(n) = (n-1)!$

(5) $\Gamma\left(\dfrac{1}{2}\right) = \sqrt{\pi}$

正の数 $p,\ q$ に対して，広義積分

$$B(p,q) = \int_0^1 x^{p-1}(1-x)^{q-1}\, dx$$

で定義される関数を**ベータ関数**という。

定理 A.1.2. ベータ関数は次の性質を持つ[*1]。

(1) $B(p,q)$ は収束する。

(2) $B(p,q) > 0$

(3) $B(p,q) = B(q,p)$

(4) $qB(p+1,q) = pB(p,q+1)$

(5) 自然数 m,n に対して，$B(m,n) = \dfrac{(m-1)!(n-1)!}{(n+m-1)!}$

(6) $B(p,q) = 2\displaystyle\int_0^{\frac{\pi}{2}} \sin^{2p-1} x \cos^{2q-1} x\, dx$

(7) $B\left(\dfrac{1}{2}, \dfrac{1}{2}\right) = \pi$

[*1] 証明は三宅 [17, 5.5 節] など微分積分学の教科書を参照せよ。

ガンマ関数とベータ関数には次の関係式が成り立つ[*1]。

> **定理 A.1.3.** $B(p,q) = \dfrac{\Gamma(p)\Gamma(q)}{\Gamma(p+q)}$.

定理 A.1.1(5) と定理 A.1.3 より，$t(n)$, $F(m,n)$ の確率密度関数はそれぞれ

$$\frac{1}{\sqrt{n}B(n/2, 1/2)}\left(1 + \frac{x^2}{n}\right)^{-\frac{n+1}{2}}, \tag{A.2}$$

$$\frac{1}{B(m/2, n/2)}\left(\frac{m}{n}\right)^{\frac{m}{2}} x^{\frac{m-2}{2}}\left(1 + \frac{m}{n}x\right)^{-\frac{m+n}{2}} \tag{A.3}$$

と書くことができる。

A.1.5 定理 4.4.1 の証明

(1) χ^2 分布の確率密度関数および期待値の定義より，

$$E(X) = \frac{1}{2^{\frac{n}{2}}\Gamma(n/2)}\int_0^\infty x^{\frac{n}{2}} e^{-\frac{x}{2}}\,dx \quad \left(t = \frac{x}{2}\ \text{と変数変換}\right)$$

$$= \frac{2}{\Gamma(n/2)}\int_0^\infty t^{\frac{n}{2}} e^{-t}\,dt = \frac{2}{\Gamma(n/2)}\Gamma\left(\frac{n}{2}+1\right)$$

である。定理 A.1.1(3) より $\Gamma\left(\dfrac{n}{2}+1\right) = \dfrac{n}{2}\Gamma\left(\dfrac{n}{2}\right)$ であるから，$E(X) = n$ を得る。分散は $V(X) = E(X^2) - \{E(X)\}^2 = E(X^2) - n^2$ であるから，$E(X^2)$ を求めればよい。χ^2 分布の確率密度関数および期待値の定義より

$$E(X^2) = \frac{1}{2^{\frac{n}{2}}\Gamma(n/2)}\int_0^\infty x^{\frac{n}{2}+1} e^{-\frac{x}{2}}\,dx \quad \left(t = \frac{x}{2}\ \text{と変数変換}\right)$$

$$= \frac{4}{\Gamma(n/2)}\int_0^\infty t^{\frac{n}{2}+1} e^{-t}\,dt = \frac{4}{\Gamma(n/2)}\Gamma\left(\frac{n}{2}+2\right)$$

である。定理 A.1.1(3) より $\Gamma\left(\dfrac{n}{2}+2\right) = \left(\dfrac{n}{2}+1\right)\dfrac{n}{2}\Gamma\left(\dfrac{n}{2}\right)$ であるから，$E(X^2) = n(n+2)$ となる。したがって，$V(X) = n(n+2) - n^2 = 2n$ を得る。

(2) 独立な確率変数 X, Y の確率密度関数をそれぞれ f_X, f_Y とするとき，$X + Y$ の確率密度関数 $g(x)$ は

$$g(x) = \int_0^x f_X(x - y) f_Y(y) \, dy$$

と書ける[*2]（この右辺を**たたみこみ**という）。よって，定理 A.1.3 より

$$g(x) = \frac{1}{2^{\frac{n_1+n_2}{2}} \Gamma(n_1/2)\Gamma(n_2/2)} \int_0^x (x - y)^{\frac{n_1}{2}-1} y^{\frac{n_2}{2}-1} e^{-\frac{x}{2}} \, dy$$

$$= \frac{e^{-\frac{x}{2}} x^{\frac{n_1}{2}+\frac{n_2}{2}-1}}{2^{\frac{n_1+n_2}{2}} \Gamma(n_1/2)\Gamma(n_2/2)} B\left(\frac{n_1}{2}, \frac{n_2}{2}\right) \quad \left(t = \frac{y}{x} \text{ と変数変換した} \right)$$

$$= \frac{1}{2^{\frac{n_1+n_2}{2}} \Gamma\left(\dfrac{n_1 + n_2}{2}\right)} x^{\frac{n_1+n_2}{2}-1} e^{-\frac{x}{2}}$$

となる。これは自由度 $n_1 + n_2$ の χ^2 分布の確率密度関数と一致する。したがって，$X + Y \sim \chi^2(n_1 + n_2)$ である。

(3) $X \sim N(0,1)$ のとき，$X^2 \sim \chi^2(1)$ を示せば，(2) の結果から直ちに結論が得られる。$Y = X^2$ とおく。$x \leqq 0$ のとき，$P(Y \leqq x) = P(X^2 \leqq x) = 0$ だから，$f_Y(x) = 0 \ (x \leqq 0)$ である。一方，$x \geqq 0$ のとき，$X \sim N(0,1)$ なので

$$P(Y \leqq x) = P(X^2 \leqq x) = P(-\sqrt{x} \leq X \leq \sqrt{x}) = \sqrt{\frac{2}{\pi}} \int_0^{\sqrt{x}} e^{-\frac{t^2}{2}} \, dt$$

となる。$s = t^2$ と変数変換すると $P(Y \leqq x) = \dfrac{1}{\sqrt{2\pi}} \int_0^x s^{-\frac{1}{2}} e^{-\frac{s}{2}} \, ds$ が成立。両辺を x で微分して $f_Y(x) = \dfrac{1}{\sqrt{2\pi}} x^{-\frac{1}{2}} e^{-\frac{x}{2}} \ (x > 0)$ となる（$P(Y \leqq x) = \int_{-\infty}^x f_Y(t) \, dt$ に注意せよ）。定理 A.1.1(5) より，Y の確率密度関数 $f_Y(x)$ は $\chi^2(1)$ の確率密度関数と一致することがわかる。よって，$Y = X^2 \sim \chi^2(1)$ が成り立つ。

[*2] 証明は山田・鈴木 [7, p41] などを参照せよ。

A.1.6 定理 4.5.1 の証明

次の事実を準備しておく。確率変数 X,Y の同時確率密度関数を $f_{X,Y}(x,y)$ とし，変数変換 $X = g_1(U,V)$, $Y = g_2(U,V)$ を考えるとき，適当な条件（この変換が 1 対 1 対応であるなどの数学的な要請）のもとで，U,V の同時確率密度関数 $f_{U,V}(u,v)$ は

$$f_{U,V}(u,v) = f_{X,Y}(g_1(u,v), g_2(u,v))|J(u,v)| \tag{A.4}$$

となる。ここで，$J(u,v)$ はヤコビアンと呼ばれ，$x = g_1(u,v)$, $y = g_2(u,v)$ に対し

$$J(u,v) = \frac{\partial x}{\partial u} \cdot \frac{\partial y}{\partial v} - \frac{\partial x}{\partial v} \cdot \frac{\partial y}{\partial u}$$

で定義される（詳細は黒木 [5, 4.4 節] を参照せよ）。

(1) X の確率密度関数を f_X とおく。t 分布の確率密度関数の定義より f_X は偶関数であるから，$xf_X(x)$ は奇関数。よって，$n \geqq 2$ のとき，$E(X) = \displaystyle\int_{-\infty}^{\infty} xf_X(x)\,dx = 0$ となる。次に，$V(X) = E(X^2) - \{E(X)\}^2 = E(X^2)$ であるから，$E(X^2)$ を求めればよい。$x^2 f_X(x)$ は偶関数であるから，

$$
\begin{aligned}
E(X^2) &= 2\int_0^\infty x^2 f_X(x)\,dx \\
&= \frac{2\Gamma((n+1)/2)}{\sqrt{n\pi}\,\Gamma(n/2)} \int_0^\infty x^2 \left(1 + \frac{x^2}{n}\right)^{-\frac{n+1}{2}} dx \\
&= \frac{2\Gamma((n+1)/2)n^{\frac{3}{2}}}{\sqrt{n\pi}\,\Gamma(n/2)} B\left(\frac{n}{2} - 1, \frac{3}{2}\right) \quad \left(y = \left(1 + \frac{x^2}{n}\right)^{-1} と変数変換\right) \\
&= \frac{2n\Gamma(n/2 - 1)\Gamma(3/2)}{\sqrt{\pi}\,\Gamma(n/2)} \\
&\quad \left(定理 A.1.3 より B\left(\frac{n}{2} - 1, \frac{3}{2}\right) = \frac{\Gamma(n/2 - 1)\Gamma(3/2)}{\Gamma((n+1)/2)}.\right) \\
&= \frac{n}{n-2} \\
&\quad \left(定理 A.1.1(3),(5) より \Gamma\left(\frac{n}{2}\right) = \left(\frac{n}{2} - 1\right)\Gamma\left(\frac{n}{2} - 1\right), \Gamma\left(\frac{3}{2}\right) = \frac{\sqrt{\pi}}{2}.\right)
\end{aligned}
$$

を得る。

(2) X, Y の確率密度関数をそれぞれ f_X, f_Y とし，X, Y の同時確率密度関数を $f_{X,Y}$ とおく。このとき，X と Y の独立性から

$$f_{X,Y}(x,y) = f_X(x)f_Y(y) = \frac{1}{\sqrt{2\pi}}e^{-\frac{x^2}{2}} \cdot \frac{1}{2^{\frac{n}{2}}\Gamma(n/2)}y^{\frac{n}{2}-1}e^{-\frac{y}{2}}$$

である。ここで，$U = \dfrac{X}{\sqrt{Y/n}}, V = Y$（すなわち $X = \sqrt{\dfrac{V}{n}}U, Y = V$）と変数変換すると，$x = \sqrt{\dfrac{v}{n}}u, y = v$ に対し，ヤコビアンは

$$J(u,v) = \frac{\partial x}{\partial u} \cdot \frac{\partial y}{\partial v} - \frac{\partial x}{\partial v} \cdot \frac{\partial y}{\partial u} = \sqrt{\frac{v}{n}} \cdot 1 - \frac{u}{2\sqrt{nv}} \cdot 0 = \sqrt{\frac{v}{n}}$$

である。したがって，(A.4)より，U, V の同時確率密度関数は

$$f_{U,V}(u,v) = f_{X,Y}\left(\sqrt{\frac{v}{n}}u, v\right)\sqrt{\frac{v}{n}} = \frac{1}{\sqrt{n\pi}}\frac{e^{-\frac{v}{2}(\frac{u^2}{n}+1)}v^{\frac{n-1}{2}}}{2^{\frac{n+1}{2}}\Gamma(n/2)}$$

であり，U の確率密度関数 $f_U(u)$ は

$$f_U(u) = \int_{-\infty}^{\infty} f_{U,V}(u,v)dv = \int_0^{\infty} \frac{1}{\sqrt{n\pi}\Gamma(n/2)}\frac{e^{-\frac{v}{2}(\frac{u^2}{n}+1)}v^{\frac{n}{2}-\frac{1}{2}}}{2^{\frac{n+1}{2}}} dv$$

$$= \frac{1}{\sqrt{n\pi}\Gamma(n/2)}\left(1+\frac{u^2}{n}\right)^{-\frac{n+1}{2}}\int_0^{\infty} w^{\frac{n+1}{2}-1}e^{-w} dw$$

となる（3つ目の等号では $\dfrac{v}{2}\left(\dfrac{u^2}{n}+1\right) = w$ と変数変換した）。これは $t(n)$ の確率密度関数に等しいので，$T \sim t(n)$ である。

A.1.7　定理 4.6.1 の証明

(1) F 分布の確率密度関数および期待値の定義より

$$E(X) = \frac{\Gamma((m+n)/2)}{\Gamma(m/2)\Gamma(n/2)}\left(\frac{m}{n}\right)^{\frac{m}{2}}\int_0^{\infty} x^{\frac{m}{2}}\left(1+\frac{m}{n}x\right)^{-\frac{m+n}{2}} dx$$

と書ける。$1 + \dfrac{m}{n}x = \dfrac{1}{y}$ と変数変換して整理すると

$$E(X) = \frac{\Gamma((m+n)/2)}{\Gamma(m/2)\Gamma(n/2)} \cdot \frac{n}{m} \cdot B\left(\frac{n}{2} - 1, \frac{m}{2} + 1\right)$$

となる。ここで，定理 A.1.3，定理 A.1.1(3) より

$$
\begin{aligned}
E(X) &= \frac{\Gamma((m+n)/2)}{\Gamma(m/2)\Gamma(n/2)} \cdot \frac{n}{m} \cdot \frac{\Gamma(n/2-1)\Gamma(m/2+1)}{\Gamma((m+n)/2)} \\
&= \frac{\Gamma((m+n)/2)}{\Gamma(m/2)(n/2-1)\Gamma(n/2-1)} \cdot \frac{n}{m} \cdot \frac{m}{2} \cdot \frac{\Gamma(n/2-1)\Gamma(m/2)}{\Gamma((m+n)/2)} \\
&= \frac{n}{n-2}
\end{aligned}
$$

を得る。次に，分散は $V(X) = E(X^2) - (E(X))^2$ であるから，$E(X^2)$ がわかればよい。F 分布の確率密度関数および期待値の定義より

$$E(X^2) = \frac{\Gamma((m+n)/2)}{\Gamma(m/2)\Gamma(n/2)} \left(\frac{m}{n}\right)^{\frac{m}{2}} \int_0^\infty x^{\frac{m}{2}+1} \left(1 + \frac{m}{n}x\right)^{-\frac{m+n}{2}} dx$$

と書ける。$1 + \dfrac{m}{n}x = \dfrac{1}{y}$ と変数変換して整理すると

$$E(X^2) = \frac{\Gamma((m+n)/2)}{\Gamma(m/2)\Gamma(n/2)} \cdot \frac{n^2}{m^2} \cdot B\left(\frac{n}{2} - 2, \frac{m}{2} + 2\right)$$

となる。ここで，上と同様に定理 A.1.3，定理 A.1.1(3) を用いて

$$E(X^2) = \frac{n^2(m+2)}{(n-2)(n-4)m}$$

を得る。したがって，$V(X) = E(X^2) - (E(X))^2 = \dfrac{n^2(2m+2n-4)}{(n-2)^2(n-4)m}$ となる。

(2) X, Y の確率密度関数をそれぞれ f_X, f_Y とし，X と Y の同時確率密度関数を $f_{X,Y}$ とおく。このとき，χ^2 分布の確率密度関数の定義および X と Y の独立性から

$$f_{X,Y}(x,y) = f_X(x)f_Y(y) = \frac{x^{\frac{m}{2}-1}y^{\frac{n}{2}-1}e^{-\frac{x}{2}-\frac{y}{2}}}{2^{\frac{m+n}{2}}\Gamma(m/2)\Gamma(n/2)}$$

と書ける。ここで, $U = \dfrac{X/m}{Y/n}$, $V = Y$ (すなわち $X = \dfrac{m}{n}UV$, $Y = V$) と変数変換すると, $x = \dfrac{m}{n}uv$, $y = v$ に対して, ヤコビアンは

$$J(u,v) = \frac{m}{n}v$$

であるから, (A.4)より, U, V の同時確率密度関数 $f_{U,V}$ は

$$f_{U,V}(u,v) = f_{X,Y}\left(\frac{muv}{n}, v\right) \cdot \frac{mv}{n} = \frac{\left(\frac{muv}{n}\right)^{\frac{m}{2}-1}v^{\frac{n}{2}-1}e^{-\frac{muv}{2n}-\frac{v}{2}}}{2^{\frac{m+n}{2}}\Gamma(m/2)\Gamma(n/2)} \cdot \frac{mv}{n}$$

となる。したがって, U の確率密度関数 $f(U)$ は

$$
\begin{aligned}
f_U(u) &= \int_{-\infty}^{\infty} f_{U,V}(u,v)\, dv \\
&= \frac{(m/n)^{m/2}u^{m/2-1}}{2^{(m+n)/2}\Gamma(m/2)\Gamma(n/2)} \int_0^{\infty} v^{\frac{m+n}{2}-1}e^{-\frac{v}{2}\left(\frac{mu}{n}+1\right)}\, dv \\
&= \frac{(m/n)^{m/2}u^{m/2-1}}{\Gamma(m/2)\Gamma(n/2)} \left(\frac{n}{mu+n}\right)^{\frac{m+n}{2}} \int_0^{\infty} w^{\frac{m+n}{2}-1}e^{-w}\, dw \\
&= \frac{(m/n)^{m/2}u^{m/2-1}}{\Gamma(m/2)\Gamma(n/2)} \left(\frac{n}{mu+n}\right)^{\frac{m+n}{2}} \Gamma\left(\frac{m+n}{2}\right)
\end{aligned}
$$

となる。ただし, 3つ目の等号では, $\dfrac{v}{2}\left(\dfrac{mu}{n}+1\right) = w$ と変数変換した。これは $F(m,n)$ の確率密度関数に等しい。したがって, $U \sim F(m,n)$ を得る。

(3) X の確率密度関数を $f(x)$, $Y = \dfrac{1}{X}$ とおくとき, Y の確率密度関数 $g(y)$ は (2) と同様にして

$$g(y) = f(1/y)\left|\frac{dx}{dy}\right| = \frac{m^{\frac{m}{2}}n^{\frac{n}{2}}\Gamma((m+n)/2)y^{\frac{n}{2}-1}}{\Gamma(m/2)\Gamma(n/2)(ny+m)^{\frac{m+n}{2}}}$$

となる。これは $F(n,m)$ の確率密度関数に等しい。したがって, $Y \sim F(n,m)$ を得る。

A.2 付表

表 A.1: 正規分布表 I

$$z \to I(z) = \frac{1}{\sqrt{2\pi}} \int_0^z e^{-\frac{x^2}{2}}\, dx$$

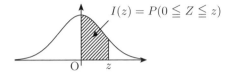

$I(z) = P(0 \leqq Z \leqq z)$

z	0.00	0.01	0.02	0.03	0.04	0.05	0.06	0.07	0.08	0.09
0.0	.0000	.0040	.0080	.0120	.0160	.0199	.0239	.0279	.0319	.0359
0.1	.0398	.0438	.0478	.0517	.0557	.0596	.0636	.0675	.0714	.0753
0.2	.0793	.0832	.0871	.0910	.0948	.0987	.1026	.1064	.1103	.1141
0.3	.1179	.1217	.1255	.1293	.1331	.1368	.1406	.1443	.1480	.1517
0.4	.1554	.1591	.1628	.1664	.1700	.1736	.1772	.1808	.1844	.1879
0.5	.1915	.1950	.1985	.2019	.2054	.2088	.2123	.2157	.2190	.2224
0.6	.2257	.2291	.2324	.2357	.2389	.2422	.2454	.2486	.2517	.2549
0.7	.2580	.2611	.2642	.2673	.2704	.2734	.2764	.2794	.2823	.2852
0.8	.2881	.2910	.2939	.2967	.2995	.3023	.3051	.3078	.3106	.3133
0.9	.3159	.3186	.3212	.3238	.3264	.3289	.3315	.3340	.3365	.3389
1.0	.3413	.3438	.3461	.3485	.3508	.3531	.3554	.3577	.3599	.3621
1.1	.3643	.3665	.3686	.3708	.3729	.3749	.3770	.3790	.3810	.3830
1.2	.3849	.3869	.3888	.3907	.3925	.3944	.3962	.3980	.3997	.4015
1.3	.4032	.4049	.4066	.4082	.4099	.4115	.4131	.4147	.4162	.4177
1.4	.4192	.4207	.4222	.4236	.4251	.4265	.4279	.4292	.4306	.4319
1.5	.4332	.4345	.4357	.4370	.4382	.4394	.4406	.4418	.4429	.4441
1.6	.4452	.4463	.4474	.4484	.4495	.4505	.4515	.4525	.4535	.4545
1.7	.4554	.4564	.4573	.4582	.4591	.4599	.4608	.4616	.4625	.4633
1.8	.4641	.4649	.4656	.4664	.4671	.4678	.4686	.4693	.4699	.4706
1.9	.4713	.4719	.4726	.4732	.4738	.4744	.4750	.4756	.4761	.4767
2.0	.4772	.4778	.4783	.4788	.4793	.4798	.4803	.4808	.4812	.4817
2.1	.4821	.4826	.4830	.4834	.4838	.4842	.4846	.4850	.4854	.4857
2.2	.4861	.4864	.4868	.4871	.4875	.4878	.4881	.4884	.4887	.4890
2.3	.4893	.4896	.4898	.4901	.4904	.4906	.4909	.4911	.4913	.4916
2.4	.4918	.4920	.4922	.4925	.4927	.4929	.4931	.4932	.4934	.4936
2.5	.4938	.4940	.4941	.4943	.4945	.4946	.4948	.4949	.4951	.4952
2.6	.4953	.4955	.4956	.4957	.4959	.4960	.4961	.4962	.4963	.4964
2.7	.4965	.4966	.4967	.4968	.4969	.4970	.4971	.4972	.4973	.4974
2.8	.4974	.4975	.4976	.4977	.4977	.4978	.4979	.4979	.4980	.4981
2.9	.4981	.4982	.4982	.4983	.4984	.4984	.4985	.4985	.4986	.4986
3.0	.4987	.4987	.4987	.4988	.4988	.4989	.4989	.4989	.4990	.4990

表 A.2: 正規分布表 II

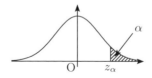

α	z_α
0.050	1.645
0.025	1.960
0.010	2.326
0.005	2.576

$\alpha \to z_\alpha$

α	.000	.001	.002	.003	.004	.005	.006	.007	.008	.009
0.00	∞	3.090	2.878	2.748	2.652	2.576	2.512	2.457	2.409	2.366
0.01	2.326	2.290	2.257	2.226	2.197	2.170	2.144	2.120	2.097	2.075
0.02	2.054	2.034	2.014	1.995	1.977	1.960	1.943	1.927	1.911	1.895
0.03	1.881	1.866	1.852	1.838	1.825	1.812	1.799	1.787	1.774	1.762
0.04	1.751	1.739	1.728	1.717	1.706	1.695	1.685	1.675	1.665	1.655
0.05	1.645	1.635	1.626	1.616	1.607	1.598	1.589	1.580	1.572	1.563
0.06	1.555	1.546	1.538	1.530	1.522	1.514	1.506	1.499	1.491	1.483
0.07	1.476	1.468	1.461	1.459	1.447	1.440	1.433	1.426	1.419	1.412
0.08	1.405	1.398	1.392	1.385	1.379	1.372	1.366	1.359	1.353	1.347
0.09	1.341	1.335	1.329	1.323	1.317	1.311	1.305	1.299	1.293	1.287
0.10	1.282	1.276	1.270	1.265	1.259	1.254	1.248	1.243	1.237	1.232
0.11	1.227	1.221	1.216	1.211	1.206	1.200	1.195	1.190	1.185	1.180
0.12	1.175	1.170	1.165	1.160	1.155	1.150	1.146	1.141	1.136	1.131
0.13	1.126	1.122	1.117	1.112	1.108	1.103	1.098	1.094	1.089	1.085
0.14	1.080	1.076	1.071	1.067	1.063	1.058	1.054	1.049	1.045	1.041
0.15	1.036	1.032	1.028	1.024	1.019	1.015	1.011	1.007	1.003	0.999
0.16	0.994	0.990	0.986	0.982	0.978	0.974	0.970	0.966	0.962	0.958
0.17	0.954	0.950	0.946	0.942	0.938	0.935	0.931	0.927	0.923	0.919
0.18	0.915	0.912	0.908	0.904	0.900	0.896	0.893	0.889	0.885	0.882
0.19	0.878	0.874	0.871	0.867	0.863	0.860	0.856	0.852	0.849	0.845
0.20	0.842	0.838	0.834	0.831	0.827	0.824	0.820	0.817	0.813	0.810
0.21	0.806	0.803	0.800	0.796	0.793	0.789	0.786	0.782	0.779	0.776
0.22	0.772	0.769	0.765	0.762	0.759	0.755	0.752	0.749	0.745	0.742
0.23	0.739	0.736	0.732	0.729	0.726	0.722	0.719	0.716	0.713	0.710
0.24	0.706	0.703	0.700	0.697	0.693	0.690	0.687	0.684	0.681	0.678
0.25	0.674	0.671	0.668	0.665	0.662	0.659	0.656	0.653	0.650	0.646
0.26	0.643	0.640	0.637	0.634	0.631	0.628	0.625	0.622	0.619	0.616
0.27	0.613	0.610	0.607	0.604	0.601	0.598	0.595	0.592	0.589	0.586
0.28	0.583	0.580	0.577	0.574	0.571	0.568	0.565	0.562	0.559	0.556
0.29	0.553	0.550	0.548	0.545	0.542	0.539	0.536	0.533	0.530	0.527
0.30	0.524	0.522	0.519	0.516	0.513	0.510	0.507	0.504	0.502	0.499
0.31	0.496	0.493	0.490	0.487	0.485	0.481	0.479	0.476	0.473	0.471
0.32	0.468	0.465	0.462	0.459	0.457	0.454	0.451	0.448	0.445	0.443
0.33	0.440	0.437	0.434	0.432	0.429	0.426	0.423	0.421	0.418	0.415
0.34	0.412	0.410	0.407	0.404	0.402	0.399	0.396	0.393	0.391	0.388
0.35	0.385	0.383	0.380	0.377	0.375	0.372	0.369	0.366	0.364	0.361
0.36	0.358	0.356	0.353	0.350	0.348	0.345	0.342	0.340	0.337	0.335
0.37	0.332	0.329	0.327	0.324	0.321	0.319	0.316	0.313	0.311	0.308
0.38	0.305	0.303	0.300	0.298	0.295	0.292	0.290	0.287	0.285	0.282
0.39	0.279	0.277	0.274	0.272	0.269	0.266	0.264	0.261	0.259	0.256
0.40	0.253	0.251	0.248	0.246	0.243	0.240	0.238	0.235	0.233	0.230
0.41	0.228	0.225	0.222	0.220	0.217	0.215	0.212	0.210	0.207	0.204
0.42	0.202	0.199	0.197	0.194	0.192	0.189	0.187	0.184	0.181	0.179
0.43	0.176	0.174	0.171	0.169	0.166	0.164	0.161	0.159	0.156	0.154
0.44	0.151	0.148	0.146	0.143	0.141	0.138	0.136	0.133	0.131	0.128
0.45	0.126	0.123	0.121	0.118	0.116	0.113	0.111	0.108	0.105	0.103
0.46	0.100	0.098	0.095	0.093	0.090	0.088	0.085	0.083	0.080	0.078
0.47	0.075	0.073	0.070	0.068	0.065	0.063	0.060	0.058	0.055	0.053
0.48	0.050	0.048	0.045	0.043	0.040	0.038	0.035	0.033	0.030	0.028
0.49	0.025	0.023	0.020	0.018	0.015	0.013	0.010	0.008	0.005	0.003

表 A.3: χ^2 分布表

$$\alpha = P(\chi^2_\alpha(n) \leqq \chi^2) \to \chi^2_\alpha(n)$$

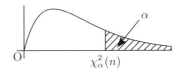

n \ α	0.990	0.975	0.950	0.500	0.100	0.050	0.025	0.010
1	0.0002	0.001	0.004	0.455	2.706	3.841	5.024	6.635
2	0.020	0.051	0.103	1.386	4.605	5.991	7.378	9.210
3	0.115	0.216	0.352	2.366	6.251	7.815	9.348	11.345
4	0.297	0.484	0.711	3.357	7.779	9.488	11.143	13.277
5	0.554	0.831	1.145	4.351	9.236	11.070	12.832	15.086
6	0.872	1.237	1.635	5.348	10.645	12.592	14.449	16.812
7	1.239	1.690	2.167	6.346	12.017	14.067	16.013	18.475
8	1.646	2.180	2.733	7.344	13.362	15.507	17.535	20.090
9	2.088	2.700	3.325	8.343	14.684	16.919	19.023	21.666
10	2.558	3.247	3.940	9.342	15.987	18.307	20.483	23.209
11	3.053	3.816	4.575	10.341	17.275	19.675	21.920	24.725
12	3.571	4.404	5.226	11.340	18.549	21.026	23.337	26.217
13	4.107	5.009	5.892	12.340	19.812	22.362	24.736	27.688
14	4.660	5.629	6.571	13.339	21.064	23.685	26.119	29.141
15	5.229	6.262	7.261	14.339	22.307	24.996	27.488	30.578
16	5.812	6.908	7.962	15.338	23.542	26.296	28.845	32.000
17	6.408	7.564	8.672	16.338	24.769	27.587	30.191	33.409
18	7.015	8.231	9.390	17.338	25.989	28.869	31.526	34.805
19	7.633	8.907	10.117	18.338	27.204	30.144	32.852	36.191
20	8.260	9.591	10.851	19.337	28.412	31.410	34.170	37.566
21	8.897	10.283	11.591	20.337	29.615	32.671	35.479	38.932
22	9.542	10.982	12.338	21.337	30.813	33.924	36.781	40.289
23	10.196	11.689	13.091	22.337	32.007	35.172	38.076	41.638
24	10.856	12.401	13.848	23.337	33.196	36.415	39.364	42.980
25	11.524	13.120	14.611	24.337	34.382	37.652	40.646	44.314
26	12.198	13.844	15.379	25.336	35.563	38.885	41.923	45.642
27	12.878	14.573	16.151	26.336	36.741	40.113	43.195	46.963
28	13.565	15.308	16.928	27.336	37.916	41.337	44.461	48.278
29	14.256	16.047	17.708	28.336	39.087	42.557	45.722	49.588
30	14.953	16.791	18.493	29.336	40.256	43.773	46.979	50.892
40	22.164	24.433	26.509	39.335	51.805	55.758	59.342	63.691
50	29.707	32.357	34.764	49.335	63.167	67.505	71.420	76.154
60	37.485	40.482	43.188	59.335	74.397	79.082	83.298	88.379
70	45.422	48.758	51.739	69.334	85.527	90.531	95.023	100.425
80	53.540	57.153	60.391	79.334	96.578	101.879	106.629	112.329
90	61.754	65.647	69.126	89.334	107.565	113.145	118.136	124.116
100	70.065	74.222	77.929	99.334	118.498	124.342	129.561	135.807

表 A.4: t 分布表

$$\alpha = P(t_\alpha(n) \leqq T) \to t_\alpha(n)$$

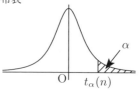

n \ α	0.250	0.200	0.150	0.100	0.050	0.025	0.010	0.005
1	1.000	1.376	1.963	3.078	6.314	12.71	31.82	63.66
2	0.816	1.061	1.386	1.886	2.920	4.303	6.965	9.925
3	0.765	0.978	1.250	1.638	2.353	3.182	4.541	5.841
4	0.741	0.941	1.190	1.533	2.132	2.776	3.747	4.604
5	0.727	0.920	1.156	1.476	2.015	2.571	3.365	4.032
6	0.718	0.906	1.134	1.440	1.943	2.447	3.143	3.707
7	0.711	0.896	1.119	1.415	1.895	2.365	2.998	3.499
8	0.706	0.889	1.108	1.397	1.860	2.306	2.896	3.355
9	0.703	0.883	1.100	1.383	1.833	2.262	2.821	3.250
10	0.700	0.879	1.093	1.372	1.812	2.228	2.764	3.169
11	0.697	0.876	1.088	1.363	1.796	2.201	2.718	3.106
12	0.695	0.873	1.083	1.356	1.782	2.179	2.681	3.055
13	0.694	0.870	1.079	1.350	1.771	2.160	2.650	3.012
14	0.692	0.868	1.076	1.345	1.761	2.145	2.624	2.977
15	0.691	0.866	1.074	1.341	1.753	2.131	2.602	2.947
16	0.690	0.865	1.071	1.337	1.746	2.120	2.583	2.921
17	0.689	0.863	1.069	1.333	1.740	2.110	2.567	2.898
18	0.688	0.862	1.067	1.330	1.734	2.101	2.552	2.878
19	0.688	0.861	1.066	1.328	1.729	2.093	2.539	2.861
20	0.687	0.860	1.064	1.325	1.725	2.086	2.528	2.845
21	0.686	0.859	1.063	1.323	1.721	2.080	2.518	2.831
22	0.686	0.858	1.061	1.321	1.717	2.074	2.508	2.819
23	0.685	0.858	1.060	1.319	1.714	2.069	2.500	2.807
24	0.685	0.857	1.059	1.318	1.711	2.064	2.492	2.797
25	0.684	0.856	1.058	1.316	1.708	2.060	2.485	2.787
26	0.684	0.856	1.058	1.315	1.706	2.056	2.479	2.779
27	0.684	0.855	1.057	1.314	1.703	2.052	2.473	2.771
28	0.683	0.855	1.056	1.313	1.701	2.048	2.467	2.763
29	0.683	0.854	1.055	1.311	1.699	2.045	2.462	2.756
30	0.683	0.854	1.055	1.310	1.697	2.042	2.457	2.750
40	0.681	0.851	1.050	1.303	1.684	2.021	2.423	2.704
60	0.679	0.848	1.045	1.296	1.671	2.000	2.390	2.660
120	0.677	0.845	1.041	1.289	1.658	1.980	2.358	2.617
240	0.676	0.843	1.039	1.285	1.651	1.970	2.342	2.596
∞	0.674	0.842	1.036	1.282	1.645	1.960	2.326	2.576

表 A.5: F 分布表 I（上側 5% 点）

自由度 (m, n); $P(F_{0.05}(m, n) \leq F) = 0.05 \to F_{0.05}(m, n)$

n＼m	1	2	3	4	5	6	7	8	9	10
1	161	200	216	225	230	234	237	239	241	242
2	18.5	19.0	19.2	19.2	19.3	19.3	19.4	19.4	19.4	19.4
3	10.1	9.55	9.28	9.12	9.01	8.94	8.89	8.85	8.81	8.79
4	7.71	6.94	6.59	6.39	6.26	6.16	6.09	6.04	6.00	5.96
5	6.61	5.79	5.41	5.19	5.05	4.95	4.88	4.82	4.77	4.74
6	5.99	5.14	4.76	4.53	4.39	4.28	4.21	4.15	4.10	4.06
7	5.59	4.74	4.35	4.12	3.97	3.87	3.79	3.73	3.68	3.64
8	5.32	4.46	4.07	3.84	3.68	3.58	3.50	3.44	3.39	3.35
9	5.12	4.26	3.86	3.63	3.48	3.37	3.29	3.23	3.18	3.14
10	4.96	4.10	3.71	3.48	3.33	3.22	3.14	3.07	3.02	2.98
11	4.84	3.98	3.59	3.36	3.20	3.09	3.01	2.95	2.90	2.85
12	4.75	3.89	3.49	3.26	3.11	3.00	2.91	2.85	2.80	2.75
13	4.67	3.81	3.41	3.18	3.03	2.92	2.83	2.77	2.71	2.67
14	4.60	3.74	3.34	3.11	2.96	2.85	2.76	2.70	2.65	2.60
15	4.54	3.68	3.29	3.06	2.90	2.79	2.71	2.64	2.59	2.54
16	4.49	3.63	3.24	3.01	2.85	2.74	2.66	2.59	2.54	2.49
17	4.45	3.59	3.20	2.96	2.81	2.70	2.61	2.55	2.49	2.45
18	4.41	3.55	3.16	2.93	2.77	2.66	2.58	2.51	2.46	2.41
19	4.38	3.52	3.13	2.90	2.74	2.63	2.54	2.48	2.42	2.38
20	4.35	3.49	3.10	2.87	2.71	2.60	2.51	2.45	2.39	2.35
21	4.32	3.47	3.07	2.84	2.68	2.57	2.49	2.42	2.37	2.32
22	4.30	3.44	3.05	2.82	2.66	2.55	2.46	2.40	2.34	2.30
23	4.28	3.42	3.03	2.80	2.64	2.53	2.44	2.37	2.32	2.27
24	4.26	3.40	3.01	2.78	2.62	2.51	2.42	2.36	2.30	2.25
25	4.24	3.39	2.99	2.76	2.60	2.49	2.40	2.34	2.28	2.24
26	4.23	3.37	2.98	2.74	2.59	2.47	2.39	2.32	2.27	2.22
27	4.21	3.35	2.96	2.73	2.57	2.46	2.37	2.31	2.25	2.20
28	4.20	3.34	2.95	2.71	2.56	2.45	2.36	2.29	2.24	2.19
29	4.18	3.33	2.93	2.70	2.55	2.43	2.35	2.28	2.22	2.18
30	4.17	3.32	2.92	2.69	2.53	2.42	2.33	2.27	2.21	2.16
40	4.08	3.23	2.84	2.61	2.45	2.34	2.25	2.18	2.12	2.08
60	4.00	3.15	2.76	2.53	2.37	2.25	2.17	2.10	2.04	1.99
120	3.92	3.07	2.68	2.45	2.29	2.18	2.09	2.02	1.96	1.91
∞	3.84	3.00	2.61	2.37	2.21	2.10	2.01	1.94	1.88	1.83

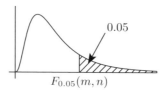

$$F_{0.05}(m, n)$$

n \ m	12	15	20	24	30	40	60	80	120	∞
1	244	246	248	249	250	251	252	253	253	254
2	19.4	19.4	19.4	19.5	19.5	19.5	19.5	19.5	19.5	19.5
3	8.74	8.70	8.66	8.64	8.62	8.59	8.57	8.56	8.55	8.53
4	5.91	5.86	5.80	5.77	5.75	5.72	5.69	5.67	5.66	5.63
5	4.68	4.62	4.56	4.53	4.50	4.46	4.43	4.41	4.40	4.37
6	4.00	3.94	3.87	3.84	3.81	3.77	3.74	3.72	3.70	3.67
7	3.57	3.51	3.44	3.41	3.38	3.34	3.30	3.29	3.27	3.23
8	3.28	3.22	3.15	3.12	3.08	3.04	3.01	2.99	2.97	2.93
9	3.07	3.01	2.94	2.90	2.86	2.83	2.79	2.77	2.75	2.71
10	2.91	2.85	2.77	2.74	2.70	2.66	2.62	2.60	2.58	2.54
11	2.79	2.72	2.65	2.61	2.57	2.53	2.49	2.47	2.45	2.40
12	2.69	2.62	2.54	2.51	2.47	2.43	2.38	2.36	2.34	2.30
13	2.60	2.53	2.46	2.42	2.38	2.34	2.30	2.27	2.25	2.21
14	2.53	2.46	2.39	2.35	2.31	2.27	2.22	2.20	2.18	2.13
15	2.48	2.40	2.33	2.29	2.25	2.20	2.16	2.14	2.11	2.07
16	2.42	2.35	2.28	2.24	2.19	2.15	2.11	2.08	2.06	2.01
17	2.38	2.31	2.23	2.19	2.15	2.10	2.06	2.03	2.01	1.96
18	2.34	2.27	2.19	2.15	2.11	2.06	2.02	1.99	1.97	1.92
19	2.31	2.23	2.16	2.11	2.07	2.03	1.98	1.96	1.93	1.88
20	2.28	2.20	2.12	2.08	2.04	1.99	1.95	1.92	1.90	1.84
21	2.25	2.18	2.10	2.05	2.01	1.96	1.92	1.89	1.87	1.81
22	2.23	2.15	2.07	2.03	1.98	1.94	1.89	1.86	1.84	1.78
23	2.20	2.13	2.05	2.01	1.96	1.91	1.86	1.84	1.81	1.76
24	2.18	2.11	2.03	1.98	1.94	1.89	1.84	1.82	1.79	1.73
25	2.16	2.09	2.01	1.96	1.92	1.87	1.82	1.80	1.77	1.71
26	2.15	2.07	1.99	1.95	1.90	1.85	1.80	1.78	1.75	1.69
27	2.13	2.06	1.97	1.93	1.88	1.84	1.79	1.76	1.73	1.67
28	2.12	2.04	1.96	1.91	1.87	1.82	1.77	1.74	1.71	1.65
29	2.10	2.03	1.94	1.90	1.85	1.81	1.75	1.73	1.70	1.64
30	2.09	2.01	1.93	1.89	1.84	1.79	1.74	1.71	1.68	1.62
40	2.00	1.92	1.84	1.79	1.74	1.69	1.64	1.61	1.58	1.51
60	1.92	1.84	1.75	1.70	1.65	1.59	1.53	1.50	1.47	1.39
120	1.83	1.75	1.66	1.61	1.55	1.50	1.43	1.39	1.35	1.25
∞	1.75	1.67	1.57	1.52	1.46	1.39	1.32	1.27	1.22	1.00

表 A.6: F 分布表 II（上側 2.5% 点）

自由度 (m, n); $P(F_{0.025}(m, n) \leqq F) = 0.025 \rightarrow F_{0.025}(m, n)$

n \ m	1	2	3	4	5	6	7	8	9	10
1	648	800	864	900	922	937	948	957	963	969
2	38.5	39.0	39.2	39.2	39.3	39.3	39.4	39.4	39.4	39.4
3	17.4	16.0	15.4	15.1	14.9	14.7	14.6	14.6	14.5	14.4
4	12.2	10.6	9.98	9.60	9.36	9.20	9.07	8.98	8.90	8.84
5	10.0	8.43	7.76	7.39	7.15	6.98	6.85	6.76	6.68	6.62
6	8.81	7.26	6.60	6.23	5.99	5.82	5.70	5.60	5.52	5.46
7	8.07	6.54	5.89	5.52	5.29	5.12	4.99	4.90	4.82	4.76
8	7.57	6.06	5.42	5.05	4.82	4.65	4.53	4.43	4.36	4.30
9	7.21	5.71	5.08	4.72	4.48	4.32	4.20	4.10	4.03	3.96
10	6.94	5.46	4.83	4.47	4.24	4.07	3.95	3.85	3.78	3.72
11	6.72	5.26	4.63	4.28	4.04	3.88	3.76	3.66	3.59	3.53
12	6.55	5.10	4.47	4.12	3.89	3.73	3.61	3.51	3.44	3.37
13	6.41	4.97	4.35	4.00	3.77	3.60	3.48	3.39	3.31	3.25
14	6.30	4.86	4.24	3.89	3.66	3.50	3.38	3.29	3.21	3.15
15	6.20	4.77	4.15	3.80	3.58	3.41	3.29	3.20	3.12	3.06
16	6.12	4.69	4.08	3.73	3.50	3.34	3.22	3.12	3.05	2.99
17	6.04	4.62	4.01	3.66	3.44	3.28	3.16	3.06	2.98	2.92
18	5.98	4.56	3.95	3.61	3.38	3.22	3.10	3.01	2.93	2.87
19	5.92	4.51	3.90	3.56	3.33	3.17	3.05	2.96	2.88	2.82
20	5.87	4.46	3.86	3.51	3.29	3.13	3.01	2.91	2.84	2.77
21	5.83	4.42	3.82	3.48	3.25	3.09	2.97	2.87	2.80	2.73
22	5.79	4.38	3.78	3.44	3.22	3.05	2.93	2.84	2.76	2.70
23	5.75	4.35	3.75	3.41	3.18	3.02	2.90	2.81	2.73	2.67
24	5.72	4.32	3.72	3.38	3.15	2.99	2.87	2.78	2.70	2.64
25	5.69	4.29	3.69	3.35	3.13	2.97	2.85	2.75	2.68	2.61
26	5.66	4.27	3.67	3.33	3.10	2.94	2.82	2.73	2.65	2.59
27	5.63	4.24	3.65	3.31	3.08	2.92	2.80	2.71	2.63	2.57
28	5.61	4.22	3.63	3.29	3.06	2.90	2.78	2.69	2.61	2.55
29	5.59	4.20	3.61	3.27	3.04	2.88	2.76	2.67	2.59	2.53
30	5.57	4.18	3.59	3.25	3.03	2.87	2.75	2.65	2.57	2.51
40	5.42	4.05	3.46	3.13	2.90	2.74	2.62	2.53	2.45	2.39
60	5.29	3.93	3.34	3.01	2.79	2.63	2.51	2.41	2.33	2.27
120	5.15	3.80	3.23	2.89	2.67	2.52	2.39	2.30	2.22	2.16
∞	5.02	3.69	3.12	2.79	2.57	2.41	2.29	2.19	2.11	2.05

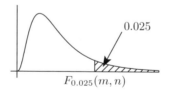

$$F_{0.025}(m, n)$$

m $\backslash$ n	12	15	20	24	30	40	60	80	120	∞
1	977	985	993	997	1001	1006	1010	1012	1014	1018
2	39.4	39.4	39.4	39.5	39.5	39.5	39.5	39.5	39.5	39.5
3	14.3	14.3	14.2	14.1	14.1	14.0	14.0	14.0	13.9	13.9
4	8.75	8.66	8.56	8.51	8.46	8.41	8.36	8.33	8.31	8.26
5	6.52	6.43	6.33	6.28	6.23	6.18	6.12	6.10	6.07	6.02
6	5.37	5.27	5.17	5.12	5.07	5.01	4.96	4.93	4.90	4.85
7	4.67	4.57	4.47	4.41	4.36	4.31	4.25	4.23	4.20	4.14
8	4.20	4.10	4.00	3.95	3.89	3.84	3.78	3.76	3.73	3.67
9	3.87	3.77	3.67	3.61	3.56	3.51	3.45	3.42	3.39	3.33
10	3.62	3.52	3.42	3.37	3.31	3.26	3.20	3.17	3.14	3.08
11	3.43	3.33	3.23	3.17	3.12	3.06	3.00	2.97	2.94	2.88
12	3.28	3.18	3.07	3.02	2.96	2.91	2.85	2.82	2.79	2.72
13	3.15	3.05	2.95	2.89	2.84	2.78	2.72	2.69	2.66	2.60
14	3.05	2.95	2.84	2.79	2.73	2.67	2.61	2.58	2.55	2.49
15	2.96	2.86	2.76	2.70	2.64	2.59	2.52	2.49	2.46	2.40
16	2.89	2.79	2.68	2.63	2.57	2.51	2.45	2.42	2.38	2.32
17	2.82	2.72	2.62	2.56	2.50	2.44	2.38	2.35	2.32	2.25
18	2.77	2.67	2.56	2.50	2.44	2.38	2.32	2.29	2.26	2.19
19	2.72	2.62	2.51	2.45	2.39	2.33	2.27	2.24	2.20	2.13
20	2.68	2.57	2.46	2.41	2.35	2.29	2.22	2.19	2.16	2.09
21	2.64	2.53	2.42	2.37	2.31	2.25	2.18	2.15	2.11	2.04
22	2.60	2.50	2.39	2.33	2.27	2.21	2.14	2.11	2.08	2.00
23	2.57	2.47	2.36	2.30	2.24	2.18	2.11	2.08	2.04	1.97
24	2.54	2.44	2.33	2.27	2.21	2.15	2.08	2.05	2.01	1.94
25	2.51	2.41	2.30	2.24	2.18	2.12	2.05	2.02	1.98	1.91
26	2.49	2.39	2.28	2.22	2.16	2.09	2.03	1.99	1.95	1.88
27	2.47	2.36	2.25	2.19	2.13	2.07	2.00	1.97	1.93	1.85
28	2.45	2.34	2.23	2.17	2.11	2.05	1.98	1.94	1.91	1.83
29	2.43	2.32	2.21	2.15	2.09	2.03	1.96	1.92	1.89	1.81
30	2.41	2.31	2.20	2.14	2.07	2.01	1.94	1.90	1.87	1.79
40	2.29	2.18	2.07	2.01	1.94	1.88	1.80	1.76	1.72	1.64
60	2.17	2.06	1.94	1.88	1.82	1.74	1.67	1.63	1.58	1.48
120	2.05	1.94	1.82	1.76	1.69	1.61	1.53	1.48	1.43	1.31
∞	1.94	1.83	1.71	1.64	1.57	1.48	1.39	1.33	1.27	1.00

表 A.7: F 分布表 III（上側 1% 点）

自由度 (m, n); $P(F_{0.01}(m, n) \leqq F) = 0.01 \rightarrow F_{0.01}(m, n)$

n \ m	1	2	3	4	5	6	7	8	9	10
1	4052	5000	5403	5625	5764	5859	5928	5981	6022	6056
2	98.5	99.0	99.2	99.2	99.3	99.3	99.4	99.4	99.4	99.4
3	34.1	30.8	29.5	28.7	28.2	27.9	27.7	27.5	27.3	27.2
4	21.2	18.0	16.7	16.0	15.5	15.2	15.0	14.8	14.7	14.5
5	16.3	13.3	12.1	11.4	11.0	10.7	10.5	10.3	10.2	10.1
6	13.7	10.9	9.78	9.15	8.75	8.47	8.26	8.10	7.98	7.87
7	12.2	9.55	8.45	7.85	7.46	7.19	6.99	6.84	6.72	6.62
8	11.3	8.65	7.59	7.01	6.63	6.37	6.18	6.03	5.91	5.81
9	10.6	8.02	6.99	6.42	6.06	5.80	5.61	5.47	5.35	5.26
10	10.0	7.56	6.55	5.99	5.64	5.39	5.20	5.06	4.94	4.85
11	9.65	7.21	6.22	5.67	5.32	5.07	4.89	4.74	4.63	4.54
12	9.33	6.93	5.95	5.41	5.06	4.82	4.64	4.50	4.39	4.30
13	9.07	6.70	5.74	5.21	4.86	4.62	4.44	4.30	4.19	4.10
14	8.86	6.51	5.56	5.04	4.69	4.46	4.28	4.14	4.03	3.94
15	8.68	6.36	5.42	4.89	4.56	4.32	4.14	4.00	3.89	3.80
16	8.53	6.23	5.29	4.77	4.44	4.20	4.03	3.89	3.78	3.69
17	8.40	6.11	5.19	4.67	4.34	4.10	3.93	3.79	3.68	3.59
18	8.29	6.01	5.09	4.58	4.25	4.01	3.84	3.71	3.60	3.51
19	8.18	5.93	5.01	4.50	4.17	3.94	3.77	3.63	3.52	3.43
20	8.10	5.85	4.94	4.43	4.10	3.87	3.70	3.56	3.46	3.37
21	8.02	5.78	4.87	4.37	4.04	3.81	3.64	3.51	3.40	3.31
22	7.95	5.72	4.82	4.31	3.99	3.76	3.59	3.45	3.35	3.26
23	7.88	5.66	4.76	4.26	3.94	3.71	3.54	3.41	3.30	3.21
24	7.82	5.61	4.72	4.22	3.90	3.67	3.50	3.36	3.26	3.17
25	7.77	5.57	4.68	4.18	3.85	3.63	3.46	3.32	3.22	3.13
26	7.72	5.53	4.64	4.14	3.82	3.59	3.42	3.29	3.18	3.09
27	7.68	5.49	4.60	4.11	3.78	3.56	3.39	3.26	3.15	3.06
28	7.64	5.45	4.57	4.07	3.75	3.53	3.36	3.23	3.12	3.03
29	7.60	5.42	4.54	4.04	3.73	3.50	3.33	3.20	3.09	3.00
30	7.56	5.39	4.51	4.02	3.70	3.47	3.30	3.17	3.07	2.98
40	7.31	5.18	4.31	3.83	3.51	3.29	3.12	2.99	2.89	2.80
60	7.08	4.98	4.13	3.65	3.34	3.12	2.95	2.82	2.72	2.63
120	6.85	4.79	3.95	3.48	3.17	2.96	2.79	2.66	2.56	2.47
∞	6.63	4.61	3.78	3.32	3.02	2.80	2.64	2.51	2.41	2.32

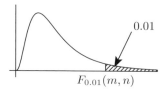

$$F_{0.01}(m, n)$$

n \ m	12	15	20	24	30	40	60	80	120	∞
1	6106	6157	6209	6234	6261	6287	6313	6326	6339	6366
2	99.4	99.4	99.4	99.5	99.5	99.5	99.5	99.5	99.5	99.5
3	27.1	26.9	26.7	26.6	26.5	26.4	26.3	26.3	26.2	26.1
4	14.4	14.2	14.0	13.9	13.8	13.7	13.7	13.6	13.6	13.5
5	9.89	9.72	9.55	9.47	9.38	9.29	9.20	9.16	9.11	9.02
6	7.72	7.56	7.40	7.31	7.23	7.14	7.06	7.01	6.97	6.88
7	6.47	6.31	6.16	6.07	5.99	5.91	5.82	5.78	5.74	5.65
8	5.67	5.52	5.36	5.28	5.20	5.12	5.03	4.99	4.95	4.86
9	5.11	4.96	4.81	4.73	4.65	4.57	4.48	4.44	4.40	4.31
10	4.71	4.56	4.41	4.33	4.24	4.17	4.08	4.04	3.00	3.91
11	4.40	4.25	4.10	4.02	3.94	3.86	3.78	3.73	3.69	3.60
12	4.16	4.01	3.86	3.78	3.70	3.62	3.53	3.49	3.45	3.36
13	3.96	3.82	3.66	3.59	3.51	3.43	3.34	3.30	3.25	3.17
14	3.80	3.66	3.51	3.43	3.35	3.27	3.18	3.14	3.09	3.00
15	3.67	3.52	3.37	3.29	3.21	3.13	3.05	3.00	2.96	2.87
16	3.55	3.41	3.26	3.18	3.10	3.02	2.93	2.89	2.84	2.75
17	3.46	3.31	3.16	3.08	3.00	2.92	2.83	2.79	2.75	2.65
18	3.37	3.23	3.08	3.00	2.92	2.84	2.75	2.70	2.66	2.57
19	3.30	3.15	3.00	2.92	2.84	2.76	2.67	2.63	2.58	2.49
20	3.23	3.09	2.94	2.86	2.78	2.69	2.61	2.56	2.52	2.42
21	3.17	3.03	2.88	2.80	2.72	2.64	2.55	2.50	2.46	2.36
22	3.12	2.98	2.83	2.75	2.67	2.58	2.50	2.45	2.40	2.31
23	3.07	2.93	2.78	2.70	2.62	2.54	2.45	2.40	2.35	2.26
24	3.03	2.89	2.74	2.66	2.58	2.49	2.40	2.36	2.31	2.21
25	2.99	2.85	2.70	2.62	2.54	2.45	2.36	2.32	2.27	2.17
26	2.96	2.81	2.66	2.58	2.50	2.42	2.33	2.28	2.23	2.13
27	2.93	2.78	2.63	2.55	2.47	2.38	2.29	2.25	2.20	2.10
28	2.90	2.75	2.60	2.52	2.44	2.35	2.26	2.22	2.17	2.06
29	2.87	2.73	2.57	2.49	2.41	2.33	2.23	2.19	2.14	2.03
30	2.84	2.70	2.55	2.47	2.39	2.30	2.21	2.16	2.11	2.01
40	2.66	2.52	2.37	2.29	2.20	2.11	2.02	1.97	1.92	1.80
60	2.50	2.35	2.20	2.12	2.03	1.94	1.84	1.78	1.73	1.60
120	2.34	2.19	2.03	1.95	1.86	1.76	1.66	1.60	1.53	1.38
∞	2.18	2.04	1.88	1.79	1.70	1.59	1.47	1.41	1.32	1.00

表 A.8: 順位和検定

$\alpha = 0.025$ （左側） $P(W \leqq W_\alpha) \leqq \alpha$ を満たす W_α の表

n＼m	1	2	3	4	5	6	7	8	9	10	11	12	13	14	15	16	17	18	19	20
1	—																			
2	—	—																		
3	—	—	—																	
4	—	—	—	10																
5	—	—	6	11	17															
6	—	—	7	12	18	26														
7	—	—	7	13	20	27	36													
8	—	3	8	14	21	29	38	49												
9	—	3	8	14	22	31	40	51	62											
10	—	3	9	15	23	32	42	53	65	78										
11	—	3	9	16	24	34	44	55	68	81	96									
12	—	4	10	17	26	35	46	58	71	84	99	115								
13	—	4	10	18	27	37	48	60	73	88	103	119	136							
14	—	4	11	19	28	38	50	62	76	91	106	123	141	160						
15	—	4	11	20	29	40	52	65	79	94	110	127	145	164	184					
16	—	4	12	21	30	42	54	67	82	97	113	131	150	169	190	211				
17	—	5	12	21	32	43	56	70	84	100	117	135	154	174	195	217	240			
18	—	5	13	22	33	45	58	72	87	103	121	139	158	179	200	222	246	270		
19	—	5	13	23	34	46	60	74	90	107	124	143	163	183	205	228	252	277	303	
20	—	5	14	24	35	48	62	77	93	110	128	147	167	188	210	234	258	283	309	337

$\alpha = 0.025$ （右側） $P(W_\alpha \leqq W) \leqq \alpha$ を満たす W_α の表

n \ m	1	2	3	4	5	6	7	8	9	10	11	12	13	14	15	16	17	18	19	20
1	–																			
2	–	–																		
3	–	–	–																	
4	–	–	–	26																
5	–	–	21	29	38															
6	–	–	23	32	42	52														
7	–	–	26	35	45	57	69													
8	–	19	28	38	49	61	74	87												
9	–	21	31	42	53	65	79	93	109											
10	–	23	33	45	57	70	84	99	115	132										
11	–	25	38	46	61	74	89	105	121	139	157									
12	–	26	38	51	64	79	94	110	127	146	165	185								
13	–	28	41	54	68	83	99	116	134	152	172	193	215							
14	–	30	43	57	72	88	104	122	140	159	180	201	223	246						
15	–	32	46	60	76	92	109	127	146	166	187	209	232	256	281					
16	–	34	48	63	80	96	114	133	152	173	195	217	240	265	290	317				
17	–	35	51	67	83	101	119	138	159	180	202	225	249	274	300	327	355			
18	–	37	53	70	87	105	124	144	165	187	209	233	258	283	310	338	366	396		
19	–	39	56	73	91	110	129	150	171	193	217	241	266	293	320	348	377	407	438	
20	–	41	58	76	95	114	134	155	177	200	224	249	275	302	330	358	388	419	451	483

表 A.9: 符号付き順位和検定

$P(T \leqq T_\alpha) \leqq \alpha$ を満たす T_α の一覧

α \\ n	0.005	0.01	0.025	0.05
5	−	−	−	0
6	−	−	0	2
7	−	0	2	3
8	0	1	3	5
9	1	3	5	8
10	3	5	8	10
11	5	7	10	13
12	7	9	13	17
13	9	12	17	21
14	12	15	21	25
15	15	19	25	30
16	19	23	29	35
17	23	27	34	41
18	27	32	40	47
19	32	37	46	53
20	37	43	52	60
21	42	49	58	67
22	48	55	65	75
23	54	62	73	83
24	61	69	81	91
25	68	76	89	100
26	75	84	98	110
27	83	92	107	119
28	91	101	116	130
29	100	110	126	140
30	109	120	137	151
31	118	130	147	163
32	128	140	159	175
33	138	151	170	187
34	148	162	182	200
35	159	173	195	213
36	171	185	208	227
37	182	198	221	241
38	194	211	235	256
39	207	224	249	271
40	220	238	264	286
41	233	252	279	302
42	247	266	294	319
43	261	281	310	336
44	276	296	327	353
45	291	312	343	371
46	307	328	361	389
47	322	345	378	407
48	339	362	396	426
49	355	379	415	446
50	373	397	434	466

問題解答

第1章

問題 1.2.1

階級	階級値	度数	累積度数	相対度数	累積相対度数
$44.5 \sim 59.5$	52	3	3	0.10	0.10
$59.5 \sim 74.5$	67	4	7	0.13	0.23
$74.5 \sim 89.5$	82	7	14	0.23	0.47
$89.5 \sim 104.5$	97	10	24	0.33	0.80
$104.5 \sim 119.5$	112	4	28	0.13	0.93
$119.5 \sim 134.5$	127	2	30	0.07	1.00
計	-	30	-	1.00	-

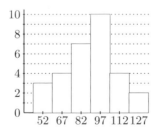

問題 1.3.1 (1) $\overline{x} = 14.9$, $\sigma^2 = 10.7$, $\sigma = 3.3$ (2) $M_e = 15.5$, $R = 10$
(3) $Q_{25} = 12$, $Q_{75} = 18$, $Q_R = 6$

問題 1.3.2 (1) $\overline{x} = 83$, $\sigma^2 = 7673.9$, $\sigma = 42.5$ (2) $M_e = 42.5$, $R = 330$
(3) $Q_{25} = 28$, $Q_{75} = 95.5$, $Q_R = 67.5$

問題 1.4.1 $r = \dfrac{325946}{\sqrt{28398} \times \sqrt{3847393}} = 0.986$

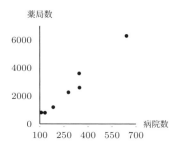

問題 1.4.2 $y = -574.61 + 10.626x$

第 2 章

問題 2.1.1 選んだ 2 枚のカードについて，数字の小さい方が X，大きい方が Y であることを (X, Y) と表すこととする。

(1) $U = \{(1, 2),\ (1, 3),\ (1, 4),\ (1, 5),\ (2, 3),\ (2, 4),\ (2, 5),\ (3, 4),\ (3, 5),\ (4, 5)\}$,

(2) $A = \{(1, 4),\ (2, 3)\}$, $B = \{(1, 3),\ (1, 5),\ (3, 5)\}$,
$C = \{(1, 2),\ (1, 3),\ (1, 4),\ (2, 3),\ (2, 4),\ (3, 4)\}$.

(3) $B \cup C = \{(1, 2), (1, 3), (1, 4), (1, 5), (2, 3), (2, 4), (3, 4), (3, 5)\}$.

(4) $A \cap B = \emptyset$, $B \cap C = \{(1, 3)\}$, $C \cap A = \{(1, 4), (2, 3)\}$ であるから，A と B が互いに排反である。

問題 2.1.2 大小 2 つのさいころを振った結果，大きいさいころの目が X，小さいさいころの目が Y であることを (X, Y) と表すこととする。

(1) 全事象 U は 36 通りある。また，$A = \{(1, 6),\ (2, 5),\ (3, 4),\ (4, 3),\ (5, 2),\ (6, 1)\}$ の 6 通りであるから，$P(A) = \#A/\#U = 1/6$ である。

(2) $\overline{B} = \{(1, 1),\ (1, 3),\ (1, 5),\ (3, 1),\ (3, 3),\ (3, 5),\ (5, 1),\ (5, 3),\ (5, 5)\}$ の 9 通りであるから，$P(\overline{B}) = \#\overline{B}/\#U = 1/4$ であり，$P(B) = 1 - P(\overline{B}) = 3/4$ となる。

(3) 出た目の差が k になる事象を C_k とおくと，$C_4 = \{(1, 5),\ (2, 6),\ (5, 1),\ (6, 2)\}$, $C_5 = \{(1, 6),\ (6, 1)\}$ である。$C = C_4 \cup C_5$ であり，C_4 と C_5 は互いに排反なので，確率の公理 (3) より $P(C) = P(C_4) + P(C_5) = 4/36 + 2/36 = 1/6$ となる。

問題 2.1.3

(1) 土曜と日曜に事故が起きた日の合計は 13 日であるから，$13/104 = 0.125$.

(2) 月曜から金曜に事故が起きた日の合計は 68 日であるから，$68/261 = 0.261$.

問題 2.2.1 1 人目の子供の性別が X，2 人目の子供の性別が Y であることを (X, Y) と表すこととする。全事象を U，娘がいる事象を A，一人目が男の子である事象を B，少なくとも 1 人は男の子がいる事象を C とすると，

$U = \{(男,男),(男,女),(女,男),(女,女)\}$, $A = \{(男,女),(女,男),(女,女)\}$,
$B = \{(男,男),(男,女)\}$, $C = \{(男,男),(男,女),(女,男)\}$
となる。

(1) $A \cap B = \{(男,女)\}$ より，$P(A|B) = \dfrac{P(A \cap B)}{P(B)} = \dfrac{1/4}{2/4} = \dfrac{1}{2}$ である。

(2) $A \cap C = \{(男,女),(女,男)\}$ より，$P(A|C) = \dfrac{P(A \cap C)}{P(C)} = \dfrac{2/4}{3/4} = \dfrac{2}{3}$ である。

問題 2.2.2 $P(A) = 13/54$, $P(B) = 12/54$, $P(A \cap B) = 3/54$ であるから，
$P(A \cap B) \neq P(A)P(B) = 13/243$ となる。よって，A と B は独立でない。

問題 2.3.1

(1) 偽陽性率を 3% から 2% に検査精度を向上させたことにより $P(B|\overline{A})$ を 0.03 から 0.02 に変えて，ベイズの定理を用いると

$$P(A \mid B) = \frac{P(A)P(B \mid A)}{P(A)P(B \mid A) + P(\overline{A})P(B \mid \overline{A})}$$
$$= \frac{0.005 \times 0.999}{0.005 \times 0.999 + 0.995 \times 0.02} = 0.201.$$

(2) 風邪症状が出ている住民から無作為に選んだことにより，$P(A)$ を 0.005 から 0.6 に，$P(\overline{A})$ を 0.995 から 0.4 に変えて，ベイズの定理を用いると

$$P(A \mid B) = \frac{P(A)P(B \mid A)}{P(A)P(B \mid A) + P(\overline{A})P(B \mid \overline{A})}$$
$$= \frac{0.6 \times 0.999}{0.6 \times 0.999 + 0.4 \times 0.03} = 0.980.$$

問題 2.4.1

(1) ${}_5C_3 \left(\dfrac{1}{3}\right)^3 \left(1 - \dfrac{1}{3}\right)^{5-3} = \dfrac{40}{243}$

(2) ${}_5C_0 \left(\dfrac{1}{3}\right)^0 \left(1 - \dfrac{1}{3}\right)^{5-0} = \dfrac{32}{243}$

(3) ${}_5C_2 \left(\dfrac{1}{3}\right)^2 \left(1 - \dfrac{1}{3}\right)^{5-2} + {}_5C_1 \left(\dfrac{1}{3}\right)^1 \left(1 - \dfrac{1}{3}\right)^{5-1} + {}_5C_0 \left(\dfrac{1}{3}\right)^0 \left(1 - \dfrac{1}{3}\right)^{5-0} = \dfrac{64}{81}$

第 3 章

問題 3.1.1 (1) 表を H (head)，裏を T (tail) で表すこととし，1 回目が表，2 回目が裏の場合を (H,T) のように書くこととする。

(H,H) の場合 $X = 2$, (H,T) または (T,H) の場合 $X = 0$, (T,T) の場合 $X = -2$ で
あるから，確率関数 $f(x) = P(X = x)$ は

$$f(x) = \begin{cases} 0.25 & (x = -2 \text{ または } x = 2 \text{ のとき}) \\ 0.5 & (x = 0 \text{ のとき}) \end{cases}$$

であり，確率分布表は次のようになる。

X	-2	0	2
$P(X = x_i)$	0.25	0.5	0.25

(2) 分布関数 $F(x) = P(X \leqq x)$ は

$$F(x) = \begin{cases} 0 & (x < -2 \text{ のとき}) \\ 0.25 & (-2 \leqq x < 0 \text{ のとき}) \\ 0.25 + 0.5 = 0.75 & (0 \leqq x < 2 \text{ のとき}) \\ 0.75 + 0.25 = 1 & (2 \leqq x \text{ のとき}) \end{cases}$$

であり，グラフは下図のようになる。

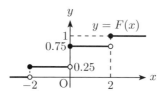

問題 3.1.2 確率関数は $f(x) = P(X = x) = \dfrac{1}{6}$ $(x = 1, 2, 3, \cdots, 6)$ なので，$f(x)$ の
グラフは下図（左側）のようになる。これより，分布関数 $F(x)$ のグラフは下図（右側）
のようになる。

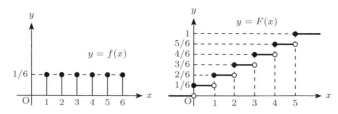

問題 3.1.3 (1) 区間 $a < x < b$ で $f(x) = \dfrac{1}{b-a}$，それ以外では $f(x) = 0$ であるから，$y = f(x)$ のグラフは次の図（左側）のようになる．$f(x) \geqq 0$ は明らかであり，

$$\int_{-\infty}^{\infty} f(x)dx = \int_a^b \frac{1}{b-a}dx = \left[\frac{x}{b-a}\right]_a^b = 1$$

となるので，$f(x)$ は確率密度関数の性質 (3.7) を満たす．

(2) x の値に応じて場合分けをして，求める分布関数は

$$F(x) = \begin{cases} 0 & (x \leqq a \text{ のとき}) \\ \dfrac{x-a}{b-a} & (a < x < b \text{ のとき}) \\ 1 & (b \leqq x \text{ のとき}) \end{cases}$$

であり，グラフは下図（右側）のようになる．

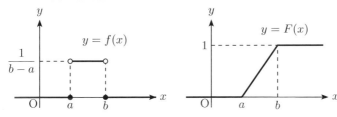

問題 3.1.4 $f(x)$ は確率密度関数の性質 (3.7) を満たすので

$$\int_{-\infty}^{\infty} f(x)dx = \alpha \int_0^2 (2-x)dx = \alpha\left[2x - \frac{x^2}{2}\right]_0^2 = 2\alpha = 1$$

となる．したがって $\alpha = \dfrac{1}{2}$ である．また，$y = f(x)$ のグラフは次の図（左側）のようになる．

(2) 分布関数は

$$F(x) = \begin{cases} 0 & (x \leqq 0 \text{ のとき}) \\ x - \dfrac{x^2}{4} & (0 < x < 2 \text{ のとき}) \\ 1 & (2 \leqq x \text{ のとき}) \end{cases}$$

であるから，グラフは次の図（右側）のようになる．

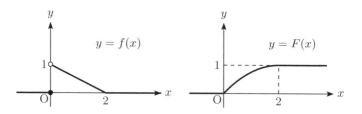

問題 3.1.5 X, Y が独立であるとすると，(3.16)より

$$P(X = x_1, Y = y_1) = P(X = x_1)P(Y = y_1) \Longleftrightarrow p_1 = (p_1 + p_3)(p_1 + p_2) \cdots (\mathcal{7})$$

$$P(X = x_2, Y = y_1) = P(X = x_2)P(Y = y_1) \Longleftrightarrow p_2 = (p_2 + p_4)(p_1 + p_2) \cdots (\mathcal{4})$$

$$P(X = x_1, Y = y_2) = P(X = x_1)P(Y = y_2) \Longleftrightarrow p_3 = (p_1 + p_3)(p_3 + p_4) \cdots (\mathcal{\phi})$$

$$P(X = x_2, Y = y_2) = P(X = x_2)P(Y = y_2) \Longleftrightarrow p_4 = (p_2 + p_4)(p_3 + p_4) \cdots (\mathcal{\bot})$$

である。(ア) の右辺を展開して整理すると，

$$p_1 = (p_1 + p_2)(p_1 + p_3) = p_1(p_1 + p_2 + p_3) + p_2p_3$$

であり，$p_1 + p_2 + p_3 = 1 - p_4$ であるから，$p_1p_4 = p_2p_3$ が成り立つ。

逆に，$p_1p_4 = p_2p_3$ が成り立つとすると，

$$(p_1 + p_3)(p_1 + p_2) = p_1(p_1 + p_2 + p_3) + p_2p_3 = p_1(1 - p_4) + p_2p_3 = p_1$$

が得られる。同様にして，(イ)，(ウ)，(エ) も得られるので，X と Y は独立であることがわかる。

問題 3.2.1 $E(X) = 0, E(X^2) = 2, V(X) = 2.$

問題 3.2.2 $E(X) = \dfrac{n+1}{2}, V(X) = \dfrac{n^2 - 1}{12}.$

問題 3.2.3 $E(X) = \dfrac{a+b}{2}, V(X) = \dfrac{(a-b)^2}{12}.$

問題 3.2.4 $E(X) = \dfrac{2}{3}, V(X) = \dfrac{2}{9}.$

問題 3.2.5 $E(X - 3) = E(X) - 3 = \mu - 3, E(X + 2Y) = E(X) + 2E(Y) = 3\mu,$

$V(X - Y) = V(X) + V(Y) = 3\sigma^2, V(2X + 3Y) = 4V(X) + 9V(Y) = 22\sigma^2.$

問題 3.2.6 (1) $\lambda = 2$ のときの $f(x)$ のグラフは次の図（左側）になる。また，

$$\int_0^\infty \lambda e^{-\lambda x} dx = \lim_{R \to \infty} \left[-e^{-\lambda x} \right]_0^R = -\lim_{R \to \infty} \frac{1}{e^{\lambda R}} + 1 = 1$$

となるので，$f(x)$ は確率密度関数の性質 (3.7)を満たす（$f(x) \geqq 0$ は明らか）。

(2) 分布関数 $F(X)$ は

$$F(x) = \begin{cases} 0 & (x \leqq 0 \text{ のとき}) \\ 1 - e^{-\lambda x} & (x > 0 \text{ のとき}) \end{cases}$$

であり，$\lambda = 2$ のときの $F(x)$ のグラフは次の図（右側）のようになる。

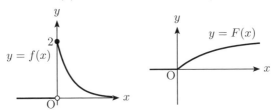

(3) X は連続型なので，モーメント母関数は

$$M(t) = \int_0^\infty \lambda e^{-\lambda x} e^{tx} dx = \lim_{R \to \infty} \left[\frac{\lambda}{t - \lambda} e^{(t-\lambda)x} \right]_0^R = \frac{\lambda}{\lambda - t} \quad (t < \lambda)$$

であり，$M'(t) = \lambda(\lambda - t)^{-2}$, $M''(t) = 2\lambda(\lambda - t)^{-3}$ より，$t = 0$ を代入して

$$E(X) = M'(0) = \lambda^{-1}, \quad E(X^2) = M''(0) = 2\lambda^{-2}, \quad V(X) = \lambda^{-2}$$

を得る。

問題 3.3.1 (1) $f(x) = {}_{10}C_x (0.75)^x (0.25)^{10-x}$ $(x = 0, 1, 2, \cdots, 10)$.
(2) $P(X \leqq 3) = P(X = 0) + P(X = 1) + P(X = 2) + P(X = 3) = 0.0035$.
(3) $1 - P(X \leqq 4) = 1 - P(X \leqq 3) - P(X = 4) = 0.98$.

問題 3.3.2 $X \sim B(30, 0.06)$ より，$P(X = 0) = (0.94)^{30} = 0.156$, $E(X) = 1.8$, $V(X) = 1.692$, $\sigma(X) = 1.301$ である。

問題 3.4.1 (1) 0.0648　(2) 0.0582　(3) 0.0197　(4) 0.8185

問題 3.4.2 (1) $P(X \geqq 18) = P(Z \geqq 1.2) = 0.5 - 0.3849 = 0.1151$.
(2) $P(8 < X \leqq 10) = P(-0.8 < Z \leqq -0.4) = 0.2881 - 0.1554 = 0.1327$.

(3) 正規分布表（表 A.2）より $\dfrac{a - 12}{5} = -0.674$ であるから，$a = 8.63$.

問題 3.4.3 X の確率密度関数は (3.57) であるから，変数変換 $y = (x - t)/\sqrt{2}$ と $\int_{-\infty}^{\infty} e^{-y^2} dy = \sqrt{\pi}$ より，

$$M(t) = \int_{-\infty}^{\infty} e^{tx} \cdot \frac{1}{\sqrt{2\pi}} e^{-\frac{x^2}{2}} \, dx = \frac{e^{\frac{t^2}{2}}}{\sqrt{2\pi}} \int_{-\infty}^{\infty} e^{-\frac{(x-t)^2}{2}} \, dx = \frac{e^{\frac{t^2}{2}}}{\sqrt{\pi}} \int_{-\infty}^{\infty} e^{-y^2} \, dy = e^{\frac{t^2}{2}}$$

となる。これを t で微分すると，$M'(t) = t e^{\frac{t^2}{2}}$, $M''(t) = (1+t^2) e^{\frac{t^2}{2}}$ である。したがって，$E(X) = M'(0) = 0$ である。また，$E(X^2) = M''(0) = 1$ より，$V(X) = 1$ である。一般の正規分布 $N(\mu, \sigma^2)$ の場合も，同様の計算により (3.56) が得られる。

問題 3.5.1 $X \sim B(180, 1/6)$ であり，$E(X) = 30$, $V(X) = 25$ であり，$Y \sim N(30, 25)$ とすると $Z = (Y - 30)/5 \sim N(0,1)$ である。

(1) $P(X \geqq 40) = P(Y \geqq 39.5) = P(Z \geqq 1.9) = 0.0287$.

(2) $(P \leqq 15) = P(Y \leqq 15.5) = P(Z \leqq -2.9) = 0.0019$.

(3) $P(|X - 30| \leqq 3) = P(26.5 \leqq Y \leqq 33.5) = P(-0.7 \leqq Z \leqq 0.7) = 0.516$.

問題 3.6.1 $X \sim Po(1.6)$ であり，確率関数は $f(x) = \dfrac{1.6^x e^{-1.6}}{x!}$ である。

(1) $P(X \geqq 4) = 1 - P(X \leqq 3) = 1 - (0.2019 + 0.3230 + 0.2584 + 0.1378) = 0.079$.

(2) $\{P(X \leqq 2)\}^3 = (0.2019 + 0.3230 + 0.2584)^3 = 0.481$.

第 4 章

問題 4.1.1 $\overline{x} = 6.75$, $s^2 = 2.5625$, $u^2 = 3.075$.

問題 4.2.1 標本の大きさは $n = 100$（十分大）であるから，中心極限定理より標本平均 $\overline{X}$ は $N(193,\ 26^2/100)$ に従う。標準化して，$Z = \dfrac{\overline{X} - 193}{\sqrt{26^2/100}} \sim N(0,1)$ となる。

よって，$P(\overline{X} \geqq 200) = P\left(Z \geqq \dfrac{200 - 193}{\sqrt{26^2/100}}\right) = P(Z \geqq 2.69) = 0.0036$.

問題 4.3.1 無作為に選ばれた 20 人のうち，虫歯のある児童の割合を $\widehat{P}$ とすると，$Z = (\widehat{P} - 0.45)/\sqrt{0.45 \times (1 - 0.45)/20} = \sqrt{8000/99} \times (\widehat{P} - 0.45)$ は近似的に $N(0,1)$ に従う。また，正規分布表より $z_{0.025} = 1.96$ である。ここで，

$$\sqrt{8000/99}(x - 0.45) = 1.96 \iff x = 0.668$$

となる。したがって，標本比率が 0.668 以上となる確率は 2.5% 以下である。得られた標本の標本比率は $\widehat{p} = 14/20 = 0.7$ であるから，このような結果が起きる確率は 2.5% より小さい。

問題 4.4.1 (1) $k = 2.7$ (2) $k = 1.646$ (3) 0.05 (4) 0.01

問題 4.4.2 不偏分散を U^2 とおくと $Y = 19U^2/25 \sim \chi^2(19)$ であり，χ^2 分布表より $\chi^2_{0.05}(19) = 30.144$ である。ここで，$19x/25 = 30.144$ を解くと，$x = 39.66$ となる。

したがって，不偏分散が 39.66 以上となる確率は 5% 以下である．得られた標本の不偏分散は $u^2 = 40$ であるから，このような結果が起きる確率は 5% より小さい．

問題 4.5.1 (1) $k = 1.397$ (2) $k = 0.683$ (3) 0.05 (4) 0.85

問題 4.5.2 標本平均を $\overline{X}$，不偏分散を U^2 とおくと，$T = \dfrac{\overline{X} - 6.4}{U/\sqrt{20}} \sim t(19)$ である．

t 分布表より $t_{0.05}(19) = 1.729$ であるから，T の実現値が 1.729 以上となる確率は 5% 以下である．得られた標本について，T の実現値は $T_0 = \dfrac{8.3 - 6.4}{\sqrt{13.3/\sqrt{20}}} = 2.33$ であるから，このような結果が起きる確率は 5% より小さい．

問題 4.6.1 (1) $k = 3.58$ (2) $k = 2.77$ (3) $k = 1/2.64 = 0.38$

問題 4.6.2 正規母集団 A と B から得られた標本の不偏分散をそれぞれ U_A^2, U_B^2 とすると，$F = \dfrac{U_A^2/4}{U_B^2/9} \sim F(7, 11)$ が成り立つ．F 分布表より $F_{0.01}(7, 11) = 4.89$ であるから，F の実現値が 4.89 以上となる確率は 1% 以下である．得られた標本について，$u_A^2 = 8 \cdot 11/7 = 12.571$, $u_B^2 = 12 \cdot 4/11 = 4.364$ であるから，F の実現値は $F_0 = \dfrac{12.571/4}{4.364/9} = 6.48$ となる．したがって，このような結果が起きる確率は 1% より小さい．

第 5 章

問題 5.1.1 X_1, X_2, X_3, X_4 はそれぞれ母平均が μ である母集団からの無作為標本なので，$E(X_1) = E(X_2) = E(X_3) = E(X_4) = \mu$ である．したがって，

$$E(T) = \frac{3}{6}E(X_1) + \frac{4}{6}E(X_2) - \frac{2}{6}E(X_3) + \frac{1}{6}E(X_4) = \frac{3}{6}\mu + \frac{4}{6}\mu - \frac{2}{6}\mu + \frac{1}{6}\mu = \mu$$

となるので，T は μ の不偏推定量である．

問題 5.1.2 不偏分散は母分散の不偏推定量なので，$E(U_1^2) = E(U_2^2) = \sigma^2$ である．よって，

$$E(T) = \frac{n_1 + 1}{n_1 + n_2 + 3}E(U_1^2) + \frac{n_2 + 2}{n_1 + n_2 + 3}E(U_2^2) = \sigma^2$$

となるので，T は σ^2 の不偏推定量である．

問題 5.1.3 ポアソン分布 $Po(\lambda)$ の確率関数は $f(x; \lambda) = \dfrac{\lambda^x}{x!}e^{-\lambda}$ であり，対数尤度

関数 $\log L(\lambda)$ は $\log L(\lambda) = \sum_{i=1}^{n} \log f(x_i; \lambda)$ であるから,

$$\frac{\partial}{\partial \lambda} \log L(\lambda) = \sum_{i=1}^{n} \left(\frac{\partial}{\partial \lambda} \log f(x_i; \lambda) \right) = \sum_{i=1}^{n} \left(\frac{x_i}{\lambda} - 1 \right) = \frac{1}{\lambda} \sum_{i=1}^{n} x_i - n$$

となる。したがって,$L(\lambda)$ は $\lambda = \dfrac{1}{n} \sum_{i=1}^{n} x_i = \overline{X}$ のときに最大値をとる。よって,λ の最尤推定量は $\overline{X}$ である。

問題 5.1.4 $N(0, \sigma^2)$ の確率密度関数は $f(x; \sigma^2) = \dfrac{1}{\sqrt{2\pi\sigma^2}} e^{-x^2/2\sigma^2}$ であるから, 対数尤度関数は

$$\log L(\sigma^2) = \log\{f(x_1; \mu) \times f(x_2; \mu) \times \cdots \times f(x_n; \mu)\}$$

$$= -\frac{n}{2} \log(2\pi\sigma^2) - \frac{x_1^2 + \cdots + x_n^2}{2\sigma^2}$$

である。したがって,

$$\frac{d(\log L(\sigma^2))}{d\sigma^2} = 0 \iff -\frac{n}{2\sigma^2} + \frac{x_1^2 + \cdots + x_n^2}{2\sigma^4} = 0$$

$$\iff \sigma^2 = \frac{x_1^2 + \cdots + x_n^2}{n} = S^2$$

よって, 正規母集団 $N(0, \sigma^2)$ における母分散 σ^2 の最尤推定量は標本分散 S^2 である。

問題 5.3.1 標本の大きさが $n = 50$ なので中心極限定理より, 標本平均 $\overline{X}$ は近似的に正規分布に従うと考えてよい。$z_{0.025} = 1.96$ であるから, 求める 95% 信頼区間は

$$\left(172.4 - 1.96 \times \frac{5.2}{\sqrt{50}}, \ 172.4 + 1.96 \times \frac{5.2}{\sqrt{50}} \right) = (170.96, 173.84) \text{ である。}$$

問題 5.3.2 標本平均, 不偏分散の実現値はそれぞれ $\overline{x} = 438.36$, $u^2 = 1716.09$ である。t 分布表より $t_{0.005}(13) = 3.012$ であるから, 求める 99% 信頼区間は

$$\left(438.36 - 3.012 \times \frac{\sqrt{1716.09}}{\sqrt{14}}, \ 438.36 - 3.012 \times \frac{\sqrt{1716.09}}{\sqrt{14}} \right) = (405.01, 471.71)$$

である。

問題 5.4.1 不偏分散の実現値は $u^2 = 0.202$ であり, χ^2 分布表より $\chi^2_{0.025}(7) = 16.013$, $\chi^2_{0.975}(7) = 1.69$ であるから, 求める 95% 信頼区間は

$$\left(\frac{7 \times 0.202}{16.013}, \ \frac{7 \times 0.202}{1.69} \right) = (0.088, 0.837)$$

である。

問題 5.5.1 標本数 $n = 180$, 標本比率の実現値 $\widehat{p} = 50/180$ より, $n\widehat{p} = 50 \geqq 5$, $n(1 - \widehat{p}) = 130 \geqq 5$ である。また, 正規分布表より $z_{0.025} = 1.96$ であるから, 求め

る 95% 信頼区間は

$$\left(\frac{50}{180} - 1.96\sqrt{\frac{\frac{50}{180}\left(1 - \frac{50}{180}\right)}{180}}, \ \frac{50}{180} + 1.96\sqrt{\frac{\frac{50}{180}\left(1 - \frac{50}{180}\right)}{180}} \right) = (0.21, 0.34)$$

である。

第6章

問題 6.2.1 帰無仮説 $H_0 : \mu = 30$, 対立仮説 $H_1 : \mu > 30$.

標本の大きさを n, 標本平均を $\overline{X}$ とする。H_0 のもとで, $Z = \dfrac{\overline{X} - 30}{1.1/\sqrt{10}} \sim N(0,1)$ が成り立つ。有意水準 $\alpha = 0.05$ の右側検定なので, 棄却域は $R = (1.645, \infty)$ である。標本平均 $\overline{X}$ の実現値は $\overline{x} = 31.03$ であるから, Z の実現値は $Z_0 = \dfrac{31.03 - 30}{1.1/\sqrt{10}} = 2.96$ となる。Z_0 は棄却域 R に含まれるので, 帰無仮説 H_0 は棄却される。よって, ビタミン B6 の平均含有量は 30mg よりも大きいと言える。

問題 6.2.2 この地方の成人男性の 1 日あたりの食塩摂取量は $N(\mu, \sigma^2)$ に従うとする。

帰無仮説 $H_0 : \mu = 7.5$, 対立仮説 $H_1 : \mu > 7.5$.

標本の大きさを n, 標本平均を $\overline{X}$, 不偏分散を U^2 とするとき, 帰無仮説 H_0 のもとで $T = \dfrac{\overline{X} - 7.5}{U/\sqrt{30}} \sim t(29)$ が成立する。有意水準 $\alpha = 0.01$ の右側検定なので, 棄却域は $R = (2.462, \infty)$ である。$\overline{x} = 11.2$, $u^2 = 3.8$ より, T の実現値は $T_0 = 10.4$ となる。T_0 は棄却域 R に含まれるので, 帰無仮説 H_0 は棄却される。よって, 食塩摂取量は 7.5g を超えていると言える。

問題 6.3.1 帰無仮説 $H_0 : \sigma^2 = 2.3$, 対立仮説 $H_1 : \sigma^2 \neq 2.3$.

不偏分散を U^2 とするとき, 帰無仮説 H_0 のもとで $\chi^2 = 7U^2/2.3 \sim \chi^2(7)$ が成立。$\alpha = 0.05$ の両側検定なので, 棄却域は $R = (0, 1.69) \cup (16.013, \infty)$ である。$u^2 = 14.84$ より, χ^2 の実現値は $\chi_0^2 = 45.17$ となる。χ_0^2 は R に含まれるので, H_0 を棄却する。よって, 分散は 2.3 でないと言える。

問題 6.4.1 5 年生存率を p とし, 仮説を

帰無仮説 $H_0 : p = 0.7$, 対立仮説 $H_1 : p > 0.7$

とする。H_0 が正しいとするとき, $Z = \dfrac{\widehat{P} - 0.7}{\sqrt{0.7(1-0.7)/150}}$ は近似的に $N(0,1)$ に従

う。有意水準 $\alpha = 0.05$ の右側検定なので，棄却域は $R = (1.645, \infty)$ である。標本比率 $\widehat{P}$ の実現値は $\widehat{p} = 124/150$ であるから，Z の実現値は $Z_0 = 3.39$ となる。Z_0 は棄却域 R に含まれるので，H_0 を棄却する。すなわち，5 年生存率は上がったと言える。

問題 6.4.2 せき，喉の痛みの症状があり生徒がインフルエンザにかかっている割合を p とし，仮説を

$$\text{帰無仮説 } H_0 : p = 0.5, \qquad \text{対立仮説 } H_1 : p > 0.5$$

とする。H_0 が正しいとするとき，18 人中 14 人が感染している確率は

$$\frac{{}_{18}C_{14} + {}_{18}C_{15} + {}_{18}C_{16} + {}_{18}C_{17} + {}_{18}C_{18}}{2^{18}} = 0.015$$

となる。この確率は 0.05 よりも小さいので，H_0 を棄却する。すなわち，この症状があるものの少なくとも半分はインフルエンザにかかっていると言える。

第 7 章

問題 7.1.1 帰無仮説 H_0：日本人の血液型の比率と合っている。

H_0 が正しいとするとき，確率，期待度数，観測度数をまとめると次の表のようになる。

血液型	A	B	O	AB	合計
確率	0.37	0.22	0.32	0.09	1
期待度数	37	22	32	9	100
観測度数	52	15	23	10	$n = 100$

各血液型の確率を表の左側から順に p_1, p_2, p_3, p_4 とし，各観測度数を左側から順に X_1, X_2, X_3, X_4 とおくと，$\chi^2 = \sum_{i=1}^{4} \frac{(X_i - np_i)^2}{np_i}$ は近似的に自由度 $4 - 1 = 3$ の χ^2 分布に従う。有意水準 $\alpha = 0.05$ の右側検定なので，棄却域は $R = (\chi^2_{0.05}(3), \infty) = (7.815, \infty)$ である。一方，χ^2 の実現値 χ_0^2 は

$$\chi_0^2 = \frac{(52 - 37)^2}{37} + \frac{(15 - 22)^2}{22} + \frac{(23 - 32)^2}{32} + \frac{(10 - 9)^2}{9} = 10.95$$

となる。よって，χ_0^2 は R に含まれるので，H_0 を棄却する。したがって，日本人の血液型の比率と合っていないと言える。

問題 7.1.2 帰無仮説 H_0：テストの得点 X は正規分布 $N(\mu, \sigma^2)$ に従う。

H_0 が正しいとするとき，$Z = (X - \mu)/\sigma \sim N(0, 1)$ であるから

$$p_1 = P(30 \leqq X \leqq 40) = P\left(\frac{30 - \mu}{\sigma} \leqq Z \leqq \frac{40 - \mu}{\sigma}\right)$$

となるが，この値は未知母数 μ, σ に依存するため，それらを最尤推定量である標本平均 $\overline{x} = 64.6$，標本標準偏差 $s = 14.69$ で代用して

$$p_1(\overline{x}, s) = P\left(\frac{30 - 64.6}{14.69} \leqq Z \leqq \frac{40 - 64.6}{14.69}\right) = P(-2.36 \leqq Z \leqq -1.67)$$
$$= 0.0384$$

が得られる。同様の計算を全ての階級で繰り返すと，次の表が得られる。

得点	30〜40	40〜50	50〜60	60〜70	70〜80	80〜90	90〜100
確率	0.038	0.114	0.217	0.266	0.209	0.105	0.034
期待度数	1.90	5.70	10.85	13.30	10.45	5.25	1.7
観測度数	3	6	8	15	11	5	2

30〜40 と 90〜100 の階級は期待度数が 5 より小さいので隣の階級と合併して

得点	30〜50	50〜60	60〜70	70〜80	80〜100
確率	0.152	0.2172	0.266	0.2088	0.139
期待度数	7.60	10.85	13.30	10.45	6.95
観測度数	9	8	15	11	7

となる。ここで，あらためて左側から順に確率を $p_1(\overline{x}, s)$，$p_2(\overline{x}, s)$，$p_3(\overline{x}, s)$，$p_4(\overline{x}, s)$，$p_5(\overline{x}, s)$ とおき，各観測度数を X_1, X_2, X_3, X_4, X_5 とおくと，$\chi^2 = \sum_{i=1}^{5} \frac{(X_j - np_j(\overline{x}, s))^2}{np_j(\overline{x}, s)}$ は近似的に自由度 $5 - 2 - 1 = 2$ の χ^2 分布に従う（2 つの未知母数 μ と σ を最尤推定量で代用したことに注意）。有意水準 $\alpha = 0.05$ の右側検定なので，棄却域は $R = (\chi_{0.05}^2(2), \infty) = (5.991, \infty)$ である。一方，χ^2 の実現値は $\chi_0^2 = 1.253$ となる。よって，χ_0^2 は R に含まれないので，H_0 は棄却されない。したがって，X は正規分布に従うことを受け入れる。

問題 7.2.1 帰無仮説 H_0：喫煙と肺がんは無関係である。
X_{ij} $(i = 1, 2 \, ; \, j = 1, 2)$ を次の表のようにおく。

	肺がん	正常	合計
喫煙する	X_{11}	X_{12}	$X_{1.}$
喫煙しない	X_{21}	X_{22}	$X_{2.}$
合計	$X_{.1}$	$X_{.2}$	n

H_0 が正しいとするとき，イエーツの補正を行なった検定統計量

$$\chi^2 = \frac{n(|X_{11}X_{22} - X_{12}X_{21}| - n/2)^2}{(X_{11} + X_{12})(X_{21} + X_{22})(X_{11} + X_{21})(X_{12} + X_{22})} \tag{A.5}$$

は近似的に $\chi^2(1)$ に従う。$\alpha = 0.05$ の右側検定なので，棄却域は $R = (3.841, \infty)$ である。一方，検定統計量 χ^2 の実現値は $\chi_0^2 = 6.4$ となる。したがって，χ_0^2 は棄却域 R に含まれるので，帰無仮説 H_0 を棄却する。したがって，喫煙と肺がんは関係があると言える。

問題 7.3.1 男性，女性の血清総コレステロール値はそれぞれ $N(\mu_1, \sigma^2)$, $N(\mu_2, \sigma^2)$ に従うとし，標本平均をそれぞれ $\overline{X}, \overline{Y}$，不偏分散をそれぞれ U_1^2, U_2^2 とおく。仮説を

　　　帰無仮説 $H_0 : \mu_1 = \mu_2$,　　　対立仮説 $H_1 : \mu_1 \neq \mu_2$

とする。帰無仮説 H_0 のもとで $T = \dfrac{\overline{X} - \overline{Y}}{\sqrt{7U_1^2 + 5U_2^2}} \sqrt{\dfrac{8 \cdot 6(8 + 6 - 2)}{8 + 6}} \sim t(12)$ である。有意水準 $\alpha = 0.05$ の両側検定なので，棄却域は $R = (-\infty, -2.179) \cup (2.179, \infty)$ となる。各実現値はそれぞれ $\overline{x} = 195.875, \overline{y} = 181.333, u_1^2 = 424.696, u_2^2 = 486.667$ であるから，T の実現値 T_0 は $T_0 = 1.27$ となる。これは棄却域 R に含まれないので，帰無仮説 H_0 は棄却されない。したがって，男女間で差があるとは言えない。

問題 7.3.2 A, B の母集団分布はそれぞれ $N(\mu_1, \sigma_1^2)$, $N(\mu_2, \sigma_2^2)$ であるとし，標本平均をそれぞれ $\overline{X}, \overline{Y}$，不偏分散をそれぞれ U_1^2, U_2^2 とおく。仮説を

　　　帰無仮説 $H_0 : \mu_1 = \mu_2$,　　　対立仮説 $H_1 : \mu_1 \neq \mu_2$

とする。$\overline{X}, \overline{Y}$ の実現値はそれぞれ $\overline{x} = 2.28, \overline{y} = 2.38$ であり，U_1^2, U_2^2 の実現値はそれぞれ $u_1^2 = 0.804, u_2^2 = 0.128$ である。また，$\nu = 11.79$ なので，帰無仮説 H_0 のもとで，$T = \dfrac{\overline{X} - \overline{Y}}{\sqrt{U_1^2/10 + U^2/10}}$ は近似的に自由度 12 の t 分布に従う。$\alpha = 0.05$ の両側検定なので，棄却域は $R = (-\infty, -2.179) \cup (2.179, \infty)$ となる。T の実現値 T_0 は $T_0 = -0.33$ であり，これは棄却域 R に含まれないので，帰無仮説 H_0 を棄却しない。

問題 7.4.1 治療前後の血圧測定値の差を D_i $(i = 1, 2, \cdots, 11)$ とおく。その標本平均 $\overline{D}$ の実現値は $\overline{d} = -3$，不偏分散 U^2 の実現値は $u^2 = 24.2$ となる。治療前後の血圧測定値の差は母平均 μ の正規分布に従うとし，仮説を

　　　帰無仮説 $H_0 : \mu = 0$,　　　対立仮説 $H_1 : \mu < 0$

とする。帰無仮説が正しいとすると，検定統計量 $T = \dfrac{\overline{D}}{U/\sqrt{11}}$ は自由度 10 の t 分布に従う。$\alpha = 0.05$ の左側検定なので，棄却域は $R = (-\infty, -1.812)$ である。一方，T

の実現値は $T_0 = -2.02$ となる。これは棄却域 R に含まれるので，帰無仮説 H_0 を棄却する。したがって，この治療法は有意であると言える。

問題 7.5.1 A, B の母分散をそれぞれ σ_1^2, σ_2^2，不偏分散をそれぞれ U_1^2, U_2^2 とし，

$$帰無仮説 \ H_0 : \sigma_1^2 = \sigma_2^2, \qquad 対立仮説 \ H_1 : \sigma_1^2 \neq \sigma_2^2$$

とする。H_0 が正しいとすると，$F = U_1^2/U_2^2 \sim F(20, 15)$ が成立。$\alpha = 0.05$ の両側検定なので，棄却域は $R = (0, 0.39) \cup (2.76, \infty)$ である。F の実現値は $F_0 = 0.347$ であり，これは棄却域に含まれるので，帰無仮説 H_0 を棄却する。したがって，A と B では分散に差があると言える。

問題 7.6.1 睡眠薬を服薬している場合とそうでない場合の転倒経験の割合をそれぞれ p_1, p_2 とし，仮説を

$$帰無仮説 \ H_0 : p_1 = p_2, \qquad 対立仮説 \ H_1 : p_1 \neq p_2$$

とする。このとき，近似的に $Z = \dfrac{\widehat{P}_1 - \widehat{P}_2}{\sqrt{\left(\dfrac{1}{200} + \dfrac{1}{250}\right) \widehat{P}\left(1 - \widehat{P}\right)}}$ は $N(0, 1)$ に従い，

$\alpha = 0.05$ の両側検定なので，棄却域は $R = (-\infty, -1.96) \cup (1.96, \infty)$ である。$\widehat{p}_1 = 40/200, \widehat{p}_2 = 25/250, \widehat{p} = 65/450$ なので，Z の実現値は $Z_0 = 3.00$ となる。これは棄却域 R に含まれるので，帰無仮説 H_0 は棄却される。よって，転倒経験の割合に差があると言える。

問題 7.6.2 B 抗体，C 抗体がある人の割合をそれぞれ p_1, p_2 とし，仮説を

$$帰無仮説 \ H_0 : p_1 = p_2, \qquad 対立仮説 \ H_1 : p_1 \neq p_2$$

とする。B 抗体があって C 抗体がない人の数を Y，B 抗体がなく C 抗体がある人の数を Z とするとき，$\chi^2 = (|Y - Z| - 1)^2/(Y + Z)$ は近似的に $\chi^2(1)$ に従う。$\alpha = 0.05$ の右側検定なので，棄却域は $R = (3.841, \infty)$ である。一方，χ^2 の実現値は $\chi_0^2 = 1.565$ であり，これは棄却域に含まれないので，帰無仮説 H_0 を棄却しない。

問題 7.7.1 帰無仮説 H_0：A と B の母集団の中央値は等しい，
対立仮説 H_1：A と B の母集団の中央値に差がある

とする。与えられたデータについて，値が大きい順に順位をつけると次のようになる。したがって，A から抽出した標本の順位和は

$$W = 1 + 2 + 5 \times 2 + 7 + 8 + 17 + 18.5 \times 2 + 20 = 102$$

となる。$\alpha = 0.05$ の両側検定であり，巻末の表 A.8 から，$m = n = 10$ に対応する値を読み取って，棄却域は $R = (0, 78) \cup (132, \infty)$ となる。ここで，W は棄却域に含ま

順位	1	2	3	$4 \sim 6$	7	8	9	$10 \sim 11$
内訳	A	A	B	(A, A, B)	A	A	B	(B, B)
	3.4	3.2	3.0	2.9	2.7	2.6	2.5	2.4

順位	12	$13 \sim 14$	15	16	17	$18 \sim 19$	20
内訳	B	(B, B)	B	B	A	(A, A)	A
	2.3	2.2	2.1	1.8	1.4	1.3	1.1

れないので，H_0 を棄却しない。したがって，2 つのグループに差があるとは言えない。

問題 7.7.2 注射の前と後の中央値をそれぞれ m_A, m_B とし，仮説を

$$H_0: m_A = m_B \qquad H_1: m_A \neq m_B$$

とする。与えられたデータを整理すると，次のようになる。

	1	2	3	4	5	6	7	8
注射前	11.1	2.3	6.3	7.7	6.1	1.7	7.9	2.1
注射後	13.5	3.7	3.5	10.1	6.1	3.9	10.9	4.5
d_i	-2.4	-1.4	2.8	-2.4	0	-2.2	-3	-2.4
$|d_i|$ の順位	4	1	6	4	-	2	7	4

　順位和を表す統計量 T は，$T_+ = 6$, $T_- = 4 + 1 + 4 + 2 + 7 + 4 = 22$ より，$T = 6$ である。有意水準は 0.05 であり，巻末の数表 A.9 で $\alpha = 0.05/2$, $n = 8$ に対応する値は 3 であるからより棄却域は $R = (0, 3)$ である。したがって，H_0 を棄却しない。よって，注射後に変化があったとは言えない。

第 8 章

問題 8.1.1　水準数 $a = 3$, 全データ数 $N = 18$

変動要因	平方和	自由度	平均平方	分散比
A による変動	$S_A = 10468$	$a - 1 = 2$	$V_A = 5234$	
誤差変動	$S_E = 8272$	$N - a = 15$	$V_E = 551.467$	$F = 9.491$
全変動	$S_T = 18740$	$N - 1 = 17$		

　A_i 水準の観測値は，$N(\mu_i, \sigma^2)$ に従うと仮定する $(i = 1, 2, 3)$。

　$H_0: \mu_1 = \mu_2 = \mu_3$,　　$H_1: H_0$ の少なくとも 1 つの等号は成り立たない。

　H_0 のもとで，$F \sim F(2, 15)$ なので，棄却域は $R = (3.68, \infty)$ である。$F = 9.491$

は R に含まれるので, H_0 は棄却される。よって, 食事療法に効果があると言える。

問題 8.1.2 $\bar{x}_1 = 279$, $\bar{x}_2 = 306$, $\bar{x}_3 = 247$, $t_{0.025}(15) = 2.131$ より, 求める 95% 信頼区間は, μ_1 について $(258.57, 299.43)$, μ_2 について $(285.57, 326.43)$, μ_3 について $(226.57, 267.43)$ である。

問題 8.2.1 水準数 $a = 3$, $b = 4$, 繰り返し数 $r = 2$, 全データ数 $N = 2 \times 3 \times 4 = 24$.

変動要因	平方和	自由度	平均平方	分散比
A	$S_A = 3.023$	$a - 1 = 2$	$V_A = 1.512$	$F_A = 4.00$
B	$S_B = 8.301$	$b - 1 = 3$	$V_B = 2.767$	$F_B = 7.32$
交互作用	$S_{A \times B} = 6.551$	$(a-1)(b-1) = 6$	$V_{A \times B} = 1.092$	$F_{A \times B} = 2.89$
誤差	$S_E = 4.535$	$ab(r-1) = 12$	$V_E = 0.378$	
全変動	$S_T = 22.410$	$N - 1 = 23$		

各水準の組 (A_i, B_j) における観測値は, それぞれ等分散の正規分布に従うとする。

〔検定 1〕 H_0：因子 A の水準は観測値に影響を与えない,

H_1：因子 A の水準は観測値に影響を与える。

H_0 が正しいとすると, F_A は自由度 $(2, 12)$ の F 分布に従うので, $\alpha = 0.05$ に対する棄却域は $R = (F_{0.05}(2, 12), \infty) = (3.89, \infty)$ である。ここで, $F_A = 4.00$ は棄却域 R に含まれるので, H_0 は棄却される。よって, A は有意である。

〔検定 2〕 H_0'：因子 B の水準は観測値に影響を与えない,

H_1'：因子 B の水準は観測値に影響を与える。

H_0' が正しいとすると, F_B は自由度 $(3, 12)$ の F 分布に従うので, $\alpha = 0.05$ に対する棄却域は $R' = (F_{0.05}(3, 12), \infty) = (3.49, \infty)$ である。ここで, $F_B = 7.32$ は棄却域 R' に含まれるので, H_0' は棄却される。よって, B は有意である。

〔検定 3〕 H_0''：交互作用はある,

H_1''：交互作用はない

H_0'' が正しいとすると, $F_{A \times B}$ は自由度 $(6, 12)$ の F 分布に従うので, $\alpha = 0.05$ に対する棄却域は $R'' = (F_{0.05}(6, 12), \infty) = (3.00, \infty)$ である。ここで, $F_{A \times B} = 2.89$ は棄却域 R'' に含まれないので, H_0'' は棄却されない。よって, 交互作用 $A \times B$ は有意でない。

問題 8.2.2 問題 8.2.1 より, 交互作用は有意でない。因子 A は A_2, 因子 B は B_1 が最適水準である。このとき, $n_E = 3 \cdot 4 \cdot 2 / (3 + 4 - 1) = 4$ であるから, (8.39)より, μ_{21} の 95% 信頼区間は

$$\left(\overline{x}_{2\cdot} + \overline{x}_{\cdot 1} - \overline{x} - t_{0.025}(12)\sqrt{\frac{V_E}{4}}, \ \overline{x}_{2\cdot} + \overline{x}_{\cdot 1} - \overline{x} + t_{0.025}(12)\sqrt{\frac{V_E}{4}} \right)$$

$$= \left(7.36 + 7.65 - 6.87 - 2.179\sqrt{\frac{0.378}{4}}, 7.36 + 7.65 - 6.87 + 2.179\sqrt{\frac{0.378}{4}} \right)$$

$$= (7.47, 8.81)$$

である。

第 9 章

問題 9.1.1　オッズ比 $OR = \dfrac{90 \times 40}{30 \times 60} = 2$,　相対危険度 $RR = \dfrac{90 \times 100}{60 \times 120} = 1.25$.

参考文献

[1] 市原清志：『バイオサイエンスの統計学』，南江堂，1990.

[2] 加藤末広・勝野恵子・谷口哲也：『微分積分学』，コロナ社，2009.

[3] 加納克己・高橋秀人：『基礎医学統計学（改訂第 7 版）』，南江堂，2019.

[4] 久保川達也：『現代数理統計学の基礎』，共立出版，2017.

[5] 黒木学：『数理統計学』，共立出版，2020.

[6] 新谷歩：『今日から使える医療統計』，医学書院，2015.

[7] 鈴木武・山田作太郎：『数理統計学』，内田老鶴圃，1996.

[8] 竹村彰通：『現代数理統計学』，学術図書出版社，2020.

[9] 丹後俊郎：『新版医学への統計学』，朝倉書店，1993.

[10] 鶴田陽和：『独習統計学応用編 24 講』，朝倉書店，2016.

[11] 道工勇：『確率と統計』，数学書房，2012.

[12] 豊田秀樹：『検定力分析入門』，東京図書，2009.

[13] 永田靖：『サンプルサイズの決め方』，朝倉書店，2003.

[14] 永田靖：『入門実験計画法』，日科技連，2000.

[15] 福富和夫・橋本修二：『保健統計・疫学』，南山堂，2018.

[16] 野田一雄・宮岡悦良：『数理統計学の基礎』，共立出版，1992.

[17] 三宅敏恒：『入門微分積分』，培風館，1992.

索引

【著者紹介】

勝野恵子（かつの けいこ）

1979年　ロンドン大学 (QEC) 大学院理学研究科修了 (Ph.D.)
　　　　実践女子大学，北里大学，法政大学非常勤講師を経て
現　在　神奈川大学非常勤講師
専　門　微分幾何学
主　著　『エクササイズ複素関数』（共著），共立出版，1999.
　　　　『Advanced ベクトル解析』（共著），共立出版，2000.
　　　　『Excel によるメディカル／コ・メディカル統計入門』，共立
　　　　出版，2003.
　　　　『微分積分学』（共著），コロナ社，2009.
　　　　『初めて学ぶ　線形代数』（共著），培風館，2017.

伊藤真吾（いとう しんご）

2009年　東京理科大学理学研究科博士後期課程修了
　　　　木更津工業高等専門学校非常勤講師，埼玉大学非常勤講師，
　　　　東京理科大学理学部第一部助教を経て，
2013年　北里大学一般教育部　准教授
現　在　北里大学一般教育部　教授
　　　　博士（理学）
専　門　偏微分方程式論
主　著　『はじめての統計学』（共著），コロナ社，2017.
　　　　『改訂 微積分学入門』（共著），コロナ社，2018.

米山泰祐（よねやま たいすけ）

2017年　東京理科大学理学研究科博士後期課程修了
　　　　中央大学非常勤講師，東京理科大学理学部第一部助教を経て
現　在　北里大学一般教育部　講師
　　　　博士（理学）
専　門　偏微分方程式論，散乱理論

医療系のための入門統計
(Introductory statistics for the Medicine)

2023 年 3 月 15 日　初版 1 刷発行

検印廃止
NDC 417（数理統計学）
ISBN 978-4-320-11490-6

著　者　勝野恵子・伊藤真吾　　Ⓒ 2023
　　　　米山泰祐

発行者　南條光章

発行所　**共立出版株式会社**
　　　　〒 112-0006
　　　　東京都文京区小日向 4-6-19
　　　　電話番号 03-3947-2511（代表）
　　　　振替口座 00110-2-57035
　　　　www.kyoritsu-pub.co.jp

印　刷　錦明印刷
製　本

　　　　一般社団法人
　　　　自然科学書協会
　　　　会員

Printed in Japan